谨以此书致敬历代中医学家！

献给中医界同仁！

仲景之门

焦军营 刘芳 编著

华龄出版社
HUALING PRESS

责任编辑:梅　剑
责任印制:李未圻

图书在版编目（CIP）数据

仲景之门/焦军营,刘芳编著. －－北京:华龄出版社,2021.11
　ISBN 978－7－5169－2037－4

　Ⅰ.①仲… Ⅱ.①焦… ②刘… Ⅲ.①仲景学说－研究 Ⅳ.①R222

中国版本图书馆 CIP 数据核字（2021）第 148512 号

书　　名:	仲景之门
作　　者:	焦军营　刘芳　编著

出版发行:	华龄出版社			
地　　址:	北京市东城区安定门外大街甲 57 号	邮　　编:	100011
电　　话:	010－58122255	传　　真:	010－84049572
网　　址:	http://www.hualingpress.com		

印　　刷:	北京荣泰印刷有限公司
版　　次:	2021 年 11 月第 1 版　2021 年 11 月第 1 次印刷
开　　本:	710mm×1000mm　1/16　　　印　张:24.75
字　　数:	520 千字
定　　价:	88.00 元

版权所有　翻印必究
本书如有破损、缺页、装订错误,请与本社联系调换

序 言

精心传承中医药文化
为公众健康竭诚服务

  2020年12月，中医师焦军营邀请我为他的医学著作《仲景之门》写序言，因为我不是医师，所以当时就婉言谢却了。后来，他又找到我说：您也写过几本关于食疗保健的读物，食疗也是中医里的一项内容，何况您又是"民族民间医生"，且又有一技之长，写序的事，还望您万勿推辞。听到他一番发自肺腑的诚恳的话，我实在是盛情难却，再加上我们既是同乡，又是诗友，随即欣然应允。

  中医，相对于西医而言，诞生于原始社会，是起源与形成于中国的具有整体观念、辨证论治等特点的医学，是研究人体生理、病理及疾病的诊断和防治的一门学科。中医学是以中医药理论与实践经验为主体，研究人类生命活动中健康与疾病转化规律及其预防、诊断、治疗、康复和保健的综合性科学。

  在中医学发展史上，涌现出了许多对中医作出巨大贡献而被后人敬仰的医学家，如被称为针灸之祖的黄帝、脉学之祖扁鹊、外科之祖华佗、医圣张仲景、预防医学的介导者葛洪、药王孙思邈、儿科之祖钱乙、法医之祖宋慈、药圣李时珍，还有《医宗金鉴》总修官吴谦等。中医学著作有四大经典，即《黄帝内经》《难经》《伤寒杂病论》《神农本草经》，另一说为《黄帝内经》《伤寒论》《金匮要略》《温病条辨》。古代医学家的求索精神一直鼓舞着中医人，古代中医学经典著作一直被中医人视为至宝。

  内丘历史悠久，人杰地灵，是中医药文化重要的传播地。早在春秋时期，医祖扁鹊就在内丘行医，治愈了很多病人。内丘本地道学家程本也是个医学家，他的医学理论对后世影响较大。内丘县委、县政府大张旗鼓地弘扬扁鹊文化，进一步推进了中医药事业的发展。内丘是扁鹊的封地，有全国最大的扁鹊庙群，有全国最美的扁鹊药谷，有中医药种植基地和康养中心。每年，全国各地的游客络绎不绝，在弘扬扁鹊文化的浓厚气氛中怀念先贤，在风光秀丽的山水间吸吮百草的馨香。

焦军营出身于中医世家，其曾祖父焦绍宗先生是清末民初的一代名医，留下了许多珍贵的中医医案，尤其是他的"连梅加味汤"，疗效显著。焦军营幼承庭训，不断刻苦学习，临证处方，多有奇效，可谓是杏林佼佼者。

焦军营从医二十多年，在中医方面不断探索研究。他在中医经典方面主攻《伤寒论》《金匮要略》，兼读其他历代名著。在临证方面，他善于应用经方，灵活化裁。尤其是在治疗腰腿痛方面，包括腰椎间盘突出症、骨质增生、风湿病等研制了"补肾壮骨汤"等5个代表方剂，治疗颈椎病研制了"颈椎复原汤1—3方"，治疗脾胃病研制了"健脾和胃汤1—5号方"，治疗妇科病研制了"调经方1—3方"。其他如治疗高血压、慢性肾炎、胆结石、贫血、神经衰弱、糖尿病、鼻炎、心律失常、前列腺病等研制了独特方剂。这些方剂用于临床十余年，治疗效果明显，解除了很多病人的痛苦。

焦军营不但医术精湛，而且为人善良和气，拥有爱心。在日常行医中，为很多病人减免了治疗费用，医者仁心，彰显着医学工作者的高尚情操。他不但是病人敬慕的医生，也是内丘县诗词学会会员，创作了许多优美的诗词，并且将中医也写进了诗词，以诗歌的形式诠释着中医。

焦军营在行医之际，大力传播中医药文化知识和养生保健知识，写了许多通俗易懂的中医科普文章，有多篇发表在报刊和媒体上，如《红楼梦里的中医药文化》《冬日祛病养生浅说》《春季养生浅说》《中医是如何预防流感的》《杏林散记1—4》《名方浅述之金匮肾气丸》《内丘中医之扁鹊文化》《知中医者福，识中医者寿》《妙用五行生克，彰显神奇中医》《症状、主诉及主症浅论》《药效小论》等。2018年，《牛城晚报》以"守护患者健康，走村串寨出诊"为题报道了他的事迹，赞扬了他高尚的医德和勤学不倦的精神。

中医是我们的国粹，中医学源远流长，博大精深，在世界医学史上占有重要地位。党中央、国务院历来重视中医的传承和发展。中医药在2003年"非典"和2020年新冠肺炎疫情期间为许多病人的治疗和康复发挥了巨大作用,中华传统医学的光辉永不会熄灭。

《仲景之门》涉及的医学知识广阔,内容非常丰富。这部书约50万字,共分三个部分。第一部分为"伤寒之门",第二部分为"金匮之门",第三部分为"临证之门"。这部书是焦军营的匠心之作,潜研之著,不仅填补了我县中医学界的一项空白,而且必将进一步推动我县中医的发展。

李运发

2021年3月10日

(李运发,河北省内丘县诗词学会会长、中国保健俱乐部会员、民族民间医生)

前　　言

1. 初次接触经方

我的第一个病人是我的母亲，也是我初次接触经方。

1996年，我从医学院校刚刚毕业，当时我21岁，正在医院实习。这年夏天，我母亲得了急性阑尾炎，傍晚发病，急诊住院，当时我母亲腹痛极其严重，同时，又极其惧怕手术。我当时脑子里想的都是"大黄牡丹皮汤"，我就到街上的中药店里抓了一副药，到街边的小吃店煎药后，用输液瓶子装了回去。母亲服药约两个小时后，大便两次，腹痛得以缓解，第二天早上，竟一点也不痛了。如此，住院几天，共服药五剂，得以痊愈。至今，阑尾炎没有复发。

2. 第二次接触经方

我的第二个病人是我的父亲，2001年春节，我父亲饮用含有"甲醇"的白酒后，落下了很复杂的后遗症，整天头晕晕乎乎的，不思饮食，全身乏力。我带我父亲去省市医院看病，所服之中药西药许多（大约服药半年余），却毫无寸效。无奈之下，我只有亲自给父亲诊病，只记得父亲当时的症状为："口苦，口干，头晕，食欲欠佳……"我猛然醒悟：这不正是小柴胡汤证吗？所以，我就开了小柴胡汤，没有想到的是，服药三天，效果竟出奇地好。我记得当时父亲对我说："谁的药也不吃了，也不去大医院看病了，就吃你开的药。"记得父亲断断续续地服用小柴胡汤月余，竟得以痊愈。

3. 从迷茫到曙光

自 2002 年始，我开始独立行医，十余年间，所诊治之病人，有效亦有不效，曾一度迷茫。直至 2016 年，机缘巧合之下，我得以遇到恩师王一贤，每周五上午跟随王老师抄方，直至现在，仍跟随王老师抄方，如是已近五年。在王老师的教诲下，我得以走进"仲景之门"。自此，在王老师辛勤的带教下，我遵循张仲景的治病思路，治疗效果明显提高。

柯韵伯的《伤寒来苏集》自序里有一句话："夫仲景之道，至平至易，仲景之门，人人可入。"故将本书取名为"仲景之门"。

回想自己的从医、学医之路，我感觉应该把其中的心得和体会写出来，以待今之学者、将来之学者参照之。

另外，本书中所有的方药及药量，仅供参考，应在医师详细的辨证论治下服用，切不可盲目照搬。

焦军营　刘芳

2020 年 10 月 14 日

目 录 Contents

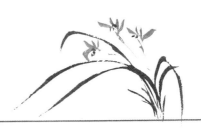

第一部分　伤寒之门　　　001

第二部分　金匮之门　　　191

第三部分　临证之门　　　365

后　　记　　　380

参考书籍　　　382

第一部分

伤寒之门

【第一条】

太阳之为病，脉浮，头项强痛而恶寒。

【浅述】此条为太阳病之提纲，诊断太阳病须具备的脉证为"脉浮、头项强痛、恶寒"。其中，恶寒前用一"而"字相连，"而"字为连词，表示递进的关系，有"而且、并且"的意思，故恶寒一证便显得尤其重要。另外，第276条："太阴病，脉浮者，可发汗，宜桂枝汤。"由此可见，太阴病亦可见脉浮，故仅仅依据脉浮，不能诊断为太阳病！

《医宗金鉴》："太阳，膀胱经也。太阳之为病，谓太阳膀胱经之所为病也。太阳主表，表统荣卫，风邪中卫，寒邪伤荣，均表病也。脉浮，表病脉也。头项强痛恶寒，表病证也。太阳经脉，上额交巅，入络脑，还出别下项，连风府，故邪客其经，必令头项强痛也。恶寒者，因风寒所伤，故恶之也。首揭此条，为太阳病之提纲。凡上、中、下三篇内称太阳病者，皆指此脉证而言也。"

【第二条】

太阳病，发热汗出，恶风，脉缓者，名为中风。

【浅述】太阳病，共分三类，即太阳中风证、太阳伤寒证、太阳温病与太阳风温。此条言太阳中风证之提纲，主证主脉为发热、汗出、恶风、脉缓，结合第一条，太阳中风证的症状应当有头痛，脉当浮缓。风邪并于卫，故郁而为热，风伤卫，卫气失司，故汗出，腠理疏松，玄府不闭，不任风袭，故恶风（恶风为恶寒之渐），这样便与第三条之太阳伤寒证有了鲜明的对比。

【第三条】

太阳病，或已发热，或未发热，必恶寒，体痛，呕逆，脉阴阳俱紧者，名为伤寒。

【浅述】此条为太阳伤寒证之提纲。或已发热，或未发热，即是说发热有早有迟，但发热一定会到来；必恶寒，即是说恶寒有可能在发热之前出现，恶寒是必见之症，假若恶寒而始终不发热，便不得为太阳病，当为少阴证矣；体痛，寒为阴邪，故主痛；呕逆，观第四条（伤寒一日，太阳受之，脉若静者，为不传，颇欲吐，若躁烦，脉数急者，为传也）可知，太阳病有内传少阳之机转，故可影响在里之气机，然终究为太阳病，故只是呕逆，即干呕，并不是吐；脉阴阳俱紧，此处阴阳指的是脉位，即寸部与尺部，寸关尺三部均现紧脉。结合第一条，当有头痛，脉当为浮紧为是。

《医宗金鉴》："方有执曰：或者，未定之辞；必者，定然之谓。曰或曰必者，言发热早晚不一，而恶寒则定然即见也。喻昌曰：仲景虑恶寒、体痛、呕逆、又未发热，恐误认为阴经之证，故早于篇首揭明此语以辨之。"

【第四条】

伤寒一日，太阳受之，脉若静者，为不传，颇欲吐，若躁烦，脉数急者，为传也。

【第五条】

伤寒二、三日，阳明、少阳证不见者，为不传也。

【浅述】伤寒一日，一日为约略之数，指伤寒之初，即太阳受邪，脉若静者，静与动相对，不动曰静，即不变动之意。意思是说，脉象没有变动，还是太阳病的脉象，即浮缓脉或浮紧脉。颇欲吐是邪传少阳之见症，若躁烦，若字为或者之意，脉数急者，脉象也发生了变化，这是邪传阳明的见症。

第四条的意思是说，脉象依然是太阳病的浮脉（浮缓或浮紧），没有变化，是为不传，或者出现颇欲吐，或者出现躁烦、脉数急，均是传经的见症。

结合第五条，伤寒二三日，二三日亦为约略之数，阳明之躁烦、脉数急及少阳之欲吐均不见，为不传。

这两条说明，传经与否，应当依据见症，不应当依据感邪之日期。

【第六条】

太阳病，发热而渴，不恶寒者为温病。若发汗已，身灼热者，名风温。风温为病，脉阴阳俱浮，自汗出，身重，多眠睡，鼻息必鼾，语言难出。若被下者，小便不利，直视失溲；若被火者，微发黄色，剧则如惊痫，时瘛疭；若火熏之，一逆尚引日，再逆促命期。

【浅述】此条论述太阳温病、风温的脉证以及不恰当的治疗方法，首冠以"太阳病"三字，相当于温病的卫分证，温为阳邪，易耗津液，故发热而渴，不恶寒，"而"字与第一条同意，有强调的意思，突出了温病口渴之症，太阳温病与太阳中风、太阳伤寒迥异，脉证不同，治疗亦不同，温病宜辛凉宣透在表之热。风温忌辛温发汗，治疗宜育阴清热，如后世的银翘散、桑菊饮等方。后世医家受此条之启发，发展并完善了温病学说。

【第七条】

病有发热恶寒者，发于阳也。无热恶寒者，发于阴也。发于阳，七日愈。发于阴，六日愈。以阳数七阴数六故也。

【浅述】 发热恶寒并见，见于阳证，如太阳病，治宜桂枝汤或麻黄汤。但寒不发热，见于阴证，如少阴证，治宜四逆辈。由此可知，发热恶寒并见者，病属阳，在表，易治，无热恶寒者，病属阴，在里，较难治。

此条给人的启示是，见发热者，当审其所因，切莫见热退热，若将有热之阳病，治成无热之阴病，则疾病势必会缠绵难愈。

"发于阳，七日愈。发于阴，六日愈。以阳数七阴数六故也。" 此亦约略之数，当以实际情况做具体分析。

【第八条】

太阳病，头痛至七日以上自愈者，以行其经尽故也。若欲作再经者，针足阳明，使经不传则愈。

【第九条】

太阳病，欲解时，从巳至未上。

【第十条】

风家，表解而不了了者，十二日愈。

【浅述】 此三条言太阳病欲解之时，亦是大约之数，"欲"是将要之意，第八条"针足阳明"，大抵以足三里穴为主，可配解溪等其他穴位。

巳时到未时，巳、午、未三个时辰，即上午九点到下午三点之间。

风家，指表虚易患太阳中风之人。不了了，意为不舒适，风家欲解需时较久。

【第十一条】

病人身大热，反欲得衣者，热在皮肤，寒在骨髓也，身大寒，反欲不近衣者，寒在皮肤，热在骨髓也。

【浅述】 此条以病人之喜恶作为判断寒热真假之依据,外热里寒者(即真寒假热),病人欲温欲得衣;外寒里热者(即真热假寒),病人不欲温不欲得衣。

针对"真寒",应当采用温里的治则,如四逆汤等;针对"真热",应当采用清热的治则,如白虎、承气等,切不可被假象所迷惑。

【第十二条】

太阳中风,阳浮而阴弱。阳浮者,热自发;阴弱者,汗自出。啬啬恶寒,淅淅恶风,翕翕发热,鼻鸣干呕者,桂枝汤主之。

【浅述】 太阳中风,脉浮取应指明显,沉取反显不足,此即阳浮而阴弱。风为阳邪,中于卫分,两阳相搏,故热自发,此为卫强;风性开泄,中于营则血脉不宁,故汗出,此为营弱。太阳表虚则恶风、恶寒,啬啬、淅淅、翕翕,形容词也。风邪袭表,肺气不利,故鼻鸣;太阳为寒水之经,风邪袭表,水湿内停,中阳欲使水湿作汗外达,胃气不和,故干呕。此为太阳中风表虚证,治宜祛风解肌,调和营卫,用桂枝汤。

柯韵伯《伤寒来苏集》:"此为仲景群方之冠,乃滋阴和阳,调和营卫,解肌发汗之总方也。"

大塚敬节先生在《临床应用伤寒论解说》一书中说,"阳浮者,热自发;阴弱者,汗自出",这12个字在康平本为旁注,是解释上一句(太阳中风,阳浮而阴弱)的。另外,姜佐景先生将条文中之汗出称为"病汗",服桂枝汤后之汗出称为"药汗",此以汗止汗之法,其机理为:以桂枝汤发散风邪,风去汗自止。

《伤寒论》条文中,有"某某汤主之""宜某某汤""与某某汤""可与某汤"等词组,"主之"即见是证用是方,"宜"是应当的意思,"与""可与"则有商量、斟酌之意,宜仔细体会。

【桂枝汤原方原量】 桂枝三两(去皮,味辛热),芍药三两(味苦酸,微寒),甘草二两(炙,味甘平),生姜三两(切,味辛温),大枣十二枚(擘,味甘温)。

上五味,㕮咀。以水七升,微火煮取三升,去滓,适寒温,服一升。服已须臾,啜热稀粥一升余,以助药力,温覆令一时许,遍身,微似有汗者益佳,不可令如水流漓,病必不除。若一服汗出病差,停后服,不必尽剂;若不汗,更服,依前法;又不汗,后服小促役其间,半日许,令三服尽;若病重者,一日一夜服,周时观之。服一剂尽,病证犹在者,更作服;若汗不出者,乃服至二三剂。禁生冷、黏滑、肉面、五辛、酒酪、臭恶等物。

【常用剂量】桂枝 30g,芍药 30g,生姜 30g,炙甘草 20g,大枣 8 枚,两次治疗量。

【方歌】

太阳中风汗自出,三十芍药姜同煮;

大枣八枚二十草,解肌饮粥病可除。

【医案选录】余尝于某年夏,治一同乡杨兆彭病。先,其人畏热,启窗而卧,周身热汗淋漓,风来适体,乃即睡去。夜半,觉冷,覆被再睡,其冷不减,反加甚。次日,诊之,病者头有汗,手足心有汗,背汗不多,周身汗亦不多,当予桂枝汤原方:桂枝(三钱),白芍(三钱),甘草(一钱),生姜(三片),大枣(三枚)。

又次日,未请复诊。后以他病来乞治,曰:"前次服药后,汗出不少,病遂告瘥。药力何其峻也?"然安知此方乃吾之轻剂乎?

按:或谓仲圣之"脉证治法"似置病因、病原、病理等于不问,非不问也,第不详言耳。惟以其脉证治法之完备,吾人但循其道以治病,即已绰有余裕。故常有病已愈,而吾人尚莫明其所以愈者。

曹颖甫曰:仲景非不言病因病理也。夫邪风外乘,乃病中风,欲救邪风者,宜桂枝汤,此非病因乎?卫不与营和,乃自汗出。风中肌肉,着于营分,而卫气不伤,故卫强而营弱。行水之卫气不伤,故毛孔自能出汗,行血之营气受困,故肌腠不能作汗,致皮毛与腠理显分两橛,而不能相合,故曰不和。不和者,不合也。用桂枝汤以发肌理之汗,而营卫自和矣。此非病理乎?读书能观其通,则思过半矣。

曹颖甫曰:此证甚轻,故轻剂而病易愈,不徒与铢两不合已也。

医案选自:《经方实验录·桂枝汤证其二(颖师讲授,佐景笔记)》。

【第十三条】

太阳病,头痛发热,汗出恶风,桂枝汤主之。

【浅述】此条但言主证,而未言及脉象,如此便扩展了桂枝汤的应用范围,仲景统"头痛发热,汗出恶风"四证而主之以桂枝汤,且首冠以"太阳病",即知有是证即用是方,柯韵伯谓:"此条是桂枝本证,辨证为主,合此证即用此汤,不必问其为伤寒、中风、杂病也。"

【第十四条】

太阳病，项背强几几，反汗出恶风者，桂枝加葛根汤主之。

【浅述】 太阳病，出现汗出恶风，为太阳中风证，当治以桂枝汤，如今，平添项背强几几之证，即项背拘紧不舒，证加则药加，故桂枝汤须加葛根也，即桂枝加葛根汤。加葛根者，以其邪陷太阳经俞也。

《医宗金鉴》："江琥曰：太阳病项背强矣，复几几然，颈不得舒，颈之经属阳明，项背与颈几几然，其状当无汗，今反汗出、恶风，仲景法：太阳病汗出恶风者，桂枝汤主之。今因其几几然，故加葛根于桂枝汤中，以兼祛阳明经之风也。"

在伤寒论里，有很多方证需要对比着看，如桂枝汤与麻黄汤相对，桂枝加葛根汤与葛根汤相对。另据林亿考订，桂枝加葛根汤内应无麻黄。

【桂枝加葛根汤原方原量】 葛根（四两），麻黄（三两，去节），芍药（二两），生姜（三两，切），甘草（二两，炙），大枣（十二枚，擘），桂枝（二两，去皮）。

上七味，以水一斗，先煮麻黄、葛根，减二升，去上沫，内诸药，煮取三升，去滓。温服一升，覆取微似汗，不须啜粥，余如桂枝法将息及禁忌。（臣亿等谨按仲景本论，太阳中风自汗用桂枝，伤寒无汗用麻黄，今证云汗出恶风，而方中有麻黄，恐非本意也。第三卷有葛根汤证云，无汗恶风，正与此方同，是合用麻黄也。此云桂枝加葛根汤，恐是桂枝中但加葛根耳。）

【常用剂量】 桂枝20g，白芍20g，生姜30g，炙甘草20g，大枣8枚，葛根40g，两次治疗量。

【方歌】

桂枝减量桂与芍，桂芍二十并甘草；

三十生姜葛四十，项背舒兮八枚枣。

【医案选录】 经方大师胡希恕医案

任某，女，21岁，1965年12月10日初诊。昨日感冒，头痛，头晕，汗出恶风，肩背疼痛，头向左顾则左项发紧且痛，舌苔薄白，脉浮稍数。

此属太阳表虚兼见项背强几几，为桂枝加葛根汤方证：

桂枝10g，白芍10g，生姜10g，大枣4枚，炙甘草6g，葛根12g。

结果：服1剂，症大减，2剂症已。

医案选自：《经方传真——胡希恕经方理论与实践》。

【第十五条】

太阳病，下之后，其气上冲者，可与桂枝汤，方用前法，若不上冲者，不得与之。

【浅述】 太阳病，本当汗解，不应攻下，既然采用了下法，很有可能还兼有里证，如太阳病影响在里之气机，可以出现呕逆或干呕（太阳伤寒或太阳中风，详见第三条、第十二条），亦应按照太阳病论治，不得做里证论治。证有表里，当先解表后攻里。此条，虽然误治，但太阳经气并没有内陷，尚可以"上冲"，上冲是与内陷相对而言，其气上冲有两层含义：一、提示正气尚未受损；二、太阳经气尚能向外向上抗邪于表，提示表证仍在。

丹波元简言："太阳经气上冲，为头项强痛等证。""若不上冲者，不得与之"，提示病证发生了变化，不可以用桂枝汤了，那么，应当怎么办呢？第十六条的内容给出了答案。

【第十六条】

太阳病三日，已发汗，若吐、若下、若温针，仍不解者，此为坏病，桂枝不中与之也。观其脉证，知犯何逆，随证治之。桂枝本为解肌，若其人脉浮紧，发热汗不出者，不可与之也。常须识此，勿令误也。

【浅述】 此条论述坏病的治则和桂枝汤的禁忌证。"太阳病三日"是约略之数，太阳病（或六经病）失治误治或治不得法以后，本证已失，变为坏病，则当"观其脉证，知犯何逆，随证治之"。此十二字，虽然是针对太阳病误治后的治则，但对各种疾病的诊治均有所启发意义。

发热，无汗，脉浮紧，此为太阳伤寒，当予麻黄汤类，不得与桂枝汤，故曰："桂枝本为解肌，若其人脉浮紧，发热汗不出者，不可与之也。"

【第十七条】

若酒客病，不可与桂枝汤，得之则呕，以酒客不喜甘故也。

【浅述】 酒客即使患太阳中风，亦应当考虑酒客湿热内蕴，桂枝汤辛温，于湿热之体相悖。此条引申为，凡内有湿热者，当禁用桂枝汤。

柯韵伯《伤寒来苏集》："仲景用方，慎重如是，言外当知有葛根连芩以解表之法矣。"

【第十八条】

喘家，作桂枝汤，加厚朴、杏子佳。

【浅述】 素有喘病之人，患了太阳中风证，在桂枝汤内加厚朴、杏仁，其效益佳。

【桂枝加厚朴杏子汤原方原量】 桂枝（去皮，三两），芍药（三两），甘草（炙，二两），生姜（切，三两），大枣（擘，十二枚），厚朴（二两，炙，去皮），杏仁（五十枚，去皮尖）。

【常用剂量】 桂枝30g，芍药30g，甘草20g，生姜30g，大枣8枚，厚朴20g，杏仁12g，两次治疗量。

【医案选录】 马××，男，3岁。四川双流县某乡。

病史：从婴儿时起，常患感冒。两岁时，曾高热咳嗽，服药后热退，但咳嗽未愈，迁延至三岁。近因新感，病势加重，发为喘逆，哮鸣之声，邻室可闻。1965年5月来诊。

一诊：咳嗽气喘，喉间痰鸣，痰清稀，白泡沫较多，咳时微汗出，遇风咳甚。面色萎黄，舌质淡红，苔白滑。此为太阳表虚证哮喘。法宜解肌祛风，降逆平喘，以桂枝加厚朴杏子汤加味主之。处方：桂枝6g，炙甘草3g，白芍6g，生姜10g，大枣15g，厚朴4g，杏仁6g，紫菀6g，防风3g，五剂。

二诊：服上方五剂，咳喘明显减轻，夜能安睡。早晚遇风仍咳喘，痰多，汗出。风邪未尽，湿痰尚盛。上方加茯苓、陈皮、法夏，以除湿化痰。处方：桂枝6g，白芍6g，大枣10g，生姜10g，厚朴4g，杏仁6g，紫菀6g，防风3g，法夏9g，炙甘草3g，云苓12g，陈皮5g，三剂。

三诊：服三剂后，咳喘大减，时咳清稀痰涎。拟小半夏汤加味，温中化饮，祛风止咳治之。处方：云苓12g，法夏6g，干姜3g，炙甘草5g，旋覆花6g，紫菀6g，苏叶3g，防风3g。

四诊：服四剂，咳喘平。因久病伤正，宜温中益气，健脾除湿，以理中汤加味善其后。处方：党参10g，白术6g，干姜3g，炙甘草3g，黄芪6g，法夏6g，砂仁5g，云苓6g，六剂。

服六剂后停药，身体恢复正常。

1979年7月26日追访，患儿已成年，体质健壮，哮喘未复发。

医案选自：《范中林六经辨证医案》。

【第十九条】

凡服桂枝汤吐者,其后必吐脓血也。

【浅述】若里热盛,又服用了桂枝汤,药不对证,以热相加,热灼络脉而吐血。《伤寒例》:"桂枝下咽阳盛则毙,承气入胃阴盛以亡。"凡温热等阳邪致病,当禁用桂枝汤。

【第二十条】

太阳病,发汗,遂漏不止,其人恶风,小便难,四肢微急,难以屈伸者,桂枝加附子汤主之。

【浅述】桂枝汤不得用于太阳伤寒证,同理,麻黄汤不得用于太阳中风证。假如汗不得法,或病轻药重,便会造成汗漏不止、恶风,阳随汗脱、津因汗失,故小便难,四肢微急,难以屈伸。此亦属"坏病",治坏病之法,第十六条云"观其脉证,知犯何逆,随证治之"。此条因发汗太过,造成阴阳两损,此种局面,仲师立法,先救其阳,故于桂枝汤内但加附子以扶阳。

仲景因证立方,加减进退,示人以圆机活法。

柯韵伯《伤寒来苏集》:"太阳固当汗,若不取微似汗,而发之太过,阳气无所止息,而汗出不止矣。阳之汗,以天地之雨名之,汗多亡阳,玄府不闭,风乘虚入,故复恶风。汗多于表,津竭于里,故小便难。四肢者,诸阳之末,阳气者,精则养神,柔则养筋,开阖不得,寒气从之,故筋急而屈伸不利也。此离中阳虚,不能摄水,当更用桂枝汤以补心之阳,阳密则漏汗自止矣。坎中阳虚,不能行水,必加附子以回肾之阳,阳归则小便自利矣。内外调和,则恶风自罢,而手足便利可知也。"

【桂枝加附子汤原方原量】桂枝(三两,去皮),芍药(三两),甘草(三两,炙),生姜(三两,切),大枣(十二枚,擘),附子(一枚,炮,去皮,破八片)。

上六味,以水七升,煮取三升,去滓,温服一升。本云桂枝汤,今加附子。将息如前法。

【常用剂量】桂枝 30g,芍药 30g,甘草 20g,生姜 30g,大枣 8 枚,附子 10g,两次治疗量。

【方歌】

过汗汗多阳气虚,恶风尿难四肢急;

治当回阳调营卫，桂枝加附十克需。

【医案选录】有一李姓士人，得太阳，因汗后汗不止、恶风、小便涩、足挛曲而不伸。予诊其脉，浮而大，浮为风，大为虚。此证，桂枝汤第七证也。仲景云：太阳病，发汗，遂漏不止，其人恶风，小便难，四肢微急，难以屈伸者，桂枝加附子。三投而汗止，再投以芍药甘草，而足得伸……

医案选自：许叔微《伤寒九十论·桂枝加附子汤证》。

【第二十一条】

太阳病，下之后，脉促，胸满者，桂枝去芍药汤主之。

【第二十二条】

若微寒者，桂枝去芍药加附子汤主之。

【浅述】此两条亦是论述救逆之法的。胸满即胸闷，满通懑。太阳病误下后，胸阳受损，阳气不振，水气寒饮上袭阳位，故脉促胸闷，须于桂枝汤内减去阴柔之芍药。若恶寒，阳虚进一步加重，则加附子，以温阳固本。下之后，只是申明胸阳不振之原因，凡病未在"下之后"而病机相符者，皆可酌情选用以上两方，"下之后"三字当灵活对待，切不可有机械的看法。

柯韵伯《伤寒来苏集》："仲景于桂枝汤，一加一减，遂成三法。"

【桂枝去芍药汤原方原量】桂枝（去皮，三两），甘草（炙，二两），生姜（切，三两），大枣（擘，十二枚）。

上四味，以水七升，煮取三升，去滓，温服一升。本云桂枝汤，今去芍药，将息如前法。

【桂枝去芍药加附子汤原方原量】桂枝（去皮，三两），甘草（炙，二两），生姜（切，三两），大枣（擘，十二枚），附子（炮，去皮，破八片，一枚）。

上五味，以水七升，煮取三升，去滓，温服一升。本云桂枝汤，今去芍药，加附子，将息如前法。

【常用剂量】桂枝30g，甘草20g，生姜30g，大枣8枚，附子10g，两次治疗量。

【方歌】
下后脉促胸又闷，胸阳不振是其因；
若见恶寒伤肾阳，加附十克护根本。

【医案选录】1. 桂枝去芍药汤案

冯世纶医案

张某，女，28 岁，延庆农民，1967 年 8 月 3 日初诊。由于心情不佳，疲劳受凉，出现感冒发热，服 APC 后，热退而胸闷、汗出、恶风、身微痛，口中和，不思饮，舌苔薄白，脉沉细，左寸浮。

此为太阳表虚证未解，应与桂枝去芍药汤治之：

桂枝 10g，生姜 10g，大枣 4 枚，甘草 6g。

因家住山区，买药不方便，问知家中有桂皮，即将桂枝改用桂皮 1 小片（1~2g）。甘草由东山坡自挖筷子粗约 20 厘米，又加生姜 3 大片、红枣 4 枚合为 1 剂煎服。

结果：晚服 1 煎，眠中微汗出，诸症已。

医案选自：《经方传真——胡希恕经方理论与实践》。

2. 桂枝去芍药加附子汤案

刘荣年医案：刘某，30 余岁，冬月伤寒，误服泻药而成。身体恶寒，腹胀满痛，不大便已 2 日，脉浮大而缓，显系伤风寒中证，医家不察，误为阳明腑证，误用大黄、芒硝等药下之，殊不知有一分恶寒，即表证未罢，虽兼有里证，亦当先治其表，仲景之遗法具在。今误用寒泻，以致寒气凝结，上下不通，故不能大便，腹胀大而痛更甚也，幸尚在中年，体质强健，尚为易治。用桂枝去芍药加附子汤以温行之：桂枝尖 3g，黑附子 3g，炙甘草 1.5g，生姜 3g，大枣 2 个（去核）。服药后，未及 10 分钟，即大泻 2 次，恶寒腹胀痛均除而愈。

医案选自：《伤寒论讲义》第 2 版（何廉臣. 重订全国名医验案类编［M］. 上海. 上海科学技术出版社，1959）

【第二十三条】

太阳病，得之八九日，如疟状，发热恶寒，热多寒少，其人不呕，清便欲自可，一日二三度发，脉微缓者，为欲愈也。脉微而恶寒者，此阴阳俱虚，不可更发汗、更下、更吐也。面色反有热色者，未欲解也，以其不能得小汗出，身必痒，宜桂枝麻黄各半汤。

【浅述】 太阳病日久，共有三种转归。

1. 太阳病，得之八九日，如疟状，发热恶寒，热多寒少，其人不呕，清便欲自可，一日二三度发，脉微缓者，为欲愈也。

发热恶寒，热多寒少，一日发作两三次，如疟状，酷似少阳病之寒热往来，为了与少阳病相鉴别，接下来说"其人不呕"，脉非弦而是微缓，故知非少阳证,"清便欲自可",大小便正常,故知非阳明证,脉微提示在表之邪气亦微,有欲解之势。

2. 太阳病,得之八九日,脉微而恶寒者,此阴阳俱虚,不可更发汗、更下、更吐也。

太阳病日久,脉象不再是浮紧,而是脉微,提示邪气渐去而正气亦不足,恶寒提示阳气不足,阴阳俱虚。阴阳指表里,表里俱虚,忌用汗、吐、下之法。仲景未言及当用何方,后世医家认为,理中汤、芍药甘草附子汤、四逆汤等可酌情选用。总之,当以扶正为治。

3. 太阳病,得之八九日,面色反有热色者,未欲解也,以其不能得小汗出,身必痒,宜桂枝麻黄各半汤。

太阳病日久,面有热色、无汗、身痒,邪微、正虚,为表郁轻证,当用桂枝麻黄各半汤,小发其汗。桂枝麻黄各半汤,为桂枝汤、麻黄汤各取三分之一量,如此,药不过病,不伤正也。

【桂枝麻黄各半汤原方原量】桂枝(一两十六铢,去皮)、芍药、生姜(切)、甘草(炙)、麻黄各一两(去节),大枣(四枚,擘),杏仁(二十四个,汤浸,去皮尖及两仁者)。

上七味,以水五升,先煮麻黄一二沸,去上沫,内诸药,煮取一升八合,去滓,温服六合。

【常用剂量】桂枝18g,芍药10g,生姜10g,麻黄10g,大枣1枚,杏仁6g,炙甘草10g,两次治疗量。

【方歌】

各半汤治表郁微,桂枝十八枣一枚;

麻芍姜草各十克,六克杏仁煎一杯。

【医案选录】1. 桂枝麻黄各半汤证其一(颖师医案)

顾(左住方斜路十月二十一):寒热交作,一日十数度发,此非疟疾,乃太阳病,宜桂枝麻黄各半汤。

桂枝(三钱),甘草(钱半),杏仁(五钱),麻黄(钱半),白芍(钱半),生姜(二片),大枣(四枚)。

按:桂枝麻黄各半汤方,原法分为三服,桂枝二麻黄一汤方,原法分为再服。取前方原量三之一,后方原量二之一而较之,得麻杏同量,而后方之桂芍姜草枣悉比前方约多一倍,故前方名各半,而后方名桂二麻一也。然而近代煎服法,率分二次煎服,与古者不同,况其分量上下,又甚微细,故吾人但知此二方之应用足矣,初不必过分斤斤于铢两之间也。

医案选自：《经方实验录》。

2. 冯世纶医案

王某，女，13 岁，2003 年 3 月 6 日初诊。自感身痒 1 周多，自服息斯敏效不明显，白天痒轻，晚上痒较重，用手挠之起小丘疹，白天却看不到，有时感面热，无汗出，口中和，别无所苦，舌苔薄白，脉细寸脉浮。

证属外邪客表、营卫不和，与麻黄桂枝各半汤：桂枝 5g，麻黄 3g，白芍 3g，生姜 2 片，炙甘草 3g，赤小豆 10g，白蒺藜 6g，大枣 2 枚。

结果：上药晚上服 1 剂，身见微汗，身痒未再发作。

医案选自：《经方传真——胡希恕经方理论与实践》。

【第二十四条】

太阳病，初服桂枝汤，反烦不解者，先刺风池、风府，却与桂枝汤则愈。

【浅述】太阳病，桂枝汤证，初服（桂枝汤为三次治疗量，第一次服）即烦，当先刺风池、风府两穴以疏经祛风，然后再服用桂枝汤，即愈。

服桂枝汤出现烦躁，因未见里热、里寒之见症，故知邪不在里，此烦抑或是服桂枝汤之后的瞑眩现象。

【第二十五条】

服桂枝汤，大汗出，脉洪大者，与桂枝汤，如前法。若形似疟，一日再发者，汗出必解，宜桂枝二麻黄一汤。

【浅述】桂枝证，服桂枝汤后，大汗出，脉洪大，却不见大烦渴，故知非阳明证。此条脉变证不变，病尚在表，一汗不解，可再汗，故复与桂枝汤；若病在里，一下不解，可再下。

曹颖甫《伤寒发微》认为，当是"脉不洪大"，传写有误，脱漏一"不"字，如此，与理与法则合，其意可从。

服桂枝汤后，若如疟疾一样，寒热交替出现，一日发作两三次，不见少阳证者，为表有微邪，当服用桂枝二麻黄一汤，微发其汗则愈。桂枝二麻黄一汤为取桂枝汤的十二分之五，麻黄汤的九分之二相合而成，药量较桂枝麻黄各半汤为轻。

【桂枝二麻黄一汤原方原量】 桂枝（一两十七铢，去皮），芍药（一两六铢），麻黄（十六铢，去节），生姜（一两六铢，切），杏仁（十六个，去皮尖），甘草（一两二铢，炙），大枣（五枚，擘）。

上七味，以水五升，先煮麻黄一二沸，去上沫，内诸药，煮取二升，去滓。温服一升，日再服。本云桂枝汤二分，麻黄汤一分，合为二升，分再服。今合为一方。将息如前法。

【常用剂量】桂枝 25g，芍药 20g，炙甘草 15g，杏仁 6g，麻黄 10g，生姜 18g，大枣 4 枚，两次治疗量。

【方歌】
二五桂枝二十芍，十八生姜十五草；
十克麻黄六克杏，辛温轻剂四枚枣。

【医案选录】李某，49 岁。恶寒战栗，发热，热后汗出身凉，日发 1 次，已病 3 日。伴见头痛、肢楚、腰痛、咳嗽痰少、食欲不振，二便自调，脉浮紧，舌苔白厚而滑。治宜辛温解表轻剂，与桂枝二麻黄一汤。处方：桂枝 9g、白芍 9g、杏仁 6g、炙甘草 6g、生姜 6g、麻黄 4.5g、大枣 3 枚。3 日后复诊，药后寒热已除，诸症悉减，现惟心悸少气，昨起腹中微痛而喜按，大便正常，脉转弦缓。此因外邪初解，营血不足，气滞使然。遂与小建中汤，1 剂而安。

医案选自：《伤寒论讲义》第 2 版（俞长荣. 伤寒论汇要分析［M］. 福建：福建人民出版社，1964）

【第二十六条】

服桂枝汤，大汗出后，大烦，渴不解，脉洪大者，白虎加人参汤主之。

【浅述】此条论述太阳病转属阳明病的证治。

服桂枝汤，大汗出，汗出伤津，气随汗失，加之表邪入里化热，故大烦渴不解，脉象洪大，治宜清热、益气、生津、除烦，用白虎加人参汤。

【白虎加人参汤原方原量】知母（六两），石膏（一斤，碎，绵裹），甘草（炙，二两），粳米（六合），人参（三两）。

上五味，以水一斗，煮米熟汤成，去滓。温服一升，日三服。

【常用剂量】知母 15g，石膏 40g，甘草 6g，粳米 20g，党参 10g，两次治疗量。

【方歌】
十五知母四十膏，二十粳米六甘草；
或加党参十克量，益气生津胃热消。

【医案选录】经方大师胡希恕医案
刘某，女性，50 岁，病历号 66635，1965 年 7 月 10 日初诊。因天热汗出，晚上睡着后受凉，昨天早起即感两腿酸痛、头晕身重、口渴无汗，自服 APC 1 片，1 小时后大汗不止，而仍发热，不恶寒反恶热，自感口如含火炭，苔白，脉滑数。

证属阳明病热盛津伤，治以清热生津，与白虎加人参汤：

生石膏 60g，知母 15g，炙甘草 6g，粳米 30g，生晒白人参 9g。

结果：服 1 剂汗止、渴减、热退，再 1 剂诸症已。

医案选自：《经方传真——胡希恕经方理论与实践》。

【第二十七条】

太阳病，发热恶寒，热多寒少，脉微弱者，此无阳也，不可发汗。宜桂枝二越婢一汤。

【浅述】 此条"宜桂枝二越婢一汤"应在"热多寒少"之后，即"太阳病，发热恶寒，热多寒少，宜桂枝二越婢一汤。脉微弱者，此无阳也，不可发汗"。发热恶寒，病属太阳表证，风寒束表，不得汗出，邪无出路，久之阳郁有化热之势，故宜桂枝二越婢一汤解表清里。桂枝二越婢一汤为取桂枝汤之四分之一、越婢汤之八分之一相合而成。若脉象微弱，提示里阳不足，便不可再用汗法，此时只宜温阳，如甘草干姜汤、芍药甘草附子汤等。

【桂枝二越婢一汤原方原量】 桂枝（去皮），芍药、麻黄、甘草（各十八铢，炙），大枣（四枚，擘），生姜（一两二铢，切），石膏（二十四铢，碎，绵裹）。

上七味，以水五升，煮麻黄一二沸，去上沫，内诸药，煮取二升，去滓，温服一升。本云当裁为越婢汤、桂枝汤合之，饮一升，今合为一方，桂枝二分，越婢汤一分。

【常用剂量】 桂枝 12g，芍药 12g，炙甘草 12g，麻黄 12g，大枣 4 枚，生姜 15g，石膏 15g，两次治疗量。

【方歌】

发热恶寒太阳病，热多寒少要记清；

麻桂芍草十二克，姜膏十五枣四从。

【医案选录】 刘某，女，10 岁。深秋感受寒之气，发热恶寒，每日发作好几次，拖延数月未愈。脉浮无力，舌质红，苔薄白。饮食及大小便基本正常。此为风寒郁表，日久不解，寒将化热之轻证。治用桂枝二越婢汤一汤：麻黄 3g，桂枝 5g，芍药 5g，生姜 3g，大枣 4 个，石膏 6g，炙甘草 3g，玉竹 3g。共服 2 剂，得微汗出而解。

医案选自：《伤寒论讲义》第 2 版（陈明，刘燕华，李方. 刘渡舟临证验案精选［M］. 北京：学苑出版社，1986）

【第二十八条】

服桂枝汤，或下之，仍头项强痛，翕翕发热，无汗，心下满微痛，小便不利者，桂枝去桂加茯苓白术汤主之。

【浅述】由"仍"字可知，病人在服用桂枝汤或下之前就有如下症状，即："头项强痛，翕翕发热，无汗，心下满微痛，小便不利"。因有"头项强痛，翕翕发热"，易被误认为太阳中风证，因有"心下满微痛"易被误认为可下之证，但汗下后，病证依然存在，是什么原因呢？仔细询问得知，病人尚有小便不利之证，原来病人属于水停中焦之证，停蓄之水，不能作汗，故无汗，水停心下，故心下满微痛，水邪阻遏太阳经腑之气，故郁而发热、头项强痛、小便不利。因此，治宜健脾利水，调和营卫，用桂枝去桂加茯苓白术汤，去走表之桂枝，而加健脾行水之茯苓、白术。水停在中焦，不在下焦，故不用五苓散。

【桂枝去桂加茯苓白术汤原方原量】芍药（三两），甘草（二两），桂枝（去皮），生姜（切），白术、茯苓（各三两），大枣（十二枚，擘）。

上六味，以水八升，煮取三升，去滓。温服一升，小便利则愈。本云桂枝汤，今去桂枝，加茯苓、白术。

【常用剂量】芍药 30g，炙甘草 20g，生姜 30g，茯苓 30g，白术 30g，大枣 8 枚，两次治疗量。

【方歌】
苓芍术姜三十克，大枣八枚十二草；
外证未解尿不利，心下满痛一并消。

【医案选录】刘某，女，53 岁，患低热不退，徘徊于 37.5℃ 左右，已两月余，兼见胃脘发满，项部拘急不适。切其脉弦，视其舌胖大，而苔则水滑欲滴，乃问其小便，自称短涩不利，而有不尽之感。余结合第二十八条精神，辨为水郁阳抑发热之证，于是不治热而利其水，用桂枝去桂加茯苓白术汤（白芍、生姜、炙草、大枣、茯苓、白术）共服三剂，则小便通畅，低热等症随之而解。

医案选自：《伤寒论讲义》第 2 版（刘渡舟. 伤寒论临证指要［M］. 北京：学苑出版社，2003）

【第二十九条】

伤寒脉浮，自汗出，小便数，心烦，微恶寒，脚挛急，反与桂枝，欲攻其表，此误也。得之便厥，咽中干，烦燥，吐逆者，作甘草干姜汤与之，以复其阳。若厥愈足温者，更作芍药甘草汤与之，其脚即伸。若胃气不和，谵语者，少与调胃承气汤。若重发汗，复加烧针者，四逆汤主之。

【浅述】此条论述阴阳两虚之人患伤寒误汗所致的变证及随证治之的法则。

伤寒脉浮，自汗出，微恶寒，如果没有其他见证，便是太阳中风证，给予桂枝汤是正确的，但还有小便数之症。小便数是里阳虚不能统摄津液之故，心烦、脚挛急是阴液不足之故。伤寒兼阴阳两虚，不应当再使用桂枝汤攻表，假如误服桂枝汤，进一步损伤阴阳，则变证丛生，如厥，即手足逆冷，咽中干为阴液更虚，不能上承之故，烦躁为阴阳两虚，心神失养所致，此证情况，仲景给出的原则是：先顾其虚，阴阳两虚，当先复其阳，后顾其阴。复阳用甘草干姜汤，辛甘化阳，益阴用芍药甘草汤，酸甘化饮。假如将两张方子合起来使用，阴阳兼顾好不好呢？关于这个问题，大塚敬节先生说，服用桂枝汤后造成的手足逆冷，相比较脚挛急显得更为急迫，需要急急救治，故应当先服甘草干姜汤以救其阳，阳复后再用芍药甘草汤益阴以治疗脚挛急，并且指出："药方越简约，组成越单纯，越是能够救治突发的危急证候……如果言其大概，则组成复杂的药方多用于疾病过程缓慢的场合。"可谓一言中的，《内经》有"间者并行，甚者独行"语，可参。

若胃气不和，谵语者，少与调胃承气汤。此为服温阳药后，阳复而阴液未复，邪从燥化，热入阳明，此时应当给予小剂量的调胃承气汤，以泻热和胃。

若重发汗，复加烧针者，四逆汤主之。若误认为表证，再次发汗，又加烧针，则会导致阳虚更重，邪入少阴，如脉微细、但欲寐、四肢逆冷、烦躁不安等，此时应当给予四逆汤。

总之，救治坏病的原则，如第十六条所云："观其脉证，知犯何逆，随证治之。"

【甘草干姜汤原方原量】甘草（四两，炙），干姜（二两）。

上二味，以水三升，煮取一升五合，去滓，分温再服。

【常用剂量】炙甘草40g，干姜20g，两次治疗量。

【方歌】

四份甘草二份姜，仲师垂法先回阳；

肺痿不渴吐涎沫，遗尿尿数煎服康。

【芍药甘草汤原方原量】 白芍药，甘草（各四两，炙）。

上二味，以水三升，煮取一升五合，去滓，分温再服。

【常用剂量】 芍药40g，炙甘草40g，两次治疗量。

【方歌】

芍药甘草等同量，各用四十亦可商；

酸甘合化滋阴血，朱氏集验去杖汤。

【调胃承气汤原方原量】 大黄（四两，去皮，清酒洗），甘草（二两，炙），芒硝（半升）。

右三味，以水三升，煮取一升，去滓，内芒硝，更上火微煮令沸，少少温服之。

【常用剂量】 大黄10g，炙甘草6g，芒硝12g，和胃气少少温服之，若下阳明实热宜顿服之。

【方歌】

六克甘草十克黄，十二芒硝后入良；

少少温服调胃气，阳明实热顿服康。

【四逆汤原方原量】 甘草（二两，炙），干姜（一两半），附子（一枚，生用，去皮，破八片）。

右三味，以水三升，煮取一升二合，去滓，分温再服。强人可大附子一枚，干姜三两。

【常用剂量】 炙甘草20g，干姜15g，附子10g，两次治疗量。

【方歌】

破阴回阳第一方，少阴脉沉四逆汤；

十克附子二十草，建功尚须十五姜。

【医案选录】 1. 芍药甘草汤证其一（颖师医案）

四嫂（11月13日），足遇多行走时则肿痛，而色紫，始则右足，继乃痛及左足。天寒不可向火，见火则痛剧。故虽甚恶寒，必得耐冷。然天气过冷，则又痛。眠睡至浃晨，而肿痛止，至夜则痛如故。按历节病足亦肿，但肿常不退，今有时退者，非历节也。惟痛甚时筋挛，先用芍药甘草汤以舒筋。

赤白芍（各一两），生甘草（八钱）。

拙巢注：二剂愈。

医案选自：《经方实验录》。

2. 经方大师胡希恕医案

宋某，男性，35 岁，病历号 124743，1968 年 3 月 24 日初诊。头晕、呕逆、吐涎沫 1 月余，伴嗳气，右偏头疼，口干不思饮，大便溏，苔白滑，脉沉弦细，右寸浮。

证为胃虚寒、饮邪上犯。应以温中化饮，与甘草干姜汤加味：

炙甘草 18g，干姜 10g，陈皮 30g，半夏 15g。

结果：上药服 3 剂诸症均已。

医案选自：《经方传真——胡希恕经方理论与实践》。

【第三十一条】

太阳病，项背强几几，无汗，恶风，葛根汤主之。

【浅述】 此条应与第十四条对比着来看，十四条（太阳病，项背强几几，反汗出恶风者，桂枝加葛根汤主之）为太阳中风兼项背强几几，有汗出，故于桂枝汤内但加葛根。此条为太阳伤寒兼项背强几几，无汗，当用葛根汤。葛根汤即桂枝汤减量桂、芍加葛根、麻黄而成。不用麻黄汤加葛根者，以其有项背强几几之症，项背强几几为寒阻太阳经脉，影响津液输布，经脉失养所致。麻黄汤若加葛根，发汗力量较强，恐其汗出伤津。

【葛根汤原方原量】 葛根（四两），麻黄（三两，去节），桂枝（二两，去皮），生姜（三两，切），甘草（二两，炙），芍药（二两），大枣（十二枚，擘）。

上七味，以水一斗，先煮麻黄、葛根，减二升，去白沫，内诸药，煮取三升，去滓。温服一升，覆取微似汗，余如桂枝法将息及禁忌。诸汤皆仿此。

【常用剂量】 葛根 40g，麻黄 10g，芍药 20g，生姜 30g，炙甘草 20g，桂枝 30g，大枣 8 枚，两次治疗量。

【方歌】

四十葛根十克黄，麻葛煮取桂枝汤；
微微汗出疗下利，无汗恶风项背强。

【医案选录】 葛根汤证

市人杨姓者，病伤寒，无汗，恶风，项虽屈而强，医者以桂枝麻黄各半汤与之。予曰：非其治也，是谓项强几几，葛根证也。三投，然微汗解。翌日项不强，脉已和矣。论曰：何谓几几，如短羽鸟之状，虽屈而强也。谢复古谓病患羸弱，须凭几而起，非是。此与成氏解不同。

医案选自：许叔微《伤寒九十论》。

【第三十二条】

太阳与阳明合病者，必自下利，葛根汤主之。

【第三十三条】

太阳与阳明合病，不下利，但呕者，葛根加半夏汤主之。

【浅述】 伤寒有并病，有合病，并病者，一经之证未罢，另一经之证复起，在发病时间上，有先后次序；合病者两经或三经同时发病，合病者邪气盛。"必"为"假设"之意。此两条虽曰合病，但以太阳病为主，条文中省略了太阳病之见证，如脉浮、头项强痛、恶寒等，亦省略了阳明经表证的见症，但举"下利""呕"二症，此"下利"为阳明经表受邪，阳明之腑气机下陷所致，"呕"为阳明之腑气机上逆所致，故治以葛根汤、葛根加半夏汤。

曹颖甫对此两条的解释：太阳寒水不能做汗，邪不得汗解，寒水反入于里，与太阴之湿并居，水气甚，则由胃入肠而成下利之证。水气不甚，则渗入胃脘，胃不能受而成不下利而呕逆之证。不曰太阳与太阴合病，而曰与阳明合病者，一因下利由肠入胃，一因水气入胃，胃不能受而病呕逆，病机皆假道阳明，故谓与阳明合病也。

【葛根加半夏汤原方原量】 葛根（四两），麻黄（三两，去节），甘草（二两，炙），芍药（二两），桂枝（二两，去皮），生姜（二两，切），半夏（半升，洗），大枣（十二枚，擘）。

上八味，以水一斗，先煮葛根、麻黄，减二升，去白沫，内诸药，煮取三升，去滓。温服一升，覆取微似汗。

【常用剂量】 葛根30g，麻黄10g，炙甘草15g，芍药15g，桂枝15g，生姜15g，半夏10g，大枣4枚。两次治疗量。

【方歌】

二阳合病频呕吐，大便如常此方主；

葛根汤内加半夏，煎汤服之病疾除。

【医案选录】 胡希恕医案：任某，女，21岁。昨日感冒，头痛头晕，身痛腰痛，恶心呕吐，恶寒，并素有腹痛大便溏泻，脉浮数，苔白。证属太阳阳明合病，为葛根加半夏汤适应证。葛根12g，麻黄10g，桂枝10g，生姜10g，白芍10g，大枣4枚，炙甘草6g，半夏12g。服1剂证大减，2剂证已。

医案选自：《伤寒论讲义》第2版（冯世纶. 经方传真［M］. 北京：中国

中医药出版社，1994）

【第三十四条】

太阳病，桂枝证，医反下之，利遂不止，脉促者，表未解也；喘而汗出者，葛根黄芩黄连汤主之。

【浅述】 第二十条，太阳病，发汗，遂漏不止。本条为下之后，利遂不止，皆为攻伐太过或不当所致。本为桂枝汤证，可能兼有里证，故误用了下法，遂出现下利不止，此为下后，太阳之邪，已入阳明而化热，即后世之协热下利证，治宜解阳明之表，清阳明之里，用葛根芩连汤。

《医宗金鉴》："喻昌曰：太阳病，原无下法，当用桂枝解外，医反下之，则邪热之在太阳者，未传阳明之表，已入阳明之里。所以其脉促急，其汗外越，其热上奔则喘，下奔则泄。故舍桂枝而用葛根，以专主阳明之表，加芩、连以清里热，则不治喘而喘止，不治利而利止。此又太阳、阳明两解表里之变法也。"

【葛根黄芩黄连汤原方原量】 葛根（半斤），甘草（二两，炙），黄芩（三两），黄连（三两）。

上四味，以水八升，先煮葛根，减二升，内诸药，煮取二升，去滓，分温再服。

【常用剂量】 葛根40g，炙甘草10g，黄芩15g，黄连15g，两次治疗量。

【方歌】

太阳误下利不止，喘而汗出解表迟；

芩连十五清里热，十克甘草葛四十。

【医案选录】 经方大师胡希恕医案

彭某，女性，30岁，病历号31221，1965年8月26日初诊。前天中午吃葡萄，晚上又受凉，今早感无力，腿酸口渴，喝了四杯热茶，即觉身热恶寒，下午心烦汗出，腹痛腹泻3次，而来门诊，苔白腻，脉滑数寸浮。

证属太阳阳明合病，为葛根芩连汤的适应证：

葛根24g，黄芩10g，黄连6g，炙甘草6g。

结果：上药服1剂后，腹痛腹泻减，3剂后症已。

医案选自：《经方传真——胡希恕经方理论与实践》。

【第三十五条】

太阳病，头痛发热，身疼腰痛，骨节疼痛，恶风无汗而喘者，麻黄汤主之。

【浅述】 本条论述太阳伤寒表实证的证治。本条应与第一条、第三条合看：1. 太阳之为病，脉浮，头项强痛而恶寒；3. 太阳病，或已发热，或未发热，必恶寒，体痛，呕逆，脉阴阳俱紧者，名为伤寒。第一条、第三条均有脉象，本条未列脉象是浮缓或浮紧，因脉象之紧、缓受多种因素影响，不能作为特定依据，故本条只列见证，即麻黄八证：头痛、发热、身痛、腰痛、骨节疼痛、恶风、无汗、喘。第三条之体痛，具体到本条为头痛、身痛、腰痛、骨节疼痛。第三条言恶寒，本条言恶风，恶风与恶寒是互词，无汗而喘，"而"为表示因果关系的连词，即无汗是喘之因，喘是无汗之果。无汗而喘与汗出而喘（肺热）有着本质的区别。为麻黄汤证作一个总结，即诸痛、恶寒发热、无汗而喘。

《医宗金鉴》："太阳经脉起于目内眦，上额交巅，入络脑还出，别下项，循肩膊内，挟脊抵腰中，至足小指出其端。寒邪客于其经，则荣血凝涩，所伤之处，无不痛也。荣病者恶寒，卫病者恶风，今荣病而言恶风者，盖以风动则寒生，恶则皆恶，未有恶寒而不恶风，恶风而不恶寒者。所以仲景于中风、伤寒证中，每互言之，以是知中风、伤寒，不在恶寒、恶风上辨，而在微甚中别之也。无汗者，伤寒实邪，腠理闭密，虽发热而汗不出，不似中风虚邪，发热而汗自出也。阳气被寒邪所遏，故逆而为喘。主之以麻黄汤者，解表发汗，逐邪安正也。"

【麻黄汤原方原量】 麻黄（三两，去节），桂枝（二两，去皮），甘草（一两，炙），杏仁（七十个，去皮尖）。

上四味，以水九升，先煮麻黄，减二升，去上沫，内诸药，煮取二升半，去滓。温服八合，覆取微似汗，不须啜粥，余如桂枝法将息。

【常用剂量】 麻黄15g，桂枝10g，炙甘草6g，杏仁9g，两次治疗量。

【方歌】

发热头痛身腰痛，无汗且喘又恶风；

十克桂枝十五麻，六克甘草九克杏。

【医案选录】 麻黄汤证其四（颖师讲授，佐景笔记）

予友沈镜芙之房客某君，十二月起，即患伤寒。因贫无力延医，延至一月之久。沈先生伤其遇，乃代延余义务诊治。察其脉，浮紧，头痛，恶寒，发热不甚，据云初得病时即如是。因予：

麻黄二钱，桂枝二钱，杏仁三钱，甘草一钱。

又因其病久胃气弱也，嘱自加生姜三片，红枣两枚，急煎热服，盖被而卧。果一刻后，其疾若失。按每年冬季气候严寒之日，患伤寒者特多，我率以麻黄汤一剂愈之，谁说江南无正伤寒哉？

医案选自：曹颖甫《经方实验录》。

【第三十六条】

太阳与阳明合病，喘而胸满者，不可下，宜麻黄汤。

【浅述】太阳证与阳明证同时并见，一般情况下应当先解表后攻里，故言"不可下"，因有喘而胸满之证，故宜麻黄汤而不宜桂枝汤，由"宜麻黄汤"可知，太阳病应当是太阳伤寒证，即恶寒、体痛、发热、无汗等证。至于阳明证，从条文中"不可下"来看，应当是阳明里结证（便秘），不是阳明经证。此条病机的重心在于太阳伤寒表实，故宜麻黄汤发汗解表，宣肺平喘。

【医案选录】一人病伤寒，脉浮而长，喘而胸满，身热头痛，腰脊强，鼻干，不得卧。许曰：太阳阳明合病。仲景法中有三证：下利者，葛根；不下利，呕逆者，加半夏；喘而胸满者，麻黄汤也。治以麻黄汤得解。

医案选自：江瓘《名医类案》。

【第三十七条】

太阳病，十日已去，脉浮细而嗜卧者，外已解也。设胸满胁痛者，与小柴胡汤，脉但浮者，与麻黄汤。

【浅述】太阳病日久，会有三种转归。

其一，太阳病，十日已去，十日为约略之数，只是表明太阳病时日较久，脉浮细而嗜卧者。《内经》言脉"大则邪至小则平"，为邪退正虚的表现，故曰："外已解也。"

其二，太阳病日久，假若出现胸满胁痛之症，为邪传少阳的表现，脉象当弦，少阳之其他见证亦或可出现，如口苦、咽干、目眩、默默不欲饮食等。

其三，脉但浮者，与麻黄汤。太阳病日久，脉象没有发生变化，太阳证亦应该存在，如恶寒、无汗等症，此"以脉代证"笔法。正如第四条"脉若静者，为不传"，病即未传，尚在太阳，不论时日久暂，依然给予麻黄汤治疗。

【小柴胡汤原方原量】柴胡（半斤），黄芩、人参、甘草、生姜（各三两，切），大枣（十二枚，擘），半夏（半升，洗）。

上七味，以水一斗二升，煮取六升，去滓，再煎取三升。温服一升，日三服。

【常用剂量】柴胡 30g，黄芩 12g，党参 12g，炙甘草 12g，生姜 12g，半夏 15g，大枣 8 枚，两次治疗量。

【方歌】
三十柴胡八枚枣，十二姜参芩甘草；
半夏须洗十五克，去滓再煎要记牢。

【医案选录】 陈茂之，劳倦后勉强色欲，精竭而血继至，续感风寒，发热头痛，胸膈饱满。始从太阳而传少阳，胸胁痛，耳聋，呕逆，口苦，咳嗽，六脉弦数。此少阳证也，以小柴胡加枳壳、桔梗、竹茹而呕逆止。

医案选自：魏之琇《续名医类案》。

【第三十八条】

太阳中风，脉浮紧，发热恶寒，身疼痛，不汗出而烦躁者，大青龙汤主之。若脉微弱，汗出恶风者，不可服之，服之则厥逆，筋惕肉瞤，此为逆也。

【第三十九条】

伤寒、脉浮缓，身不疼，但重，乍有轻时，无少阴证者，大青龙汤发之。

【浅述】 本太阳伤寒证，因复加烦躁，便不得给予麻黄汤，而当用大青龙汤（大青龙，取龙升雨降之意）。大青龙汤为峻汗之剂，由麻黄汤倍麻黄，减杏仁量，加石膏、生姜、大枣而成。第三十八条首云太阳中风，此"中风"为"伤寒"之互辞，不汗出而烦躁，"而"字为表示因果关系之连词，即不汗出是烦躁之因，烦躁是不汗出之果。"若脉微弱，汗出恶风者，不可服之，服之则厥逆，筋惕肉瞤，此为逆也"，此句指明了大青龙汤之禁忌证以及误服大青龙汤造成的后果。大青龙汤之病机为，外有寒邪闭郁而成表实，内有阳郁化热而生烦躁，故用大青龙汤发表清里，表里两解。

第三十九条"伤寒、脉浮缓"与第三十八条"太阳中风，脉浮紧"当是互文，应当结合起来看，即不论是伤风还是伤寒，只要出现大青龙汤证，便可应用大青龙汤。身重为汗不得出，寒邪郁闭肌表之表现，"无少阴证者，大青龙汤发之"，进一步说明了大青龙汤的禁忌证，"阳盛则烦，阴盛则躁"，故须与少阴证阳虚所致之躁烦证相鉴别，少阴证为脉微细、但欲寐、畏寒肢厥、下利清谷等症。

三纲鼎立学说：明代医家方有执把太阳病分为三类，一是风邪伤卫阳之证，治用桂枝汤一类的方剂；二是寒邪伤营阴之证，治用麻黄汤一类的方剂；三是既有风伤卫，又有寒伤营之证，治用大青龙汤一类的方剂，"风伤卫，寒伤营，风寒两伤大青龙"。

方后之温粉所指不详，孙思邈《备急千金要方》记为：煅牡蛎、生黄芪各三钱，粳米粉一两，共研细末，和匀，以稀疏绢包，缓缓扑于肌肤。

【大青龙汤原方原量】麻黄（六两，去节），桂枝（二两，去皮），甘草（二两，炙），杏仁（四十枚，去皮尖），生姜（三两，切），大枣（十枚，擘），石膏（如鸡子大，碎）。

上七味，以水九升，先煮麻黄，减二升，去上沫，内诸药，煮取三升，去滓。温服一升，取微似汗。汗出多者，温粉粉之。一服汗者，停后服。若复服，汗多亡阳，遂虚，恶风烦躁，不得眠也。

【常用剂量】宜根据实际情况，按原方药物之比求之。

麻黄18g，桂枝6g，炙甘草6g，杏仁6g，生姜9g，大枣3枚，石膏18g，两次治疗量。

【方歌】

十八麻石九克姜，三枚大枣护中央；

六克桂枝甘草杏，原方比例细推详。

【医案选录】1. 邓某，男。身体素壮，时值夏令酷热，晚间当门而卧，迎风纳凉，午夜梦酣，渐转凉爽，夜深觉寒而醒，入室裹毯再寝。俄尔寒热大作，热多寒少，头痛如劈，百节如被杖，壮热无汗，渐至烦躁不安，目赤、口干，气急而喘。脉洪大而浮紧。此夏气伤寒已化烦躁之大青龙证，为书大青龙方治之，生麻黄12g，川桂枝12g，生石膏120g，甘草9g，生姜9g，鲜竹叶15g。服后汗出甚畅，湿及衣被。约半小时，渐渐汗少，高热已退，诸症爽然若失。又为处一清理余邪之方，兼通大便，其病果愈。

医案选自：《伤寒论讲义》第2版 {余瀛鳌．射水余无言医案［J］．江苏中医，1959，(5)：16-17}

2. 大青龙汤证

何保义从王太尉军中，得伤寒，脉浮涩而紧。予曰若头疼、发热、恶风、无汗，则麻黄证也；烦躁，则青龙汤证也。何曰：今烦躁甚。予投以大青龙汤，三投，汗解。论曰：桂枝、麻黄、青龙，皆表证发汗药，而桂枝治汗出、恶风；麻黄治无汗、恶寒；青龙治无汗，而烦。三者皆欲微汗解，若汗多，亡阳，为虚，则烦躁不眠也。

医案选自：许叔微《伤寒九十论》。

【第四十条】

伤寒表不解，心下有水气，干呕，发热而咳，或渴，或利，或噎，或小便不利、少腹满,或喘者,小青龙汤主之。

【第四十一条】

伤寒,心下有水气,咳而微喘,发热不渴,服汤已,渴者,此寒去欲解也,小青龙汤主之。

【浅述】"伤寒表不解",明确了表证的存在,即恶寒、发热、无汗、头痛、身痛等证,"心下有水气"明确了内有水饮不化,这句话说明了小青龙汤证亦为表里同病,外证为太阳伤寒,内证为水饮内停。"干呕,发热而咳"为主证,下面的是或然证,即或渴、或利、或噎、或小便不利、少腹满、或喘。水饮之邪变动不居,可随三焦气机升降出入,水饮不化在上焦表现为咳、喘、渴、噎;在中焦表现为干呕;在下焦表现为小便不利、少腹满。大、小青龙汤都可看作是由麻黄汤加减衍化而来,也都具有表里两解之功。但是,大青龙汤发汗散寒,兼清阳郁之热而除烦躁,以发汗为主;小青龙汤发汗散寒,蠲除心下寒饮而治咳喘,以蠲饮为主。小青龙汤的组成为麻黄、桂枝、炙甘草(此三味可以看作是半个多麻黄汤)、干姜、细辛、半夏(此三味温化寒饮)、五味子、白芍(此二味酸敛而护阴,以防辛散耗阴伤气)。

第四十一条采用了倒装文法,"小青龙汤主之"应该接在"发热不渴"之后,即"伤寒,心下有水气,咳而微喘,发热不渴,小青龙汤主之。服汤已,渴者,此寒去欲解也"。本条与上一条相比较,本条内饮证较为突出。

【小青龙汤原方原量】麻黄(去节)、芍药、细辛、干姜、甘草(炙)、桂枝(各三两,去皮)、五味子(半升)、半夏(半升,洗)。

上八味,以水一斗,先煮麻黄,减二升,去上沫,内诸药,煮取三升,去滓,温服一升。若渴,去半夏,加栝楼根三两;若微利,去麻黄,加荛花,如一鸡子,熬令赤色;若噎者,去麻黄,加附子一枚,炮;若小便不利,少腹满者,去麻黄,加茯苓四两;若喘,去麻黄,加杏仁半升,去皮尖。且荛花不治利,麻黄主喘,今此语反之,疑非仲景意。

【常用剂量】麻黄 15g,芍药 15g,细辛 3~6g,干姜 15g,甘草 15g,桂枝 15g,五味子 10g,半夏 18g,两次治疗量。

【方歌】
表未解兮心下水,麻芍甘姜十五桂;
十克五味十八夏,三克细辛量稍亏。

【医案选录】1. 愚初为人诊病时,亦不知用也。犹忆岁在乙酉,邻村李×

×，三十余，得外感痰喘证，求为延医。其人体丰，素有痰饮，偶因感冒风寒，遂致喘促不休，表里俱无大热，而精神不振，略一合目即昏昏如睡，胸膈又似满闷，不能饮食，舌苔白腻。其脉滑而濡，至数如常。投以散风清火利痰之剂，数次无效。继延他医数人延医，皆无效。迁延日久，势渐危险，复商治于愚。愚谂一老医皮××，年近八旬，隐居渤海之滨，为之介绍延至。诊视毕，曰："此易治，小青龙汤证也。"遂开小青龙汤原方，加杏仁三钱，仍用麻黄一钱。

一剂喘定，继用苓桂术甘汤加天冬、浓朴，服两剂全愈。

医案选自：张锡纯《医学衷中参西录·太阳病小青龙汤证》。

2. 张志明（住五洲大药房）

初诊（10月18日），暑天多水浴，因而致咳，诸药乏效，遇寒则增剧，此为心下有水气，小青龙汤主之。

净麻黄（钱半），川桂枝（钱半），大白芍（二钱），生甘草（一钱），北细辛（钱半），五味子（钱半），干姜（钱半），姜半夏（三钱）。

二诊，十月二十。咳已全愈，但觉微喘耳，此为余邪，宜三拗汤轻剂，夫药味以稀为贵。

医案选自：《经方实验录·小青龙汤证其一（佐景医案）》。

【第四十二条】

太阳病，外证未解，脉浮弱者，当以汗解，宜桂枝汤。

【浅述】 此条言表里同病时，当遵循先解表后攻里的治疗一则。太阳病，指表证，外证是相对于里证而言，脉浮弱，提示太阳中风证。当既见表证（恶寒、汗出、头痛等），又见里证（腹满、便秘等），当先解表，太阳中风证，解表固宜桂枝汤。此条不言桂枝汤主之，而言"宜"，则是有观望之意，待服用桂枝汤后视结果，尚可以相机处置，若外证已，方可议攻里。

【第四十三条】

太阳病，下之微喘者，表未解故也，桂枝加厚朴杏子汤主之。

【浅述】 太阳病，当汗而反下，下后表证不解，表证即恶寒发热、头痛脉浮等症，同时又见微喘。究其原因，为误下后表邪欲内陷，肺寒气逆所致，因表未解，故仍以桂枝汤解表，加厚朴、杏仁以肃降肺气。此条下后微喘，为新喘，此喘为桂枝汤证之兼证，故曰桂枝加厚朴杏子汤主之。第十八条（喘家作，桂枝汤加厚朴、杏子佳）为宿喘新感，故曰"桂枝汤加厚朴、杏子佳"。由此可知，新感易瘥，痼疾难除。

太阳中风证兼喘，若非因误下，凡病机相符者，亦可应用，对于"下之"两字应灵活看待。

【医案选录】 戊申正月，有一武弁在仪真为张遇所虏，日夕置于舟舻板下，不胜蜷伏，后数日得脱。因饱食，解衣扪虱以自快，次日遂作伤寒。医者以因饱食伤而下之，一医以解衣中邪而汗之，杂治数日，渐觉昏困，上喘息高，医者仓皇无知所措。予诊之曰：太阳病下之，表未解，微喘者，桂枝加厚朴杏子汤，此仲景法也。医者争曰：某平生不曾用桂枝，况此药热，安可愈喘。予曰非予所知也。一投而喘定，再投而漐漐汗出，至晚身凉而脉已和矣。医者曰：予不知仲景之法，其神如此，岂诳惑后世也哉？

医案选自：许叔微《伤寒九十论·桂枝加浓朴杏子汤证》。

【第四十四条】

太阳病，外证未解，不可下也，下之为逆。欲解外者，宜桂枝汤。

【浅述】 病证在表，治当汗解；里实之证，治当攻下。如表里同病，当先解其外，后攻其内，解外宜桂枝汤，故伤寒有"汗不厌早，下不厌迟"之说。若太阳病误用攻下之法，于法为逆，往往引起"坏病"，如结胸、痞证、下利、喘促等，此条亦提示，太阳病禁用下法。

此条，大塚敬节解释如下："太阳病，外证尚未解者，虽有阳明内实证，亦不可下。欲解其外者，宜桂枝汤。外解已，有内实证者，乃可攻之。"解释比较透彻。

【第四十五条】

太阳病，先发汗，不解，而复下之，脉浮者不愈，浮为在外，而反下之，故令不愈。今脉浮，故知在外，当须解外则愈，宜桂枝汤。

【浅述】 此条与上一条互相发明，进一步申明先外后内的治则。"太阳病"，未言明具体为太阳中风证或太阳伤寒证，"先发汗，不解"，先用了发汗的方法，病未解除，"而复下之"，可能太阳病兼有阳明证，故误用了下法。伤寒若太阳病发汗不解，可一汗再汗；若阳明病下之不解，可一下再下。"脉浮者不愈，浮为在外，而反下之，故令不愈。今脉浮，故知在外，当须解外则愈，宜桂枝汤"，此句解释了用下法不愈的原因。

在《伤寒论》中，常常把麻黄汤证称作表证，把桂枝汤证称作外证。另外，太阳病误治后,若表未解者,常常治以桂枝汤,而不用麻黄汤。因麻黄汤为峻汗之剂,汗下后,耗气伤津,故只宜桂枝汤缓汗,其目的是顾护阳气而存津液。

【第四十六条】

太阳病,脉浮紧,无汗,发热,身疼痛,八九日不解,表证仍在,此当发其汗。服药已微除,其人发烦,目瞑,剧者必衄,衄乃解。所以然者,阳气重故也。麻黄汤主之。

【浅述】此句使用了倒装文法,"麻黄汤主之"应在"此当发其汗"之后,即"太阳病,脉浮紧,无汗,发热,身疼痛,八九日不解,表证仍在,此当发其汗,麻黄汤主之。服药已微除,其人发烦,目瞑,剧者必衄,衄乃解。所以然者,阳气重故也"。太阳伤寒证日久,未发生传变,表证仍在,此不必拘泥于患病时日,当采用麻黄汤发汗。后面一句,说明服用麻黄汤之后出现的"瞑眩"现象。《尚书·说命上》:"药弗瞑眩,厥疾弗瘳。""服药已微除",出了一些汗,太阳伤寒证有所缓解;若服药后,不汗出而烦躁,便是大青龙汤证。"衄乃解",此为以衄代汗,汗血同源,前人将其称为"红汗"。柯韵伯曰:"血之于汗,异名同类,不得汗,必得衄,不得汗解而得衄解,此与热结膀胱,血自下者,同一局也。"值得注意的是,若温病热入营血,便须凉血散血,麻黄剂断不可用。

【第四十七条】

太阳病,脉浮紧,发热身无汗,自衄者愈。

【浅述】此条论述了太阳伤寒证以衄代汗自愈的情况。民间对于伤寒发热的病人,采取用三棱针放血的疗法,可能就源于《伤寒论》中的这一条,常用的放血穴位为内迎香、曲池、少商、太阳穴等。

【第四十八条】

二阳并病,太阳初得病时,发其汗,汗先出不彻,因转属阳明,续自微汗出,不恶寒。若太阳病证不罢者,不可下,下之为逆,如此可小发汗。设面色缘缘正赤者,阳气怫郁在表,当解之熏之。若发汗不彻,不足言,阳气怫郁不得越,当汗不汗,其人躁烦,不知痛处,乍在腹中,乍在四肢,按之不可得,其人短气但坐,以汗出不彻故也,更发汗则愈。何以知汗出不彻?以脉涩故知也。

【浅述】此条与其他条文相比较,较为烦琐,不若其他条文明快,故疑非仲景原文。并病,亦当遵循先外后内的原则,太阳阳明并病,若尚有太阳证存在,如恶寒、发热等，便不可以用泻下法攻里，"如此可小发汗"，可以考虑桂枝麻黄各半汤、桂枝二麻黄一汤、桂枝二越婢一汤等方。

【第四十九条】

脉浮数者，法当汗出而愈，若下之，身重，心悸者，不可发汗，当自汗出乃解。所以然者，尺中脉微，此里虚，须表里实，津液自和，便自汗出愈。

【浅述】 此条论述里虚禁汗的治疗原则。本太阳病，本当发汗，却误用了下法，导致身重、心悸（下后阳虚）等变证。尺中脉微是里虚之脉，夹虚伤寒是不可以再用汗法的，可考虑建中、四逆一类的方子。

【第五十条】

脉浮紧者，法当身疼痛，宜以汗解之。假令尺中迟者，不可发汗。何以知然？以荣气不足，血少故也。

【浅述】 此条论述了表实里虚证的治疗原则。表实，法当汗解，若里虚，则当先顾其里，里虚纠正，方可议汗。本条太阳伤寒证，若血虚，汗法属禁忌，因汗血同源，《灵枢·营卫生会篇》有"夺血者无汗，夺汗者无血"，推而广之，凡阴、阳、气、血、表、里不足者，便不可强发其汗，以免虚其虚。"虚人伤寒建其中，实人伤寒发其汗"即是此意。张路玉《伤寒缵论》中说："当频与小建中汤和之，和之而邪解，不须发汗；设不解，不妨多与，俟尺中有力，乃与麻黄汤汗之可也。"

【第五十一条】

脉浮者，病在表，可发汗，宜麻黄汤。

【第五十二条】

脉浮而数者，可发汗，宜麻黄汤。

【浅述】 此两条省文笔法，即仲景"以脉代证"法，用麻黄汤，必见麻黄汤证，即太阳伤寒证，且不属于"伤寒夹虚"，具体证候当参考第三十五条。太阳伤寒证脉浮紧，此为其常，脉浮数，此为其变，寒邪闭表，卫阳郁而发热（此处之发热，非指热证），可出现浮数脉。《医宗金鉴》："伤寒脉浮紧者，麻黄汤诚为主剂矣。今脉浮与浮数，似不在发汗之列，然视其病皆伤寒无汗之表实，则不妨略脉而从证，亦可以用麻黄汤汗之，观其不曰以麻黄汤发之、主之，而皆曰可发汗，则有商量斟酌之意焉。"

【第五十三条】

病常自汗出者，此为荣气和。荣气和者，外不谐，以卫气不共荣气谐和故尔。以荣行脉中，卫行脉外，复发其汗，荣卫和则愈，宜桂枝汤。

【浅述】 此条论述营卫不和所致的自汗证的治疗，营行脉中，调和濡润于五脏六腑；卫行脉外，敷布于表，司固外开阖之权。从条文中可知，营卫不和的原因不在营气，而在于卫气，卫气失其固外之功，故常自汗出，欲调和营卫，当用桂枝汤。"病常自汗出者"之"病"字，所指范围甚广，凡内伤外感而阴阳不和者，皆可谓病。

【第五十四条】

病人脏无他病，时发热、自汗出而不愈者，此卫气不和也，先其时发汗则愈，宜桂枝汤。

【浅述】 脏腑无病，说明里气和，发热、自汗无关于脏腑，病不在里，当在肌表，故曰卫气不和。卫气失其卫外固外之职，营阴外泄，此发热自汗之所由也。"时发热、自汗出而不愈者"，说明发热、自汗为阵发性的，治疗当先其时发汗，用桂枝汤。

【医案选录】 某某，脉细弱，自汗体冷，形神疲瘁，知饥少纳，肢节酸楚，病在营卫，当以甘温。

生黄，桂枝木，白芍，炙草，煨姜，南枣。

医案选自：叶天士《临证指南医案》。

【第五十五条】

伤寒，脉浮紧，不发汗，因致衄者，麻黄汤主之。

【浅述】 太阳伤寒证当汗失汗，邪不从汗解，在表之阳气壅滞，损伤阳络，故衄。衄（红汗）不畅，邪仍不解，故仍当给予麻黄汤治疗，以汗代衄。陈修园曰："伤寒脉浮紧，不发汗，因致衄者，其衄点滴不成流，虽衄而表邪未解，仍以麻黄汤主之，俾玄府通，衄乃止。"

在外感病过程中，若属温病衄血，则另当别论（当以清营透热，或凉血散血等法救之），麻黄剂断不可用。

【医案选录】陶节庵治一人，伤寒四五日，吐血不止，医以犀角地黄汤、茅花汤，治而反剧。陶切其脉，浮紧而数。曰：若不汗出，邪何由解？进麻黄汤一服，汗出而愈。或曰：仲景言衄家不可汗，亡血家不可汗，而此用麻黄，何也？曰：久衄之家，亡血已多，故不可汗，今缘当汗不汗，热毒蕴结而成吐血，当分其津液，乃愈。故仲景又曰：伤寒脉浮紧，不发汗，因致衄者，麻黄汤主之。盖发其汗，则热越而出，血自止也。

医案选自：俞震《古今医案按》。

【第五十六条】

伤寒，不大便六七日，头痛有热者，与承气汤。其小便清者，知不在里，仍在表也，当须发汗。若头痛者，必衄，宜桂枝汤。

【浅述】此条当理解如下："伤寒，不大便六七日，头痛有热，其小便赤者，与承气汤；其小便清者，知不在里，仍在表也，当须发汗，宜桂枝汤。若头痛者，必衄。"

太阳以水用事，若小便清，则邪仍在太阳之表，当以桂枝汤，表解里气自和，大便自下；若小便赤，当属阳明病（当见阳明腑实证），故小便赤，当治以承气汤。

此条强调了小便的清与赤在辨别表里证治中的重要意义，同时也说明了，病者虽数日不大便不得作为下法之依据，因不大便不一定里热结实，若兼表证，仍当解表，表证即太阳证，里证即阳明证。

若头痛者，必衄，当为"以衄代汗"而解。

【第五十七条】

伤寒发汗，已解。半日许复烦，脉浮数者，可更发汗，宜桂枝汤。

【浅述】太阳伤寒表实证，用麻黄汤发汗后，病已解。半日许复烦，此"烦"字前有一"复"字，当是重复使用麻黄汤以前的症状，故此一"烦"字，当是代指太阳伤寒证，即头痛、发热、恶寒脉浮等，仅仅半日许时间，前证复作，当是余邪未尽，移时复发，或发汗后腠理疏松，复感新邪。此时，因已经使用过麻黄汤了，故当给予桂枝汤缓汗。此属一汗不解，尚可再汗之法。

【第五十八条】

凡病，若发汗，若吐，若下，若亡血、亡津液，阴阳自和者，必自愈。

【浅述】"凡病"，泛指一切病证，不仅仅限于伤寒。前三个"若"字并列，做"或者"讲。第四个"若"字表示因果，即亡血、亡津液之因是汗、吐、下。本条应做如下理解：凡一切病，或者经过汗法，或者经过吐法，或者经过下法，因此导致了津液阴血已伤，只要能够达到阴阳自我调和，疾病就会自行痊愈。

【第五十九条】

大下之后，复发汗，小便不利者，亡津液故也。勿治之，得小便利，必自愈。

【浅述】本条上承第五十八条，论述了津液受伤后，阴阳自和而愈的具体例证，此即"于不治中治之"。

医者因见有里证，故采用了下法，此下法较一般下法为重，故曰"大下"，下后病不解，因见有太阳表证，故又采用了汗法，汗下之后，津液受损，出现了小便不利。此小便不利之原因是汗下津伤，化源不足，并非水饮内停，故曰"勿治之"，滋其化源，以饮食水谷调养，待体内津液慢慢恢复，小便必然通利而病愈。

此条提示我们，表里同病者，当先解表，表解后，若里证不除，方可议下，此其一；临证时，若见到小便不利，当求其因，不能一见到小便不利就采用利水的治法，此其二。

【第六十条】

下之后，复发汗，必振寒，脉微细。所以然者，以内外俱虚故也。

【浅述】本表里同病，下后复汗，治疗失序，则会出现战栗恶寒，脉象微细，此为下后损阴液而虚其里，汗后损阳气而伤其表所致。脉微恶寒，病当入少阴，按照张仲景处理阴阳两虚的一般原则，应当先顾其阳，后救其阴，救阳宜四逆汤。

【第六十一条】

下之后，复发汗，昼日烦躁不得眠，夜而安静，不呕，不渴，无表证，脉沉微，身无大热者，干姜附子汤主之。

【浅述】有表里证，先下后汗，治疗失序，汗下后少阴阳虚，导致昼日烦躁不得眠。此"眠"字通"瞑"，闭目的意思，白天烦躁，夜而安静。因其阳虚，白昼得天阳之助，阴阳尚能相争，故昼日烦躁；夜属阴，阴得阴助，虚阳无力相争,故夜而安静。三阳证均可出现烦躁,不呕,无少阳证;不渴,无阳明证;无表证,即排除了太阳证;脉沉微,纯阴无阳之脉;身无大热,阳气欲竭也。当此之际,急予干姜附子汤顿服以回阳。干姜附子汤即四逆汤去甘草而成,去甘草者,因须急回其阳,故去甘草之缓。加上葱白即白通汤,因未到阴盛格阳的地步,故不用葱白。

在临证时,凡见少阴阳虚者,即可给予干姜附子汤,不应当拘泥于是否"下、汗"之后。

《医宗金鉴》:"此承上条互详脉证,以出其治也。既下之以虚其里,复发汗以虚其表,阴阳两虚,阳无所附。夜而安静,不呕不渴,是内无阳证也。无表证,身无大热,脉沉微,是外无阳证也。表里无阳,内外俱阴,惟有昼日烦躁不得眠,一假阳证,则是独阴自治于阴分,孤阳自扰于阳分,非相胜乃相离也,故以干姜附子汤,助阳以配阴。盖以阴虽盛而未相格,阳气微而自不依附也。"

【干姜附子汤原方原量】干姜(一两),附子(一枚,生用,去皮,切八片)。

上二味,以水三升,煮取一升,去滓,顿服。

【常用剂量】干姜10g,附子10g,一次治疗量。

【方歌】

十克附子十克姜,下后复汗伤元阳;

昼烦夜静不得瞑,水煎去滓顿服良。

【医案选录】一人患伤寒,初起即厥逆,脉一息八九至。诸医以为必死。窦曰:乃阴毒也。厥逆脉数,断为阴毒,必有爪青、吐利、蜷卧等症。与姜附汤一盏,至半夜汗出而愈。若以脉数为热,下凉药必死无疑。

医案选自:魏之琇《续名医类案·伤寒》。

【第六十二条】

发汗后,身疼痛,脉沉迟者,桂枝加芍药生姜各一两人参三两新加汤主之。

【浅述】发汗后,身疼痛之症仍在,若脉浮,当是表证未解,可一汗再汗。此条脉沉迟,沉脉主里,迟主血虚,当是发汗过多,损伤营血,营血内虚,不荣则痛,此种情况,当给予桂枝加芍药、生姜各一两,人参三两新加汤,以养血、益气、和营。

凡身痛符合此条病机者,当用桂枝新加汤治之,不必拘泥于是否发汗后。

【桂枝加芍药生姜各一两人参三两新加汤原方原量】桂枝(三两,去皮),

芍药（四两），甘草（二两，炙），人参（三两），大枣（十二枚，擘），生姜（四两）。

上六味，以水一斗二升，煮取三升，去滓，温服一升。本云桂枝汤，今加芍药、生姜、人参。

【常用剂量】桂枝 30g，芍药 40g，甘草 20g，生姜 40g，大枣 8 枚，党参 30g，两次治疗量。

【方歌】

汗后身痛脉沉迟，桂枝新加有新意；

姜芍各用四十克，加参三十效更奇。

【医案选录】1. 曾治一产后身痛不休的病人，因其产后多汗，担心生姜量大会增加汗出，于是初用本方生姜用量极小，药后身痛不见减轻，复诊时加大生姜剂量，则起到良好的治疗效果。

医案选自：《郝万山伤寒论讲稿》。

2. 经方大师胡希恕医案

宋某，女，35 岁。2 个月来，每日下午发热身疼、头痛、臂及背拘急酸痛，发热后汗出恶风明显，纳差，乏力，舌苔白润，脉沉迟。

此属胃气沉衰、精气不振、营卫不固，以致外邪久留不去，故拟用建中益气、扶正祛邪之法，与桂枝加芍药生姜人参汤：

桂枝 10g，白芍 12g，生姜 12g，炙甘草 6g，大枣 4 枚，党参 10g。

结果：服 1 剂后，发热向后延时，且时间缩短，3 剂后热除，诸症悉愈。

医案选自：《经方传真——胡希恕经方理论与实践》。

【第六十三条】

发汗后，不可更行桂枝汤，汗出而喘，无大热者，可与麻黄杏仁甘草石膏汤。

【浅述】发汗后（如用麻黄汤发汗），太阳表邪已解，便不可再用桂枝汤了。汗出而喘，为邪气入里化热，壅于肺中，迫液为汗。无大热者，谓表无大热，而里热壅盛，邪热壅肺，肺失宣降，故喘。治宜清宣肺热，用麻黄杏子甘草石膏汤。

《伤寒论》中，涉及喘证的方证如下：

1. 麻黄汤证

2. 小青龙汤证

3. 桂枝加厚朴杏子汤证

4. 大承气汤证

5. 麻杏石甘汤证

6. 葛根芩连汤证

以上六证，应注意鉴别。另外，本条当与第一百六十二条（第一百六十二条：下后，不可更行桂枝汤；若汗出而喘，无大热者，可与麻黄杏子甘草石膏汤）互参。

【麻黄杏仁甘草石膏汤原方原量】 麻黄（去节，四两），杏仁（去皮尖，五十个），甘草（炙，二两），石膏（碎，绵裹，半斤）。

上四味，以水七升，煮麻黄，减二升，去上沫，内诸药，煮取二升，去滓，温服一升。

【常用剂量】 麻黄20g，杏仁6g，炙甘草10g，石膏40g，两次治疗量。

【方歌】

汗后化热入肺经，汗出而喘邪热蒸；

二十麻黄十克草，四十石膏六克杏。

【医案选录】 经方大师胡希恕医案

陈某，男，24岁，1965年3月25日初诊。自昨日恶寒身疼，咳喘咽干，自服APC 2片后，汗出不恶寒，但仍身疼、咳喘、吐白痰、口干思饮，舌苔白，舌尖红，脉滑数。

证属外寒里热、太阳阳明合病，治以解表清里，与麻杏石甘汤加半夏：

麻黄18g，杏仁10g，炙甘草10g，生石膏45g，半夏12g。

结果：上药服2剂，汗出，喘减。继以桑杏汤加减，服6剂诸症已。

医案选自：《经方传真——胡希恕经方理论与实践》。

【第六十四条】

发汗过多，其人叉手自冒心，心下悸，欲得按者，桂枝甘草汤主之。

【浅述】 此条论述心阳虚损的证治。发汗过多是心阳虚的契机，临证时，无论是否过汗，凡符合方证即可应用桂枝甘草汤。叉手自冒心，为双手交叉按护于心脏的部位，心下悸欲得按属虚。桂枝甘草汤之桂枝用量较大，且一次顿服，柯韵伯称之为补心阳之"峻剂"。

曹颖甫在《伤寒发微》中说："水气凌心为悸，《伤寒》《金匮》之通例也。发汗过多，虚其心阳，水气乘虚上僭，则心下悸欲得按……"

【桂枝甘草汤原方原量】 桂枝（去皮，四两），甘草（炙，二两）

上二味，以水三升，煮取一升，去滓，顿服。

【常用剂量】 桂枝：炙甘草＝2：1

桂枝40g，炙甘草20g，一次治疗量。

【方歌】

桂枝甘草合成方，一草二桂正相当；

过汗心悸欲得按，叉手冒心顿服康。

【医案选录】 1. 马元仪治沈康生夫人，病经一月，两脉浮虚，自汗恶风，此卫虚而阳弱也。与黄芪建中汤，一剂汗遂止。夫人身之表，卫气主之，凡所以温分肉、实腠理、司开阖者，皆此卫气之用，故《内经》曰：阳者，卫外而为固也。今卫气一虚，则分肉不温，腠理不密，周身毛窍，有开无阖，由是风之外入，汗之内出，其孰从而拒之？故用黄芪建中汤，以创建中气，而温卫实表也。越一日，病者叉手自冒心间，脉之虚濡特甚，此汗出过多，而心阳受伤也。仲景云：发汗过多，病患叉手自冒心，心下悸者，桂枝甘草汤主之。与一剂良已。

医案选自：《续名医类案·汗》。

2. 乙巳六月，吉水谭商人寓城南，得伤寒八九日，心下惕惕然，以两手扪心，身体振振动摇。他医以心痛治之，不效。予曰：此汗过多之所致也，仲景云持脉时，病患叉手自冒心，心下悸，所以然者以重获汗，虚，故如此。又云发汗过多，其人叉手自冒心，心下悸，欲得按者，桂枝甘草汤证。予投黄芪建中、真武及甘草桂枝，渐得平复。

医案选自：许叔微《伤寒九十论·叉手冒心证》。

【第六十五条】

发汗后，其人脐下悸者，欲作奔豚，茯苓桂枝甘草大枣汤主之。

【浅述】 太阳为寒水之经，发汗则虚其阳，阳虚则寒水为患，下焦寒气上冲，奔豚已发，当用桂枝加桂汤。下焦水气若动，则脐下悸动，欲发奔豚，当用苓桂甘枣汤。另外，本方茯苓用量独重，以其利水宁心健脾也。

【茯苓桂枝甘草大枣汤原方原量】 茯苓（半斤），桂枝（去皮，四两），甘草（炙，二两），大枣（擘，十五枚）。

上四味，以甘澜水一斗，先煮茯苓，减二升，内诸药，煮取三升，去滓，温服一升，日三服。

做甘澜水法：取水二斗，置大盆内，以勺扬之，水上有珠子五六千颗相逐，取用之。

【常用剂量】茯苓40g，桂枝20g，炙甘草10g，大枣5枚，两次治疗量。

【方歌】

汗后脐悸欲奔豚，阳虚水动是其因；

四十茯苓二十桂，五枣十草效如神。

【医案选录】经方大师胡希恕医案

张某，女，65岁，1965年12月13日初诊。多年失眠，久治无效。近症：头晕、心悸、脐左跳动，有时感气往上冲，冲则心烦、汗出，口干不思饮，舌苔白，脉缓。

此属寒饮上挠心神，治以温化降逆、佐以安神，与苓桂枣甘汤加味：

茯苓24g，桂枝12g，大枣5枚，炙甘草6g，酸枣仁15g，远志6g。

结果：上药服3剂，睡眠稍安，头晕、心烦、气上冲感亦减。前方加龙牡各15g，继服6剂，除眠多梦外无不适。

医案选自：《经方传真——胡希恕经方理论与实践》。

【第六十六条】

发汗后，腹胀满者，浓朴生姜半夏甘草人参汤主之。

【浅述】腹胀有虚实之别，《金匮要略》："按之不痛为虚，痛者为实""腹满不减，减不足言，当下之""腹满时减，复如故，此为寒，当与温药"。此为腹胀虚实之辨证要点。拒按属实，喜按属虚。此条，因发汗，气随汗脱，脾气内虚，寒湿内生，气机壅滞，故腹胀满。曹颖甫谓："脾虚气胀。"以气滞为主，脾虚为次，此方七消三补，恰合病机。

【浓朴生姜半夏甘草人参汤原方原量】浓朴（炙，去皮，半斤），生姜（切，半斤），半夏（洗，半升），甘草（二两），人参（一两）。

上五味，以水一斗，煮取三升，去滓，温服一升，日三服。

【常用剂量】厚朴40g，生姜40g，半夏15g，甘草20g，党参10g，两次治疗量。

【方歌】

四十厚朴四十姜，二十甘草十参尝；

若再加入十五夏，汗后腹胀服之康。

【医案选录】1. 笔者早年曾治一腹胀满的病人，每至傍晚则腹胀如鼓，因虑其有贫血病史，用本方治疗，补气药量大而燥湿化痰行气药量小，三剂后腹胀满反而加重。后调整原方剂量比例，则获得疗效。

医案选自：《郝万山伤寒论讲稿》。

2. 孙兆治一女子心腹肿痛，色不变。经曰：三焦胀者，气满，皮肤硜硜然石坚。遂以仲景浓朴生姜半夏人参甘草汤，下保和丸渐愈。

医案选自：魏之琇《续名医类案·肿胀》。

【第六十七条】

伤寒，若吐、若下后，心下逆满、气上冲胸、起则头眩、脉沉紧，发汗则动经，身为振振摇者，茯苓桂枝白术甘草汤主之。

【浅述】 曹颖甫订正本条为："伤寒，若吐、若下后，心下逆满、气上冲胸、起则头眩，茯苓桂枝白术甘草汤主之。脉沉紧，发汗则动经，身为振振摇者，真武汤主之。"

本伤寒病，经过吐、下治法以后，出现心下逆满、气上冲胸、起则头眩，此为吐下之后，损伤脾阳，水气上逆所致。此时，当给予苓桂术甘汤温阳健脾、化饮降逆，若医者不详查病机，谓吐下之法不解，再给予汗法，则进一步损伤肾阳，伤动经脉，脉象沉紧。《金匮要略》："脉得诸沉，当责有水。"水饮内停，就会出现身摇不定之症，此时，当给予真武汤救逆，可参考第八十二条。

【茯苓桂枝白术甘草汤原方原量】 茯苓（四两），桂枝（去皮，三两），白术、甘草（炙，各二两）。

上四味，以水六升，煮取三升，去滓，分温三服。

【常用剂量】 茯苓40g，桂枝30g，白术20g，炙甘草20g，两次治疗量。

【方歌】

四十茯苓卅桂枝，白术甘草各二十；

吐下之后水气病，苓桂术甘温心脾。

【医案选录】 经方大师胡希恕医案

1. 刘某，女，19岁，1977年10月3日初诊。2个月来耳鸣耳聋，鸣甚则头眩，舌苔白，脉沉细。

此属水饮上犯之证，与苓桂术甘汤：

桂枝10g，茯苓18g，苍术10g，炙甘草6g。

结果：上药连服8剂，耳聋好转，头已不晕，耳鸣大有好转。原方增桂枝为12g、茯苓为24g，又服6剂痊愈。

医案选自：《经方传真——胡希恕经方理论与实践》。

2. 陈某，女，52岁。大便秘结，五六日一行，坚如羊屎，伴有口干渴，但又不能饮。自觉有气上冲，头晕、心悸、胸满。每到夜间随上冲之势加甚，而头目昏眩则更甚。周身轻度浮肿，小便短少不利，面部虚浮，目下色青，舌胖质淡，舌苔水滑。辨证：此证为心脾阳虚，水气上乘阳位，水气不化，津液不行，则大便秘结而小便不利。水气上冲，阴来搏阳，故心悸、胸满、眩晕。水邪流溢，则身面浮肿。治法：温通阳气，伐水降冲。处方：茯苓30g，桂枝10g，白术10g，炙甘草6g。服两剂头晕、心悸与气冲之感均减，这是水饮得以温化的反应。二诊乃于上方更加肉桂3g，助阳以消阴；泽泻12g，利水以行津。服两剂，口干止，大便自下，精神转佳，冲气又进一步减轻。三诊转方用苓桂术甘与真武汤合方：桂枝10g，茯苓24g，猪苓10g，生姜10g，附子10g，白芍10g。服至三剂，诸症皆除，面色亦转红润，从此获愈。

医案选自：《伤寒论讲义》第2版（刘渡舟. 伤寒论十四讲［M］. 天津：天津科学技术出版社，1982）

【第六十八条】

发汗病不解，反恶寒者，虚故也，芍药甘草附子汤主之。

【浅述】发汗后，外证若去，恶寒当止，发汗病不解，未明言为何病不解，若发汗后，发热恶寒等外证不解，当仍须解外；若发汗后，"汗大出，恶热"，则转属阳明白虎汤证；若寒热往来，则转属少阳证。此条但言发汗后恶寒，是属少阴。虚故也，是说阴阳两虚，附子温阳，芍药甘草酸甘化阴，三药合用，阴阳双补，恶寒可除。以方测证，当有脚挛急之见症。本方可用于阴阳两虚之痛证，如头痛、胸背痛、腰痛、关节肌肉疼痛强直、腹痛、痛经等。

柯韵伯《伤寒来苏集》："发汗后，反恶寒，里虚矣，表虽不解，急当救里，若反与桂枝攻表，此误也。"

【芍药甘草附子汤原方原量】芍药、甘草（炙，各三两），附子（炮，去皮，破八片，一枚）。

上三味，以水五升，煮取一升五合，去滓，分温三服。

【常用剂量】芍药30g，炙甘草30g，附子10g，两次治疗量。

【方歌】

十附三十芍药草，汗后恶寒此方保；

仲师经方寻妙理，阴血不足阳气少。

【医案选录】某干部，患腹痛拘急，浑身出冷汗，恶寒起栗，历时已八年余。曾经某医院治疗半年多，服人参、鹿茸、四君辈，仅人参一味即服有斤余，而病无寸效。后延予诊，脉细涩、苔白腻。予忆《伤寒论》云："发汗病不解，反恶寒者，虚故也。"此证殊相合，遂予芍药甘草附子汤。患者服后即感腹中雷鸣，下利黑水，烦躁殊甚。继之出冷汗一阵，后继诸症消失。又照方服两剂痊愈。

医案选自：《伤寒论讲义》第2版（成友仁．伤寒论阐释［M］．陕西：陕西科学技术出版社，1983）

【第六十九条】

发汗，若下之，病仍不解，烦躁者，茯苓四逆汤主之。

【浅述】 成无己《注解伤寒论》："发汗若下，病宜解也，若病仍不解，则发汗外虚阳气，下之内虚阴气，阴阳俱虚，邪独不解，故生烦躁。与茯苓四逆汤，以复阴阳之气。"虽曰阴阳两虚，但仍以阳虚为主，此条亦体现了仲景重视阳气（先救阳，后救阴）的学术思想。另外，本条当与第六十一条对比参阅。

柯韵伯《伤寒来苏集》："未经汗下而烦躁，为阳盛；汗下后而烦躁，是阳虚矣。汗多既亡阳，下多又亡阴，故热仍不解。姜、附以回阳，参、苓以滋阴，则烦躁止而外热自除，此又阴阳双补法。"

【茯苓四逆汤原方原量】 茯苓（四两），人参（一两），附子（生用，去皮，破八片，一枚），甘草（炙，二两），干姜（一两半）。

上五味，以水五升，煮取三升，去滓，温服七合，日二服。

【常用剂量】 茯苓30g，党参9g，附子9g，炙甘草15g，干姜10g，两次治疗量。

【方歌】

既汗且下烦躁生，茯苓四逆可建功；

九克参附十五草，三十茯苓十姜烹。

【医案选录】 经方大师胡希恕医案

赵某，男性，45岁，1966年3月18日初诊，于1963年发现十二指肠球部溃疡。现症：时胃脘痛，泛酸，腹胀，欲呕，吐涎沫，心烦，口中和不思饮，小便少，时心悸，苔白根腻，脉沉细弦。

证为中寒停饮，属茯苓四逆汤方证：

茯苓12g，党参10g，制附片（先煎）10g，干姜6g，炙甘草6g。

结果：上药服1剂，胃脘疼减，3剂后诸症明显减轻，继随证调理月余，自感无所苦。

医案选自：《经方传真——胡希恕经方理论与实践》。

【第七十条】

发汗后，恶寒者，虚故也；不恶寒，但热者，实也，当和胃气，与调胃承气汤。

【浅述】本条似有脱漏，"发汗后，恶寒者，虚故也，与干姜附子汤（或芍药甘草附子汤）；不恶寒，但热者，实也，当和胃气，与调胃承气汤。"如此意方通顺，姑且存疑。

本条的意思是说，太阳病，发汗后，因体质偏阴偏阳之不同，可出现虚寒与实热两种不同的转归。素体卫阳不足者，发汗后，气随汗脱，可出现恶寒之症；素体胃阳偏亢，汗出津伤化燥，可出现恶热之症。

《医宗金鉴》："伤寒发汗，汗出病解，必不恶寒，亦不恶热，始可为愈。若发汗后恶寒者，是阳虚也，宜用芍药甘草附子汤主之。今发汗后不恶寒，但恶热，则是胃实也，故与调胃承气汤泻热以和胃也。"

【调胃承气汤原方原量】芒硝（半升），甘草（炙，二两），大黄（去皮，清酒洗，四两）。

上三味，以水三升，煮取一升，去滓，内芒硝，更煮两沸，顿服。

【常用剂量】大黄10g，炙甘草6g，芒硝12g，和胃气少少温服之。若下阳明实热宜顿服之。

【方歌】

六克甘草十克黄，十二芒硝后入良；

少少温服调胃气，阳明实热顿服康。

【第七十一条】

太阳病，发汗后，大汗出、胃中干、烦躁不得眠，欲得饮水者，少少与饮之，令胃气和则愈；若脉浮、小便不利、微热、消渴者，五苓散主之。

【浅述】太阳病汗不得法，可出现两种不同的情况。

一是津随汗脱，胃中津液不足，可出现烦躁不寐，渴欲饮水，少少与饮之，胃气和则愈。由此可知，凡病，若胃气和者，易愈。胃中津亏则虚热内生，故烦躁不得眠，此为失眠的又一病机。

二是大汗出后，仍是脉浮，提示外证未全解，同时，又出现里证，即太阳蓄水证，小便不利，微热消渴。太阳为寒水之经，大汗出后，太阳阳气受损，且表邪随经入里，邪与水结，太阳气化不利，故小便不利（当包括尿少）；水蓄于内，气化不利，津不上承，故口渴喜饮。由此可知，口渴的一大病机为阳虚气化不及，不能升腾津液。治宜外疏内利，两解表里，方用五苓散。

【五苓散原方原量】猪苓（去皮，十八铢），泽泻（一两六铢），白术（十八铢），茯苓（十八铢），桂枝（去皮，半两）。

上五味，捣为散，以白饮和服方寸匕，日三服。多饮暖水，汗出愈，如法将息。

【常用剂量】（做汤剂）：猪苓12g，泽泻20g，白术12g，茯苓12g，桂枝9g，两次治疗量。

【方歌】

十二猪苓茯苓术，九桂廿泽可同煮；

易散作汤利小便，微热消渴脉当浮。

【医案选录】程姓病人，症见高热口渴，谵语不眠，小便短赤，脉浮洪大。连给大剂人参白虎汤三剂，不但症状无减，口渴反而增剧。后思前辈某曾治一病人，口渴喜热饮，用桂附之类取效。方猛然大悟，急问病者：喜热饮否？答道：喜热饮，虽至手不可近，亦一饮而尽。再细察其舌，质红无苔而滑。因思：脉浮洪大，发热，虽似白虎证，但口渴喜热饮实非白虎汤所宜。此乃无根之火上浮，故口渴喜热饮，舌红而滑；虚火乱及神明，故谵语；火不归位，膀胱气化失职，故小便短赤。当按膀胱蓄水证治之。遂用五苓散改汤剂，桂枝用肉桂以引火归元（每剂用桂八分研末，分两次冲服）。仅两剂，热退口和，小便清利。后调理半月复原。

医案选自：《伤寒论讲义》第2版（余长荣. 伤寒论汇要分析［M］. 福建：福建人民出版社，1964）

【第七十二条】

发汗已，脉浮数、烦渴者，五苓散主之。

【浅述】此条紧接上条，补叙太阳蓄水的脉症。

柯韵伯："上条有表里之证，此条有表里之脉，互相发明，五苓双解之义。虽经发汗而表未尽除，水气内结，故用五苓。若无表证，当用白虎加人参汤矣。伤寒，发汗解、复烦，而脉浮数者，热在表，未传里也，故用桂枝。此更加渴，则热已在里，而表邪未罢，故用五苓。脉浮而数者，可发汗。病在表之表，宜麻黄汤；病在表之里，宜桂枝汤；病在里之表，宜五苓散；若病里之里，当用猪苓汤，但利其水，不可用五苓散兼发其汗矣。要知五苓是太阳半表半里之剂，归重又在半表。"

【第七十三条】

伤寒，汗出而渴者，五苓散主之；不渴者，茯苓甘草汤主之。

【浅述】本条采用了对比与省文的笔法，论述了太阳蓄水证与胃虚水停证（水停心下证）的鉴别要点。太阳蓄水证（五苓散证）因水蓄下焦，气化不利，水津不能输布上承于口舌，故可见口渴；胃虚水停证为汗伤胃阳，水停中焦，没有影响到膀胱的气化功能，故口不渴。

本条省略了其他脉证。

五苓散证：伤寒，汗出而渴，脉浮数，小便不利。

茯苓甘草汤证：汗出口不渴，脉浮数，小便利。

【茯苓甘草汤原方原量】茯苓（二两），甘草（炙，一两），生姜（切，三两），桂枝（去皮，二两）。

上四味，以水四升，煮取二升，去滓，分温三服。

【常用剂量】茯苓20g，桂枝20g，炙甘草10g，生姜30g，两次治疗量。

【方歌】

二十苓桂十克草，三十生姜一并熬；

口不渴兮尿不利，故知水停在中焦。

【医案选录】1. 陈某，男，26岁。因夏天抗旱担水浇地，过劳之余，口中干渴殊甚，乃俯首水桶而暴饮。当时甚快，来日发现心下动悸殊甚，以致影响睡眠，屡次就医，服药无算，然病不除。经友人介绍，请余诊治，令其仰卧床上，以手按其心下，则跳动应手，如是用手振颤其上腹部，则水在胃中漉漉作响，声闻于外。余曰：此振水音也，为胃中有水之证。问其小便尚利，脉弦而苔水滑。处方：茯苓12g，桂枝10g，生姜汁一大杯，炙甘草6g，嘱煎好药兑入姜汁服。服后便觉热辣气味直抵于胃，而胃中响动更甚，不多时觉腹痛欲泻，登厕泻出水液甚多，因则病减。又照方服一剂而悸不发矣。

医案选自：《伤寒论讲义》第2版（刘渡舟. 伤寒论十四讲［M］. 天津：天津科学技术出版社，1982）

2. 一门子病伤寒，医与发汗，七日复不愈，小腹满而痛，欲下之未敢。万脉之，沉弦而急，问：曾渴饮水乎？答曰：甚渴，虽饮水渴不止。曰：此蓄水似疝证，不可下也。乃用五苓散以利其水，加川楝子、小茴香以止小腹之痛。一服，洞泄四五行，皆清水。次日再求诊，曰：不必再药，水尽泄自止矣。三日后果安。

医案选自：魏之琇《续名医类案·伤寒》

【第七十四条】

中风，发热六七日，不解而烦，有表里证，渴欲饮水，水入则吐者，名曰水逆，五苓散主之。

【浅述】太阳中风，发热六七日不解，表邪随经入里，致表里同病，并出现"烦"之症状，里证为渴欲饮水，水入即吐，为太阳蓄水重症，此名为"水逆"。当用五苓散化气行水，通阳和表，两解表里。此条当有小便不利之症，属省文笔法，当于无字处求之。

《医宗金鉴》："中风发热，六七日不解而烦者，是有表证也。渴欲饮水，水入则吐者，是有里证也。若渴欲饮水，水入即消，如前条之胃干，少少与饮，令胃和则愈。今渴欲饮水，水入不消，上逆而吐，故名曰水逆。原其所以吐之之由，则因邪热入里，与饮相传，三焦失其蒸化，而不能通调水道，下输膀胱，以致饮热相格于上，水无去路于下，故水入则吐，小便必不利也，宜五苓散辛甘淡渗之品，外解内利，多服暖水，令其汗出尿通，则表里两解矣。"

【医案选录】友人王晓同寓云中，一仆十九岁，患伤寒发热，饮食下咽，少顷尽吐，喜饮凉水，入咽亦吐，号叫不定，脉洪大浮滑。此水逆证，投五苓散而愈。

医案选自：江瓘《名医类案》。

【第七十五条】

未持脉时，病患手叉自冒心。师因教试令咳，而不咳者，此必两耳聋无闻也。所以然者，以重发汗，虚故如此。发汗后，饮水多必喘，以水灌之亦喘。

【浅述】发汗太过，虚其心阳，伤及肾气，阳虚不能行水，水气凌心，心下悸而欲得按，即第六十四条"桂枝甘草汤证"也。水寒射肺故喘，肾开窍于耳，肾阳不足故耳聋，曹颖甫谓治此耳聋，当于桂枝甘草汤方中，重用龙骨、牡蛎，以降浮阳。

【第七十六条】

发汗后，水药不得入口，为逆。若更发汗，必吐下不止。发汗、吐下后，虚烦不得眠；若剧者，必反复颠倒，心中懊憹，栀子豉汤主之；若少气者，栀子甘草豉汤主之；若呕者，栀子生姜豉汤主之。

【浅述】太阳病发汗为正治，太阳病或解或不解。若发汗后，出现水药不得入口，为逆（不顺曰逆），此种情况，若太阳病不解，便不得再用发汗之法。若强予发汗，则会出现吐下不止。此句，曹颖甫订正为"发汗后，水药不得入口，为逆。若更发汗，必吐不止"，并认为，若出现水药不得入口或吐不止，为发汗后阳虚停水之证，宜治以大小半夏汤。若胃中虚寒，则干姜甘草汤、吴茱萸汤皆可用之。邪气未与有形之物（如痰饮、瘀血、燥屎等）相结谓之虚，若相结则谓之实。故此处之"虚烦"为无形邪热郁于胸膈所致，与内经"邪气盛则实，精气夺则虚"之义不同。汗、吐、下后，胸膈郁热，虚烦不寐，甚则反复颠倒，心中懊憹，其苦莫可名状，此当予栀子豉汤清宣郁热，若少气（气虚）加炙甘草，若呕加生姜。三方在煎煮时，豆豉宜后下。

【栀子豉汤原方原量】栀子（擘，十四个），香豉（绵裹，四合）。

上二味，以水四升，先煮栀子，得二升半，内豉，煮取一升半，去滓，分为二服，温进一服，得吐者，止后服。

【常用剂量】栀子14g，香豉40g，两次治疗量。

【方歌】

心中懊憹不得眠，反复颠倒并虚烦；

先煎栀子十四克，香豉四十须裹绵。

【栀子甘草豉汤原方原量】栀子（擘，十四个），甘草（炙，二两），香豉（绵裹，四合）。

上三味，以水四升，先煮栀子、甘草，取二升半，内豉，煮取一升半，去滓，分二服。温进一服，得吐者，止后服。

【常用剂量】栀子14g，香豉40g，炙甘草30g，两次治疗量。

【方歌】

栀子豉证若少气，三十甘草加味宜；

或加生姜疗呕吐，七十五克要牢记。

【栀子生姜豉汤原方原量】栀子（擘，十四个），生姜（五两），香豉（绵裹，四合）。

上三味，以水四升，先煮栀子、生姜，取二升半，内豉，煮取一升半，去滓，分二服。温进一服，得吐者，止后服。

【常用剂量】 栀子14g，香豉40g，生姜75g，两次治疗量。

【方歌】

栀子豉证若少气，三十甘草加味宜；

或加生姜疗呕吐，七十五克要牢记。

【医案选录】 郑某，胃脘痛，医治之，痛不减，反增大便秘结，胸中满闷不舒，懊恼欲吐，辗转难卧，食少神疲，历七八日。按其脉沉弦而滑，验其舌黄腻而浊，检其方多桂附香砂之属。此本系宿食为患，初只须消导之品，或可获愈。今迁徙多日，酿成夹食致虚，补之固不可，下之亦不宜，乃针对心中懊憹、欲吐二症，投以栀子生姜豉汤：生栀子9g，生姜9g，香豉15g。分温作两服，翌日，病家来称谢，服药尽剂后，未发生呕吐，诸症均瘥。昨夜安然入睡，今晨大便已下，并能进食少许。

医案选自：《伤寒论讲义》第2版（俞长荣. 伤寒论汇要分析 [M]. 福州：福建科学技术出版社，1985）

【第七十七条】

发汗，若下之，而烦热，胸中窒者，栀子豉汤主之。

【浅述】 此条进一步补充了栀子豉汤的适应证。汗下后，津乏热生，故烦热，胸中窒，即胸中窒塞憋闷之感。大塚敬节《临床应用伤寒论解说》中记载，应用利膈汤治疗吞咽困难屡屡奏效。利膈汤：栀子、半夏、附子。

【第七十八条】

伤寒五六日，大下之后，身热不去，心中结痛者，未欲解也，栀子豉汤主之。

【浅述】 此条与上一条相比较，病机虽同为胸膈郁热，但病势较重，由上一条之烦热变为身热，胸中窒变为心中结痛（心中结痛是热郁气机，由气及血，血脉不和所致），病机相同，故仍为栀子豉汤证。

【第七十九条】

伤寒下后，心烦腹满，卧起不安者，栀子厚朴汤主之。

【浅述】 伤寒下后，邪气入里化热，郁于胸膈，滞于脘腹。心烦为虚烦，腹满为虚满，卧起不安为邪热壅滞，气机不畅所致。若无形邪热与有形糟粕相结，则为腹实，当选用承气方下之。此为虚烦虚满，故将小承气汤内之大黄易以栀子而成栀子厚朴汤，此但攻无形邪热、下气除满。

【栀子厚朴汤原方原量】栀子（擘，十四个），浓朴（炙，去皮，四两），枳实（水浸，炙令黄，四枚）。

上三味，以水三升半，煮取一升半，去滓，分二服。温进一服，得吐者，止后服。

【常用剂量】栀子10g，厚朴40g，枳实45g，两次治疗量。

【方歌】

十克栀子四十朴，水浸枳实四十五；

心烦腹满下之后，卧起不安一并除。

【医案选录】董某某，女，37岁，心中烦懊，不能控制，必须跑出屋外方得小安，并且脘腹胀满，如有物塞之感。其脉弦数，舌苔黄腻。问其大便秘，小便赤。辨为心胸热郁，下及于胃所致。处方：生山栀9g，枳实9g，厚朴12g。服药一剂而病愈。

医案选自：《伤寒论讲义》第2版（刘渡舟，聂惠民，傅世垣. 伤寒挈要[M]. 北京：人民卫生出版社. 1983.）

【第八十条】

伤寒，医以丸药大下之，身热不去；微烦者，栀子干姜汤主之。

【浅述】丸药大下，大抵丸药含有泻下巴豆、甘遂等药，药性猛烈，大下后虚其脾阳（邪入太阴），邪气入里化热，故身热不去，微烦；脾阳虚则寒，邪入里则热，此寒热虚实错杂，故须寒热并用。栀子干姜汤清上温中，恰合病机。以方测证，本条当有腹痛、下利、食不下等太阴虚寒见症。

柯韵伯《伤寒来苏集》："攻里不远寒，用丸药大下之，寒气留中可知。心微烦而不懊憹，则非吐剂所宜也。用栀子以解烦，倍干姜以逐内寒而散表热。寒因热用，热因热用，二味成方，而三法备矣。"

【栀子干姜汤原方原量】栀子（擘，十四个），干姜（二两）。

上二味，以水三升半，煮取一升半，去滓，分二服，温进一服。得吐者，止后服。

【常用剂量】栀子14g，干姜30g，两次治疗量。

【方歌】

身热微烦栀姜汤，大下之后脾阳伤；

寒热并用救偏逆，十四栀子三十姜。

【医案选录】李某，男，42岁，2001年5月13日就诊。10日前因食不洁海鲜，发生严重恶心、呕吐、腹痛、泄泻。经用输液疗法，给服小檗碱、诺氟沙星等治疗5日后，症状明显好转，但大便仍溏泄，且感胃中寒冷隐痛不止。近5日来常感心中烦热不安，胃中寒冷隐痛，大便溏泄，日3~4次。舌质淡红，苔白微腻，脉弦细。胸部X线摄片及心电图均属正常，大便常规为白细胞少许。辨证为上热中寒，治宜清上温中。方用栀子干姜汤：生栀子15g，淡干姜10g。每日1剂，以水350ml，煎取150ml，去渣，分早、中、晚3次服完，每次饭前30分钟温服50ml。上方连服3日，患者即感心中烦热去，胃中冷痛止，大便也成形。

医案选自：《伤寒论讲义》第2版 ｛顾文中．栀子干姜汤治验一则［J］．实用中医药杂志．2002，6（18）：43｝

【第八十一条】

凡用栀子汤，病患旧微溏者，不可与服之。

【浅述】素体脾阳不足、大便溏薄者，禁用栀子汤一类的方剂。非用栀子不可者，当参第八十条栀子干姜汤义，用温护脾阳之药。

柯韵伯："向来胃家不实，即栀子亦禁用。用承气者，可不慎诸？"

【第八十二条】

太阳病发汗，汗出不解，其人仍发热，心下悸、头眩、身𥆨动，振振欲擗（一作僻）地者，真武汤主之。

【浅述】太阳病发汗过多或不当，汗出后，太阳病不解或发生了变证，仍发热、心悸、头眩、身𥆨动（全身肌肉不自主地跳动）、振振欲擗地（肢体颤动，站立不稳，上实下虚，头重脚轻，像是要倒仆于地的样子）。之所以出现上述变证，是因为太阳为寒水之经，发汗不当，虚其少阴之阳，水气凌心则心悸，上蒙清窍则头眩，阳虚不能温养筋脉肌肉，水气浸渍肌肉筋脉，则身体筋肉跳动，震颤不稳而欲倒地。《素问·生气通天论》："阳气者，精则养神，柔则养筋。"成无己《注解伤寒论》："里虚为悸，上虚为眩，经虚为身𥆨振振摇，与真武汤主之，温经复阳。"

柯韵伯《伤寒来苏集》："如伤寒厥而心下悸者，宜先治水，亦重在悸，不重在厥。但彼本于太阳寒水内侵，故用桂枝；此则由少阴邪水泛滥，故用附子。仲景此方，本为少阴治水而设。附会三纲之说者，反为误服青龙而设。不知服大青龙而厥逆筋惕肉瞤，是胃阳外亡。轻则甘草干姜汤，重则建中、理中辈，无暇治肾。即欲治肾，尚有附子汤之大温补，而乃用真武汤耶？要知小便自利，心下不悸，便非真武汤证。"

【真武汤原方原量】茯苓、芍药、生姜（切，各三两），白术（二两），附子（炮，去皮，破八片，一枚）。

上五味，以水八升，煮取三升，去滓，温服七合。日三服。

【常用剂量】茯苓 24g，芍药 24g，生姜 24g，白术 15g，附子 10g，两次治疗量。

【方歌】

十附甘四苓芍姜，十五白术真武汤；

阳虚水泛少阴病，加减变化论中详。

【医案选录】一道者，患伤寒，发热，汗出多，惊悸目眩，身战掉。众医有欲发汗者，有作风治者，有欲以冷药解者。延孙兆至，兆曰：太阳经病得汗而不解，若欲解，必复作汗。肾气不足，汗不来，所以心悸、目眩、身战。遂与真武汤，三服。微汗自出，即解。盖真武汤，附子、白术和其肾气，肾气得行，故汗得来。仲景云：尺脉弱者，营气不足，不可发汗。以此知肾气怯则难汗也。

医案选自：俞震《古今医案按·伤寒》。

【第八十三条】

咽喉干燥者，不可发汗。

【浅述】咽喉干燥，提示津液不足，尤其是肺肾阴亏。此种情况，虽有太阳证，亦不可强予辛温发汗。后世滋阴解表法可供参考，或先滋阴，待津液充盈后再予解表。

成无己：津液不足也。

【第八十四条】

淋家，不可发汗；发汗必便血。

【浅述】淋家，多膀胱湿热，阴津不足，此时，即便有太阳证，亦不可辛温发汗。发汗则尿血。

成无己：膀胱里热则淋，反以汤药发汗，亡耗津液，增益客热，膀胱虚燥，必小便血。

【第八十五条】

疮家，虽身疼痛，不可发汗；汗出则痉。

【浅述】 疮疡，多热毒壅滞，气血郁滞，身痛，治宜清热解毒，活血定痛，不可辛温发汗。若辛温发汗，以热益热，徒伤阴血，血虚筋急而致痉。

成无己：表虚聚热，则生疮，疮家身疼如伤寒，不可发汗，发汗则表气愈虚，热势愈甚，生风，故变也。

【第八十六条】

衄家，不可发汗；汗出必额上陷、脉急紧、直视不能眴，不得眠。

【浅述】 衄血者阴血日耗，不可辛温发汗。眴：眼珠转动的意思。

【第八十七条】

亡血家，不可发汗；发汗则寒栗而振。

【浅述】 汗血同源，失血者勿汗。亡血家，指平素患有慢性失血性疾病之人，如呕血、下血、崩漏、金疮之类者。

【第八十八条】

汗家，重发汗，必恍惚心乱，小便已阴疼，与禹余粮丸。

【浅述】 曹颖甫《伤寒发微》："汗家，非中风有汗之证。中风之证，当云风家。"汗为心之液，平素汗出者，多阳虚卫外不固，汗出既久，则阴阳俱虚，若再辛温发汗，进一步虚其阴阳，则心神无依而浮越，神识恍惚，心烦意乱，阴津内虚，则小便后阴痛。治宜固涩敛阴，重镇安神，用禹余粮丸，惜禹余粮丸方已失。

曹颖甫认为，汗家言阳明多汗，复发其汗则胃燥，故其认为当用大承气汤治之，故曹颖甫订正本条为："汗家，重发汗，必恍惚心乱，小便已阴疼，与大承气汤。"条下注解："盖汗后，重发汗必大肠燥实，燥气熏灼于前阴，故小便短赤而阴疼，此为大承气的证，予亲验者屡矣。"可供参考。

后世有补禹余粮丸之方者，大抵意在敛阴止汗，重镇固涩。蔡正言《苏生的镜》补禹余粮丸："禹余粮一两，龙骨八钱，牡蛎五钱，铅丹六钱，茯苓六钱，人参五钱，六味为末，粳米为丸，朱砂为衣，如绿豆大，空心麻沸汤送下。"

柯韵伯："汗家，平素多汗之人也。心液大脱，故恍惚心乱，甚于心下悸矣。心虚于上，则肾衰于下，故阴疼。禹余，土之精气所融结，用以固脱而镇怯。"

【第八十九条】

病人有寒，复发汗，胃中冷，必吐蛔。

【浅述】中焦虚寒者，若感外邪，不宜辛温峻剂发汗，当温中解表，如桂枝人参汤、小建中汤，所谓虚人伤寒建其中，即是此义。若强发汗，则胃阳益虚，胃寒吐逆，此当与理中汤或吴茱萸汤，病人素有蛔虫者，因蛔虫有喜温避寒的特性，故因中寒而吐蛔，《医宗金鉴》提出"宜理中丸送服乌梅丸"。

【第九十条】

本发汗，而复下之，此为逆也。若先发汗，治不为逆；本先下之，而反汗之，为逆；若先下之，治不为逆。

【浅述】伤寒成例，先解其表，而后攻其里。单纯的表证，单纯的里证，较容易辨识，一般不会出现汗下之误。若表里同病，本当发汗，若汗后病不解，尚可一汗再汗，此不应下；表里同病，本当下之，若下后病不解，尚可一下再下，不应发汗。若汗下失序，变证丛生。

【第九十一条】

伤寒，医下之，续得下利清谷不止，身疼痛者，急当救里；后身疼痛，清便自调者，急当救表，救里宜四逆汤，救表宜桂枝汤。

【浅述】伤寒，应汗反下，虚其脾肾之阳，故下利完谷，此时，虽有身痛之表证，亦当先救其里，救里用四逆汤，里证解后，再用桂枝汤救表。曹颖甫认为救表宜麻黄汤，因太阳伤寒证才有身痛之症，而太阳中风证无身痛之症，故其订正本条为："伤寒，医下之，续得下利清谷不止，身疼痛者，急当救里；后身疼痛，清便自调者，急当救表，救里宜四逆汤，救表宜麻黄汤。"究竟何说为是，当具体情况具体分析，若里证除，阳得复，尚身痛、无汗而脉浮紧，则当用麻黄汤；若里证除，阳气尚不足，即使太阳伤寒证，亦当用桂枝汤；若里证除，脉浮缓恶风而汗出，则当用桂枝汤解肌。

柯韵伯《伤寒来苏集》："寒邪在表而妄下之，移寒于脾，下利不止，继见完谷，胃气已亡矣。身疼未除，是表里皆困，然犹幸此表邪之未除，里邪有可救之机也。凡病从外来，当先解外，此里证既急，当舍表而救里，四逆汤自不容缓。里证既瘥，表证仍在，救表亦不容缓矣。身疼本麻黄证，而下利清谷，其肌腠之疎可知，必桂枝汤和营卫，而痛自解。故不曰攻，而仍曰救，救表仍合和中也。温中之后，仍可用桂枝汤，神乎神矣。"

【第九十二条】

病发热、头痛，脉反沉，若不瘥，身体疼痛，当救其里，宜四逆汤。

【浅述】此条紧接上条，进一步论述表里同病，先里后表的治疗原则。表证现沉脉，若表证不解，出现身痛之症，当先以四逆汤救其里。此条以"脉沉"而代指少阴阳虚，当兼有恶寒肢冷、面白神疲、下利清谷等症，属太少两感之证，以里证急，当先里后表。

曹颖甫认为本条有误，订正为："病发热、头痛，脉反沉，若不瘥，腹中疼痛，当救其里，宜四逆汤。"腹中疼痛为寒邪入腹，与脉沉相符，自当予四逆汤，可参。

【第九十三条】

太阳病，先下而不愈，因复发汗。以此表里俱虚，其人因致冒，冒家汗出自愈。所以然者，汗出表和故也。里未和，然后复下之。

【浅述】太阳病，应汗反下，下之不愈，并虚其里，医者见不愈，又给予汗法，汗之虚其表，如此表里俱虚，因虚致冒，汗出表和可自愈。里气若不和，可用承气汤类下之。

【第九十四条】

太阳病未解，脉阴阳俱停，必先振栗，汗出而解；但阳脉微者，先汗出而解；但阴脉微者，下之而解。若欲下之，宜调胃承气汤。

【浅述】从下文观之，脉阴阳俱停当为脉阴阳俱微。阳脉微者阴盛，故汗之可解；阴脉微者阳盛，故下之可解。

成无己：……但阳脉微者，阳不足而阴有余也，经曰：阳虚阴盛，汗之则愈。阴脉微者，阴不足而阳有余也，经曰：阳盛阴虚，下之则愈。

【第九十五条】

太阳病，发热、汗出者，此为荣弱卫强，故使汗出。欲救邪风者，宜桂枝汤。

【浅述】此条重申了桂枝汤证的病机。

成无己：太阳中风，风并于卫，则卫实而荣虚。荣者阴也，卫者阳也。发热汗出，阴弱阳强也。《内经》曰：阴虚者阳必凑之，故少气时热而汗出也。予桂枝汤解散风邪，调和荣卫。

【第九十六条】

伤寒五六日中风，往来寒热，胸胁苦满、不欲饮食、心烦喜呕，或胸中烦而不呕，或渴，或腹中痛，或胁下痞硬，或心下悸、小便不利，或不渴、身有微热，或咳者，小柴胡汤主之。

【浅述】小柴胡汤证四大主症，即往来寒热，胸胁苦满、嘿嘿不欲饮食、心烦喜呕，再加上少阳证之提纲，即口苦、咽干、目眩，若再加上少阳证之主脉，即弦脉，即为小柴胡汤八大主症。其次，尚有七个"或然证"，有或然证即有加减之法，易详加记忆。另外，应用小柴胡汤，应遵循原文，即但见一证便是，不必悉俱。

成无己《注解伤寒论》："邪在表则寒，邪在里则热。今邪在半表半里之间，未有定处，是以寒热往来也。"

胸胁苦满、嘿嘿不欲饮食、心烦喜呕与胆火内郁，枢机不利，三焦不畅相关。邪入少阳，水停上焦，则为悸为咳，水停下焦，则小便不利，影响中焦，脾络失和，则腹痛。

柯韵伯《伤寒来苏集》："盖少阳为枢，不全主表，不全主里，故六证皆在表里之间。仲景本意重半里，而柴胡所主又在半表，故少阳证必见半表病情，乃得从柴胡加减。如悉入在里，则柴胡非其任矣。故小柴胡称和解表里之主方。寒热往来，病情见于外；苦喜不欲，病情得于内。看喜、苦、欲等字，非真呕、真满、不能饮食也；看往来之字，即见有不寒热时。寒热往来，胸胁苦满，是无形之半表；心烦喜呕，默默不欲饮食，是无形之半里。或然七证，皆偏于里，惟微热为在表；病属无形，惟心下悸为有形；皆风寒通证，惟胁下痞硬属少阳。总是气分为病，非有实可据，故皆从半表半里之治法。"

【医案选录】1. 梁本一患伤寒，胸胁疼，小柴胡加木通、枳壳、薏苡仁（《本草》除筋骨邪入作疼）、香附、芍药。

2. 邵璠一患伤寒，发热胸疼，痛如刀刺。半表半里，小肠经也，小柴胡加木通、前胡、灯心。小肠为手太阳，用小柴胡，亦因半表半里耶？疑刊误。小肠当改少阳。

上二则医案选自江瓘《名医类案·伤寒》。

3. 徐某, 女, 29岁。病呕吐已3年, 食后即吐, 酸苦带涎, 右胁发胀, 胃脘时痛, 脉沉弦, 苔白滑。辨证: 此证胁胀, 呕吐酸苦, 脉沉弦, 主肝胆气郁, 内生痰饮, 以致肝胃不和, 疏泄不利而生呕吐。治法: 疏肝胆之郁, 理痰热之逆。处方: 柴胡四钱、黄芩三钱、半夏三钱、陈皮三钱、竹茹三钱、香附三钱、郁金三钱、牡蛎四钱、党参三钱、炙甘草一钱。服三剂诸症皆减, 照方又服三剂而呕吐止。

医案选自:《伤寒论讲义》第2版 (刘渡舟, 聂惠民, 傅世垣. 伤寒挈要[M]. 北京: 人民卫生出版社. 1983)

【第九十七条】

血弱、气尽, 腠理开, 邪气因入, 与正气相搏, 结于胁下。正邪分争, 往来寒热, 休作有时, 嘿嘿不欲饮食。脏腑相连, 其痛必下, 邪高痛下, 故使呕也, 小柴胡汤主之。服柴胡汤已, 渴者属阳明, 以法治之。

【浅述】血弱、气尽, 腠理开, 邪气因入, 与正气相搏, 结于胁下, 此五句论述了少阳病的病因。正邪分争, 往来寒热, 休作有时, 嘿嘿不欲饮食。柯韵伯谓此三句释往来寒热之义。脏腑相连, 其痛必下, 邪高痛下, 故使呕也, 此四句柯韵伯认为是阙文, 成无己认为"痛"字或可为"病"字之误。服柴胡汤已, 渴者属阳明, 以法治之, 说明少阳证服小柴胡汤后, 可转属阳明, 其转属阳明之因, 或为胆火较盛, 或胃阳素旺, 灼伤津液, 故成口渴之症。其治法, 当遵阳明病之法, 或白虎或承气。

【第九十八条】

得病六七日, 脉迟浮弱、恶风寒、手足温, 医二三下之, 不能食而胁下满痛, 面目及身黄, 颈项强, 小便难者, 与柴胡汤, 后必下重。本渴饮水而呕者, 柴胡汤不中与也, 食谷者哕。

【浅述】本条论述了小柴胡汤的禁忌证。

脉迟主寒, 浮弱主虚, 恶风寒、手足温, 为病在太阴, 第一百八十七条: "伤寒脉浮而缓, 手足自温者, 是为系在太阴。"此本太阴阳虚, 若再下之, 则更伤脾阳, 阳虚则湿邪内生, 故不能食而胁下满痛, 寒湿郁于肌表则面目及身黄, 颈项强则为表证, 小便难则湿邪无有出路。此当温中解表, 不应再用苦寒之小柴胡汤。饮水而呕者，为中虚停水，亦为小柴胡汤之禁忌证。

本条尚有以下三点提示：

一．太阴与阳明俱主四肢，若手足温而渴者属阳明，手足温而不渴者属太阴，故但见手足自温，不可辨为阳明病而使用攻下之法，当进一步辨口渴与否；

二．本条之误下为进一步损伤脾阳之机转，临证时，若未经攻下而符合上述病机者，亦不应再用小柴胡汤；

三．本条之胁下满痛非小柴胡汤证之胸胁苦满，其病机为脾虚湿郁所致。

【第九十九条】

伤寒四五日，身热恶风，颈项强，胁下满，手足温而渴者，小柴胡汤主之。

【浅述】 本条论述了三阳同病，治从少阳的原则。

身热恶风、颈项强提示太阳表证存在，胁下满提示存在少阳证，手足温而渴（阳明燥热津伤故渴），提示存在阳明病。以上三阳证候同时存在，说明表邪渐次由表入里，但阳明尚未结实，表邪亦微，故只宜和解少阳，况且，少阳病禁用汗、吐、下三法。

柯韵伯《伤寒来苏集》："身热恶风，头项强，桂枝证未罢也。胁下满，已见柴胡一证，便当用小柴胡去参、夏，加桂枝、瓜蒌以两解之矣。不任桂枝而主柴胡者，从枢故也。"

【第一百条】

伤寒，阳脉涩，阴脉弦，法当腹中急痛，先与小建中汤；不瘥者，小柴胡汤主之。

【浅述】 病得之于伤寒，阳脉涩，阳脉指脉位，浮取为阳，脉浮取为涩，提示脾胃虚弱、气血不足。阴脉弦，阴脉，指脉位，沉取为阴，脉沉取为弦，提示少阳气郁。法当腹中急痛，"法"字作"理"字解，若腹中急痛，为中焦虚寒而兼少阳证，据"虚人伤寒建其中"的原则，当先补其虚，待腹痛缓解后，再给予和解少阳的治法。

柯韵伯谓阳脉为寸脉，阴脉为尺脉。

另外，第九十六条小柴胡汤兼证有腹痛，"腹中痛者，去黄芩加芍药三两"。

【小建中汤原方原量】 桂枝（去皮，三两），甘草（炙，二两），大枣（擘，十二枚），芍药（六两），生姜（切，三两），胶饴（一升）。

上六味，以水七升，煮取三升，去滓，内饴，更上微火消解。温服一升，日三服。呕家不可用建中汤，以甜故也。

【常用剂量】桂枝 30g，芍药 60g，甘草 20g，生姜 30g，大枣 8 枚，饴糖 50~100g，两次治疗量。

【方歌】

心中悸烦小建中，桂枝加味疗效宏；

一百饴糖六十芍，可医腹痛气血充。

【医案选录】经方大师胡希恕医案

刘某，男，46 岁，1965 年 11 月 30 日初诊。十多年来胃脘疼痛，近来加重，在当地中西医治疗无效；中药多是温中理气、活血祛瘀之品。西药治疗无效，动员其做手术，因惧怕手术而来京治疗。近症：胃脘刺痛，饥饿时明显，背脊发热，午后手心发热，有时烧心，心悸，头晕，身冷畏寒，汗出恶风，口中和不思饮，大便微溏，舌苔白，舌尖红，脉细弦。X 线钡剂造影检查：十二指肠球部溃疡，溃疡面积 0.4cm×0.4cm。予小建中汤：

桂枝 10g，白芍 18g，生姜 10g，大枣 4 枚，炙甘草 6g，饴糖 45g（分冲）。

1965 年 12 月 3 日二诊：疼减，手足心热亦减，仍有时胃脘刺痛，背脊发热，大便日一行。上方加炒五灵脂 6g，元胡粉 2g（分冲）。

1965 年 12 月 9 日三诊：胃脘疼已不明显，唯食后心下堵满，四肢发凉，夜寐欠安。将返东北原籍，改服茯苓饮（茯苓 15g，党参 10g，枳壳 10g，苍术 10g，生姜 10g，陈皮 30g，半夏 12g），带方回家调理。

医案选自：《经方传真——胡希恕经方理论与实践》。

【第一百零一条】

伤寒中风，有柴胡证，但见一证便是，不必悉具。凡柴胡汤病证而下之，若柴胡证不罢者，复与柴胡汤，必蒸蒸而振，却复发热汗出而解。

【浅述】此条分两段理解。

第一段论述了小柴胡汤的应用原则，即不论伤寒或中风，但见柴胡证，只要病机相符，但见一证，即可应用小柴胡汤。

第二段论述了小柴胡汤证当禁下，若误下后未发生变证，柴胡证仍在者，依旧给予小柴胡汤治疗，则出汗而解。

【第一百零二条】

伤寒二三日，心中悸而烦者，小建中汤主之。

【浅述】外有伤寒，内有中焦气血不足，故心悸而烦，此表里同病，当先顾其虚，待悸烦愈后，再解其表。建中者，建立中气也。

《医宗金鉴》："伤寒二、三日，未经汗下，即心悸而烦，必其人中气素虚，虽有表证，亦不可汗之。盖心悸阳已微，心烦阴已弱，故以小建中汤先建其中，兼调荣卫也。"

【第一百零三条】

太阳病，过经十余日，反二、三下之，后四、五日，柴胡证仍在者，先与小柴胡。呕不止、心下急、郁郁微烦者，为未解也，与大柴胡汤，下之则愈。

【浅述】太阳病，过经十余日，过经谓邪已离太阳之表，或传阳明或传少阳，从后文"柴胡证仍在"，可知邪当传少阳，而少阳证是禁下的，少阳证误下后，未发生变证，邪仍在少阳，柴胡证仍在者，仍当给予小柴胡汤治之。

若"喜呕"变为"呕不止"，"心烦"变为"郁郁微烦"，"胸胁苦满"变为"心下急"，则提示少阳阳明并病（误下津伤，阳明燥结成实），此时当和解少阳与通下里实并用，故曰"与大柴胡汤，下之则愈"。

《医宗金鉴》："林澜曰：呕不止，则半表里证犹在，然心下急，郁郁微烦，必中有燥屎也，非下除之不可，故以大柴胡兼而行之。"

【大柴胡汤原方原量】柴胡（半斤），黄芩（三两），芍药（三两），半夏（洗，半升），生姜（切，五两），枳实（炙，四枚），大枣（擘，十二枚）。

上七味，以水一斗二升，煮取六升，去滓再煎，温服一升，日三服。一方，加大黄二两；若不加，恐不为大柴胡汤。

【常用剂量】柴胡30g，半夏15g，黄芩12g，芍药12g，生姜20g，枳实20g，大枣8枚，大黄10g，两次治疗量。

【方歌】

三十柴胡十大黄，二十枳实并生姜；

十二芩芍十五夏，大枣八枚下之康。

【医案选录】1. 一人病伤寒，心烦喜呕，往来寒热，医以小柴胡与之，不除。许曰：脉洪大而实，热结在里，小柴胡安能去之？仲景云：伤寒十余日，热结在里，复往来寒热者，与大柴胡汤。三服而病除。

医案选自：《古今医案按》。

2. 李某，女，54岁。右胁疼痛，掣及胃脘，不可忍耐，惟注射"哌替啶"方能控制。视其人体肥，面颊绯红，舌体红绛，舌根苔黄，脉沉弦滑有力。问其大便四日未解，口苦时呕，不能饮食。西医诊为胆囊炎，亦不排除胆结石。余据其脉证分析：胁痛而大便不通，口苦而呕，舌苔黄，脉弦滑，此乃肝胃气火交郁，气血阻塞不通证。治宜泄热导滞，两解肝胃。处方：柴胡六钱，黄芩三钱，半夏三钱，生姜五钱，白芍三钱，郁金三钱，大黄三钱，枳实三钱，陈皮四钱，牡蛎四钱。煎分三次服，一服疼痛减轻得睡；二服，大便解下一次，从此胁痛与呕俱解，转用调理肝胃药而安。

医案选自：《伤寒论讲义》第 2 版（刘渡舟，聂惠民，傅世垣. 伤寒挈要[M]. 北京：人民卫生出版社，1983）

【第一百零四条】

伤寒十三日不解，胸胁满而呕，日晡所发潮热，已而微利。此本柴胡证，下之以不得利。今反利者，知医以丸药下之，此非其治也。潮热者，实也。先宜服小柴胡汤以解外，后以柴胡加芒硝汤主之。

【浅述】伤寒过经，邪传少阳，故胸胁满而呕；邪传阳明则日晡所发潮热。此为少阳兼阳明里实，本当治以大柴胡汤而解。如今，病人却出现"微利"的情况，询之，病人曾经服用过攻下之丸药，汉代攻下之丸药，是以大黄或巴豆为主要药物的，此类丸药仅可下阳明之实，却难除少阳之邪，故大便微利，而病仍不解。因柴胡证仍在，且又已经丸药攻下，故不宜再与大柴胡汤攻下，治疗应分两步，当先柴胡汤和解少阳之邪。若服小柴胡汤后仍不解，此为阳明热结较甚，当予小柴胡加芒硝汤，以泻热润燥，和解少阳。

《医宗金鉴》："凡伤寒过经不解，热邪转属胃府者多，皆当下之。今伤寒十三日不解过经，胸胁满而呕，日晡所发潮热，已而微利，此本大柴胡证也。下之而不通利，今反利者，询知为医以丸药迅下之，非其治也。迅下则水虽去，而燥者仍存，恐医以下后之利为虚，故复指曰潮热者实也，是可再下者也。但胸胁之邪未已，故先宜小柴胡汤以解少阳之外，复以小柴胡汤加芒硝，以下少阳之里。不用大黄而加芒硝者，因里不急且经迅下，惟欲其软坚润燥耳！是又下中兼和之意也。"

【柴胡加芒硝汤原方原量】柴胡（二两十六铢），黄芩（一两），人参（一两），甘草（炙，一两），生姜（切，一两），半夏（二十铢，本云，五枚，洗），大枣（擘，四枚），芒硝（二两）。

上八味，以水四升，煮取二升，去滓，内芒硝，更煮微沸，分温再服；不解更作。（臣亿等谨按金匮玉函，方中无芒硝。别一方云，以水七升，下芒硝二合、大黄四两、桑螵蛸五枚，煮取一升半，服五合，微下即愈。本云，柴胡再服，以解其外，余二升，加芒硝、大黄、桑螵蛸也。）

【常用剂量】柴胡40g，黄芩15g，炙甘草15g，党参15g，生姜15g，半夏15g 大枣4枚，芒硝10g（兑服），两次治疗量。

【方歌】

柴胡四十量稍增，日晡潮热便却通；

十五参芩甘姜夏，十克芒硝枣四从。

【医案选录】经方大师胡希恕医案

李某，男，65岁，病历号95114，1965年5月24日初诊。左胸不适，有灼热感，胸闷气短，活动后明显，阜外医院诊断为心肌梗死，经住院治疗1个月，度过危险期，但胸闷等症状不见好转，故请中医会诊。近症：左胸灼热，憋气，时头胀，寒热往来，口腔上部肿疼，心下痞满，口苦咽干，纳差，大便干结，失眠，苔黄，脉弦细。

证属少阳阳明合病，为小柴胡加芒硝汤的适应证：柴胡18g，黄芩10g，半夏15g，党参10g，炙甘草6g，生姜10g，大枣4枚，芒硝15g（分冲），栀子10g。

结果：上药服六剂，诸症好转。因感冒咳嗽来诊，予半夏厚朴汤加栝楼治之遂安。

医案选自：《经方传真——胡希恕经方理论与实践》。

【第一百零五条】

伤寒十三日，过经，谵语者，以有热也，当以汤下之。若小便利者，大便当硬，而反下利，脉调和者。知医以丸药下之，非其治也。若自下利者，脉当微厥，今反和者，此为内实也，调胃承气汤主之。

【浅述】伤寒日久，出现胸胁满而呕，是邪传少阳之证，日晡潮热是兼传阳明，少阳阳明同病，当予大柴胡汤，两解少阳阳明。此时，若给予丸药（汉时丸药当含有巴豆成分，用以泻下寒积）误下，则可见下利之症（大便虽通而里热未解）。此时，当先予小柴胡汤和解少阳，而后再予小柴胡汤加芒硝，一方面和解少阳，一方面轻泻阳明。本方为小柴胡汤之三分之一量加芒硝二两，属和解泄热之轻剂。

若单单阳明里热谵语，无少阳证者，当予调胃承气汤。

【第一百零六条】

太阳病不解，热结膀胱，其人如狂，血自下，下者愈。其外不解者，尚未可攻，当先解其外；外解已，但少腹急结者，乃可攻之，宜桃核承气汤。

【浅述】此条论述了太阳蓄血证当治以桃核承气汤，其遵循的治疗原则仍是先外后内，解外宜桂枝汤。

太阳蓄血证形成的原因为太阳表邪不解，随经入腑化热，与血互结于下焦部位。

柯韵伯《伤寒来苏集》："阳气太重，标本俱病，故其人如狂。血得热则行，故尿血也。血下则不结，故愈。冲任之血，会于少腹。热极则血不下而反结，故急。然病自外来者，当先审表热之轻重，以治其表，继用桃仁承气以攻其里之结血。此少腹未硬满，故不用抵挡。然服五合，取微利，亦见不欲下意。"

此条曹颖甫订正为："太阳病不解，热结膀胱，其人如狂，血自结，下之愈。其外不解者，尚未可攻，当先解外；外解已，但少腹急结者，乃可攻之，宜桃核承气汤。"可供参考。

【桃核承气汤原方原量】桃仁（去皮尖，五十个），大黄（四两），桂枝（去皮，二两），甘草（炙，二两），芒硝（二两）。

上五味，以水七升，煮取二升半，去滓，内芒硝，更上火微沸，下火。先食温服五合，日三服，当微利。

【常用剂量】桃仁6g，大黄24g，甘草12g，桂枝12g，芒硝12g，两次治疗量。

【方歌】

桃核承气蓄血方，热结膀胱人如狂；

十二桂枝芒硝草，六克桃仁廿四黄。

【医案选录】住毛家弄鸿兴里门人沈石顽之妹，年未二十，体颇羸弱。一日出外市物，骤受惊吓，归即发狂，逢人乱殴，力大无穷。石顽亦被击伤腰部，因不能起，数日后乃邀余诊。病已七八日矣，狂仍如故。石顽扶伤出见。问之，方知病者经事二月未行。遂乘睡入室诊察，脉沉紧，少腹似胀。因出谓石顽曰，此蓄血证也，下之可愈。遂疏桃核承气汤与之。

桃仁一两，生大黄五钱，芒硝二钱，炙甘草二钱，桂枝二钱，枳实三钱。

翌日问之，知服后下黑血甚多，狂止，体亦不疲，且能啜粥，见人羞避不出。乃书一善后之方与之，不复再诊。

医案选自：曹颖甫《经方实验录·桃核承气汤证》。

【第一百零七条】

伤寒八九日，下之，胸满、烦惊、小便不利、谵语、一身尽重，不可转侧者，柴胡加龙骨牡蛎汤主之。

【浅述】 本条论述邪入少阳、郁而化热、表里三焦俱病的证治。

柯韵伯《伤寒来苏集》："妄下后，热邪内攻，烦惊谵语者，君主不明，而神明内乱也。小便不利者，火盛而水亏也；一身尽重者，阳内而阴反外也；难以转侧者，少阳之枢机不利也。"柯韵伯在方后云："桂枝者，甘草之误也。身无热，无表证，不得用桂枝。"

【柴胡加龙骨牡蛎汤原方原量】 柴胡（四两），龙骨黄芩生姜（切），铅丹人参桂枝（去皮），茯苓（各一两半），半夏（洗，二合半），大黄（二两），牡蛎（熬，一两半），大枣（擘，六枚）。

上十二味，以水八升，煮取四升，内大黄，切如棋子，更煮一两沸，去滓，温服一升。本云柴胡汤，今加龙骨等。

【常用剂量】（以灵磁石或生铁落代铅丹）

柴胡 30g，龙骨 12g，生姜 12g，人参 12g，茯苓 12g，黄芩 12g，牡蛎 12g，桂枝 12g，半夏 12g，大枣 3 枚，大黄 15g，两次治疗量。

【方歌】

参苓龙牡夏桂姜，十二黄芩等同量；

三十柴胡三枚枣，大黄十五后下良。

【医案选录】 经方大师胡希恕医案

关某，男性，28 岁，某部队干部，1965 年 10 月 18 日初诊，原有肝大、肝功不正常。近半年来，性情急躁，不能入睡，自言妄想不休，语无伦次，口苦欲冷饮，头痛头晕欲呕，胸闷身痒，大便成形日二行，舌苔黄腻，脉弦数有力。

证属少阳阳明合病而致心烦神不安，治以和二阳，佐以安神定志，与柴胡加龙骨牡蛎汤加减：柴胡 12g，生龙骨 30g，生牡蛎 30g，黄芩 10g，半夏 10g，党参 6g，桂枝 6g，生姜 6g，茯苓 10g，大黄 3g，大枣 3 枚，生铁落 15g。

结果：服 3 剂，已能入睡，精神好转，已不欲呕，但心下堵闷，继服 9 剂，精神基本好转。

医案选自：《经方传真——胡希恕经方理论与实践》。

【第一百零八条】

伤寒，腹满、谵语、寸口脉浮而紧，此肝乘脾也，名曰纵，刺期门。

【第一百零九条】

伤寒发热，啬啬恶寒、大渴欲饮水，其腹必满、自汗出、小便利、其病欲解，此肝乘肺也，名曰横，刺期门。

【浅述】伤寒论很少言及五脏，故此两条疑非原文。曹颖甫在本条下言："……不知书传数千年，累经传写，遗脱讹误，在所不免，仍将讹脱之原文，奉为金科玉律，此亦信古之过也……"

【第一百一十二条】

伤寒脉浮，医以火迫劫之，亡阳，必惊狂、卧起不安者，桂枝去芍药加蜀漆牡蛎龙骨救逆汤主之。

【浅述】伤寒脉浮，病在太阳之表，本属麻黄汤证，误以火疗，阳随汗脱，阳虚者，浊阴（痰浊），故惊狂、卧起不安，治以桂枝去芍药蜀漆牡蛎龙骨救逆汤。本方可温通心阳、镇惊安神、兼以涤痰。

躁狂症多为实火扰心所致，《难经》"重阴者癫，重阳者狂"，《素问》"诸躁狂越，皆属于火"。本条之意义在于提示了躁狂症尚有阳气不足、虚阳外浮一证，在临证时，须鉴别。

本方之蜀漆多以常山代替，曹颖甫《伤寒发微》"蜀漆即常山苗，无蜀漆即代以常山"。

【桂枝去芍药加蜀漆牡蛎龙骨救逆汤原方原量】桂枝（去皮，三两），甘草（炙，二两），生姜（切，三两），大枣（擘，十二枚），牡蛎（熬，五两），蜀漆（洗去腥，三两），龙骨（四两）。

上七味，以水一斗二升，先煮蜀漆，减二升；内诸药，煮取三升，去滓，温服一升。本云桂枝汤，今去芍药，加蜀漆牡蛎龙骨。

【常用剂量】桂枝 30g，甘草 20g，生姜 30g，大枣 8 枚，牡蛎 50g，蜀漆 30g，龙骨 40g。

【方歌】

三十蜀漆桂枝姜，四龙五蛎镇惊狂；

八枚大枣二十草，火逆亡阳救逆汤。

【医案选录】 梁某,男,36 岁。病因大惊而起,日夜恐惧不安。晚上不敢独宿,即使有人陪伴,也难安寐而时自惊醒;白天不敢独行,即使有人陪伴,也触目多惊而畏缩不前。每逢可怕之事(即使并不足怕的事也常引以为怕),即自发呆而身寒肢厥拘急并引入阴筋,手足心出汗,发作过后,则失气尿多。饮食减少,舌淡苔白,脉弦。初诊投以桂枝汤去芍药加龙骨牡蛎等(桂枝四钱,炙甘草八钱,生姜三钱,大枣六枚,生龙骨一两,生牡蛎一两,远志三钱,桂圆肉二两,小麦二两),连服三剂,夜寐渐安,恐惧感明显减退,发呆次数大减,可以独自出外行走,不再需人陪伴;但当时夏令,犹穿夹衣,自汗恶风。复诊守上方加生黄芪五钱、白芍三钱,再进数剂而病获痊愈。

医案选自:《伤寒论讲义》第 2 版(万友生. 伤寒知要 [M]. 江西:江西人民出版社,1982)

【第一百一十七条】

烧针令其汗,针处被寒,核起而赤者,必发奔豚。气从少腹上冲心者,灸其核上各一壮,与桂枝加桂汤,更加桂二两也。

【浅述】 烧针汗出,徒伤心阳,心阳虚则无力震慑下焦寒气,少阴寒气上冲故发奔豚,故治以桂枝加桂汤,以温通心阳,平冲降逆。从原文看,加桂当是桂枝,而非肉桂。章虚谷认为,若是肾邪上冲,当用肉桂;若用于解太阳之邪,宜加桂枝。

【桂枝加桂汤原方原量】 桂枝(去皮,五两),芍药(三两),生姜(切,三两),甘草(炙,二两),大枣(擘,十二枚)。

上五味,以水七升,煮取三升,去滓,温服一升。本云桂枝汤,今加桂满五两。所以加桂者,以能泄奔豚气也。

【常用剂量】 桂枝 50g,芍药 30g,甘草 20g,生姜 30g,大枣 8 枚,两次治疗量。

【方歌】
气从少腹上冲心,烧针令汗寒为因;
仍取桂枝汤本味,加桂二十泄奔豚。

【医案选录】 经方大师胡希恕医案

张某,女,1965 年 12 月 13 日初诊。因练气功不得法,出现气从脐下上冲至胸已半年多,伴见心慌、汗出、失眠,舌苔白润,脉缓。

证属荣卫不和,汗出上虚,因致气上冲逆,治用桂枝加桂汤。

处方：桂枝15g，白芍10g，生姜10g，大枣4枚，炙甘草6g。

结果：上药服3剂，气上冲已，但有时脐下跳动。上方加茯苓12g，服3剂，脐下跳动已，睡眠仍差。继服酸枣仁汤加减善后。

医案选自：《经方传真——胡希恕经方理论与实践》。

【第一百一十八条】

火逆下之，因烧针烦躁者，桂枝甘草龙骨牡蛎汤主之。

【浅述】误用火疗，且又下之，心阳受损，故烦躁。烦躁多实热证，本条提示了心阳虚损亦可导致烦躁。另外，本条与第六十四条桂枝甘草汤证病机一致，故当有心悸之证。

《医宗金鉴》："火逆者，谓凡火劫取汗致逆者也。此火逆因火针也。烧针劫汗，而复下之，火逆之邪，虽因下减，而烦躁一证独不除者，盖因汗下，大伤津液而然也。故用桂枝、甘草以救表，龙骨、牡蛎以固中，不治烦躁而烦躁自愈也。"

【桂枝甘草龙骨牡蛎汤原方原量】桂枝（去皮，一两），甘草（炙，二两），牡蛎（熬，二两），龙骨（二两）。

上四味，以水五升，煮取二升半，去滓，温服八合，日三服。

【常用剂量】桂枝10g，甘草20g，牡蛎20g，龙骨20g，两次治疗量。

【方歌】

甘桂之比二比一，二十甘草十克桂；

龙牡皆称二十克，火逆且下烦躁宜。

【医案选录】1. 宋先生与余同住一院，时常交谈中医学术。一日，宋忽病心悸，悸甚而神不宁，坐立不安，乃邀余诊。其脉弦缓，按之无力，舌淡而苔白。余曰：病因夜作耗神，心气虚而神不敛之所致。乃书桂枝9g，炙甘草9g，龙骨12g，牡蛎12g，凡三剂而病愈。

医案选自：《伤寒论讲义》第2版（刘渡舟. 新编伤寒论类方［M］. 山西：山西人民出版社，1984）

2. 经方大师胡希恕医案

刘某，男，30岁，1966年4月5日初诊。东北泰来地区出现一条疯狗，到处咬人。一次患者遇到疯狗，虽未被咬伤，但被吓而致病，自感心慌、惊悸、恐惧等症，用中西药治疗不效而来京求治。诊其脉弦数，舌苔白腻。脉证合参，知为外寒内饮、水气上犯之证，与桂枝甘草龙骨牡蛎汤加味：

桂枝 12g，炙甘草 6g，生龙骨 30g，生牡蛎 30g，茯苓 15g。

上药服 6 剂，诸症已，高兴回原籍，并来信告之 1 年多也未复发。

医案选自：《经方传真——胡希恕经方理论与实践》。

【第一百二十条】

太阳病，当恶寒、发热，今自汗出，反不恶寒、发热、关上脉细数者，以医吐之过也。一二日吐之者，腹中饥、口不能食；三四日吐之者，不喜糜粥、欲食冷食、朝食暮吐，以医吐之所致也，此为小逆。

【浅述】 恶寒、发热，病在太阳之表；自汗出，不恶寒发热者，病属阳明。病在太阳，当须汗解；病在阳明，当以下解。若误用吐法，徒伤脾胃，出现朝食暮吐之症，因胃气尚存，故曰"小逆"。本条尚提示，脾胃虚弱者，当慎用吐法。

【第一百二十一条】

太阳病吐之，但太阳病当恶寒，今反不恶寒，不欲近衣，此为吐之内烦也。

【浅述】 本太阳病，误吐后发生了变证，出现不恶寒，不欲近衣，此为热在骨髓，曹颖甫谓："此证若渴饮而脉洪大，则为人参白虎汤证，为其入阳明也。若但热不渴者则为桂枝白虎汤证，为其入阳明而未离太阳也。学者能于此而推扩之，则思过半矣。"

【第一百二十二条】

病人脉数。数为热，当消谷引食。而反吐者，此以发汗，令阳气微，膈气虚，脉乃数也。数为客热，不能消谷；以胃中虚冷，故吐也。

【浅述】 脉虽数，从症状上分析，此数脉为客热，即虚热。其脉必数而无力，与胃热证之脉数有力，自是不同。发汗后，中阳虚而生寒，故吐，此为真寒假热证。曹颖甫："究其实，则为胃中虚冷，故食入反吐，按此即甘草干姜汤证。上节所谓'躁烦吐逆，作甘草干姜汤与之，以复其阳'者，此证是也。"本条尚提示，脉证不符时，当辨别真假。若脉假，当舍脉从证；若证假，当舍证从脉。

【第一百二十三条】

太阳病，过经十余日，心下温温欲吐而胸中痛，大便反溏，腹微满，郁郁微烦。先此时自极吐下者，与调胃承气汤；若不尔者，不可与；但欲呕、胸中痛、微溏者,此非柴胡汤证,以呕,故知极吐下也。

【浅述】太阳病十余日,过经,一者邪传少阳,一者邪传阳明。若未曾吐下,只是邪传少阳,出现欲呕、胸中痛、微溏者,此可与小柴胡汤;若已经吐下,吐下津伤,阳明燥结,故可与调胃承气汤。

曹颖甫:《伤寒发微》:"惟'但欲呕,胸中痛,微溏',何以决其非柴胡证,但欲呕何以知其极吐下,意旨殊不了了。按伤寒十三日不解条下云:'胸胁满而呕,日晡所发潮热,已而微利',此本柴胡证。今但欲呕而胸中痛,与胸胁满而呕相似,微溏则又与微利相似,况柴胡证多呕,今反因呕而决其为极吐下,意旨尤不可通。"

此条曹颖甫订正后一句为"但欲吐、胸中痛、微溏者,此非柴胡汤证,以吐,故知极吐下也"。

【第一百二十四条】

太阳病六七日,表证仍在,脉微而沉,反不结胸。其人发狂者,以热在下焦,少腹当硬满,小便自利者,下血乃愈。所以然者,以太阳随经,瘀热在里故也,抵当汤主之。

【第一百二十五条】

太阳病,身黄、脉沉结、少腹硬、小便不利者,为无血也;小便自利,其人如狂者,血证谛也,抵当汤主之。

【浅述】此两条论述了太阳蓄血证的证治以及与太阳蓄水证的鉴别。太阳蓄血证病在血分,无关于气化,故小便自利。太阳蓄水证病在气分,气化不利,故有小便不利、口渴之症。

第一百二十四条,柯韵伯《伤寒来苏集》"表证仍在"后有"而反下之"四字,如此,文义可通。

《医宗金鉴》对第一百二十四条作如下解释:"太阳病六七日,表证仍在者,脉当浮大。若脉微而沉,则是外有太阳之表而内见少阴之脉,乃麻黄附子细辛汤证也。或邪入里,则为结胸、藏结之证。今既无太阳、少阴兼病之证,而又不作结胸、藏结之病,但其人发狂,是知太阳随经瘀热,不结于上焦之卫分,而结于下焦之荣分也。故少腹当硬满,而小便自利者,是血蓄于下焦也。下血乃愈者,言不自下者,须当下之,非抵当汤不足以逐血下瘀,乃至当不易之法也。"

《医宗金鉴》对第一百二十五条作如下解释:"此承上条详其脉证,互发其义也。太阳病，无论中风、伤寒，但身黄脉大，腹满小便不利兼头汗出者，乃湿热之黄，非瘀血也。今身黄，脉沉结，少腹硬，小便自利，其人如狂者，则是血证，非湿热也，故宜抵当汤以攻其血。"

【抵当汤原方原量】 水蛭（熬），虻虫（去翅足，熬，各三十个），桃仁（去皮尖，二十个），大黄（酒洗，三两）。

上四味，以水五升，煮取三升，去滓，温服一升，不下更服。

【常用剂量】 水蛭10g，虻虫3g，大黄12g，桃仁3g，两次治疗量。

【方歌】

桃虻三克十二黄，十克水蛭抵当汤；

少腹硬满小便利，疗其瘀热定其狂。

【医案选录】 余尝诊一周姓少女，住小南门，年约十八九，经事三月未行，面色萎黄，少腹微胀，证似干血劳初起。因嘱其吞服大黄䗪虫丸，每服三钱，日三次，尽月可愈。自是之后，遂不复来，意其差矣。越三月，忽一中年妇人扶一女子来请医。顾视此女，面颊以下几瘦不成人，背驼腹胀，两手自按，呻吟不绝。余怪而问之，病已至此，何不早治？妇泣而告曰：此吾女也，三月之前，曾就诊于先生，先生令服丸药，今腹胀加，四肢日削，背骨突出，经仍不行，故再求诊！余闻而骇然，深悔前药之误。然病已奄奄，尤不能不一尽心力。第察其情状，皮骨仅存，少腹胀硬，重按痛益甚。此瘀积内结，不攻其瘀，病焉能除？又虑其元气已伤，恐不胜攻，思先补之。然补能恋邪，尤为不可，于是决以抵当汤予之。

虻虫（一钱），水蛭（一钱），大黄（五钱），桃仁（五十粒）。

明日母女复偕来，知女下黑瘀甚多，胀减痛平。惟脉虚甚，不宜再下，乃以生地、黄芪、当归、潞党、川芎、白芍、陈皮、茺蔚子活血行气，导其瘀积。一剂之后，遂不复来。后六年，值于途，已生子，年四五岁矣。

按：丸药之效否，与其原料是否地道，修合是否如法，储藏是否妥善息息相关，故服大黄䗪虫丸而未效者，不能即谓此丸竟无用也。

医案选自：曹颖甫《经方实验录·抵当汤证其一（颖师讲授，佐景笔记)》。

【第一百二十六条】

伤寒有热，少腹满，应小便不利，今反利者，为有血也，当下之，不可余药，宜抵当丸。

【浅述】 此条补充太阳蓄血证病势较缓的证治。

太阳蓄血证有三证：

一. 桃核承气汤证，即血热初结，热重而瘀轻，其人如狂，外证已去，但少腹急结者，乃可攻之；

二. 抵当汤证，病情较桃核承气汤为重，故其人发狂，少腹不是急结，而是硬满，瘀热均较重，原文自述其原因为"所以然者，以太阳随经，瘀热在里故也"；

三. 抵当丸证，病势较抵当汤为缓，故改汤为丸，峻药缓攻，其药味虽与抵挡汤相同，但减少了水蛭、虻虫的用量，加大了桃仁的用量，遂成泻热逐瘀之和缓之剂。

由此可见，药物剂量之大小当视病情之轻重，对于病势较急者，"欲其建功，其量独雄"是裁定用药剂量的方法之一。

方后"晬时"即周时之意，指一昼夜 24 小时后观察是否下血。"不可余药"谓连汤带煮后之丸药药渣一并服下。

【抵当丸原方原量】水蛭（熬，二十个），虻虫（熬，去翅足，二十个），桃仁（去皮尖，二十五个），大黄（三两）。

上四味，捣分四丸。以水一升，煮一丸，取七合服之。晬时，当下血；若不下者，更服。

【常用剂量】水蛭 12g，虻虫 3g，大黄 24g，桃仁 5g，两次治疗量。

【方歌】

以水煮丸缓消法，廿四大黄五桃加；

十二水蛭虻三克，饮汤亦须服药渣。

【医案选录】常熟鹿苑钱钦伯之妻，经停九月，腹中有块攻痛，自知非孕。医予三棱、莪术多剂未应，当延陈保厚先生诊。先生曰：三棱、莪术仅能治血结之初起者，及其已结，则力不胜矣。吾有药能治之，顾药有反响，受者幸勿骂我也，主人诺。当予抵当丸三钱，开水送下。入夜，病者在床上反复爬行，腹痛不堪，果大骂医者不已。天将旦，随大便下污物甚多。其色黄白红夹杂不一，痛乃大除。次日复诊，陈先生诘曰：昨夜骂我否？主人不能隐，具以情告。乃予加味四物汤，调理而瘥。

医案选自：曹颖甫《经方实验录·抵当丸证（颖师讲授，佐景笔记）》。

【第一百二十七条】

太阳病，小便利者，以饮水多，必心下悸；小便少者，必苦里急也。

【浅述】本条论述了中焦停水与下焦蓄水之鉴别要点。太阳本为寒水之经，若水停中焦，无关乎膀胱气化，故小便自利，中焦之水凌心，故心下悸；下焦蓄水，膀胱气化不利，故小便不利，少腹胀满急迫。本条与第七十三条结合起来看，中焦停水尚有口不渴之症，治用茯苓甘草汤，下焦蓄水有口渴之症，治用五苓散。

【第一百二十八条】

问曰：病有结胸、有脏结，其状何如？答曰：按之痛，寸脉浮，关脉沉，名曰结胸也。

【第一百二十九条】

何谓脏结？答曰：如结胸状，饮食如故，时时下利，寸脉浮，关脉小细沉紧，名曰脏结。舌上白苔滑者，难治。

【第一百三十条】

脏结，无阳证，不往来寒热（一云，寒而不热），其人反静，舌上苔滑者，不可攻也。

【第一百三十一条】

病发于阳，而反下之，热入因作结胸；病发于阴，而反下之，因作痞也。所以成结胸者，以下之太早故也。结胸者，项亦强，如柔痉状，下之则和，宜大陷胸丸。

【浅述】此四条简要论述了结胸、脏结、痞的鉴别，以及结胸证治。

结胸为无形热邪或无形寒邪与有形之痰水结于胸膈脘腹的病证，以胸膈脘腹疼痛硬满而拒按为主要表现，属实证，分热实结胸和寒实结胸。寸浮关沉，是以脉来说明结胸之成因，寸浮主外，关沉主中焦，寸浮关沉，说明邪自外来，中焦阳气素虚，内停水饮，外邪与中焦水饮相结而成结胸，此寸浮关沉不一定为结胸证之具体脉象。

脏结为里阳虚，阴寒内盛之病证，属本虚标实。

痞为心下满闷阻塞不舒，按之柔软，不硬不痛之病证，属里虚。

黄坤载云："本异日之阳明证，早下而成结胸，本异日之太阴证，误下即为脏结。"

柯韵伯："结胸是阳邪下陷，尚有阳证见于外，故脉虽沉紧，有可下之理。脏结是积渐凝结而为阴，五脏之阳已竭也。外无烦躁潮热之阳，舌无黄黑芒刺之苔，虽有硬满之证，慎不可攻。理中、四逆辈温之，尚有可生之义。"可参。

【大陷胸丸原方原量】大黄（半斤），葶苈子（熬，半升），芒硝（半升），杏仁（去皮尖，熬黑，半升）。

上四味，捣筛二味，内杏仁、芒硝，合研如脂，和散。取如弹丸一枚，别捣甘遂末一钱匕、白蜜二合、水二升，煮取一升，温顿服之，一宿乃下；如不下，更服，取下为效。禁如药法。

【医案选录】有妇人病温已十二日，诊之，其脉六七至而涩，寸稍大，尺稍小，发寒热，颊赤口干，不了了，耳聋。问之，病后数日，经水乃行，此属少阳热入血室也。若治不对病，则必死。乃按其证，与小柴胡汤服之。二日，又与小柴胡汤加桂枝干姜汤，一日寒热遂已。但云：我脐下急痛。又与抵当丸，微利，脐下痛痊。身渐凉和，脉渐匀，尚不了了，乃复与小柴胡汤。次日云：我胸中热燥，口鼻干。又少与调胃承气汤，不得利。次日又云：心下痛。又与大陷胸丸半服，利三行。而次日虚烦不宁，时复狂言。虽知其尚有燥屎，以其极虚，不敢攻之，遂与竹叶汤，去其烦热。其夜大便自通，至晓两次，中有燥屎数枚，狂烦尽解；惟咳嗽唾沫，此肺虚也，若不治恐乘虚而成肺痿，遂与小柴胡去人参、大枣、生姜，加干姜、五味子汤。一日咳减，二日而病悉愈。以上皆用张仲景方。

医案选自：《伤寒论讲义》第 2 版（王肯堂. 伤寒证治准绳［M］. 上海：上海科学技术出版社，1959.）

【第一百三十二条】

结胸证，其脉浮大者，不可下，下之则死。

【浅述】此条脉浮大，有两种情况：一是脉浮大有力，主太阳表邪未解，法当解表为先；二是脉浮大无力，主邪盛正虚，法当先顾其虚，或虚实兼顾。从条文的用意来看，当是第二种脉象，因表证误下，尚不至于死。

【第一百三十三条】

结胸证悉具，烦躁者亦死。

【浅述】结胸证悉俱，说明确系结胸证，大结胸证如心下痛、按之石硬、不大便、舌燥而渴、日晡小有潮热、脉沉紧等证候皆备。烦躁提示邪盛正虚，正气散乱，如此情况，攻补两不相宜，故曰死。成无己："结胸证悉俱，邪结已深也。烦躁者，正气散乱也。邪气胜正，病者必死。"

【第一百三十四条】

太阳病，脉浮而动数，浮则为风、数则为热、动则为痛、数则为虚；头痛、发热、微盗汗出，而反恶寒者，表未解也。医反下之，动数变迟，膈内拒痛，胃中空虚，客气动膈，短气躁烦，心中懊憹，阳气内陷，心下因硬，则为结胸，大陷胸汤主之。若不结胸，但头汗出，余处无汗，剂颈而还，小便不利，身必发黄。

【大陷胸汤原方原量】 大黄（去皮，六两），芒硝（一升），甘遂（一钱匕）。

上三味，以水六升，先煮大黄，取二升，去滓；内芒硝，煮一两沸；内甘遂末，温服一升。得快利，止后服。

【浅述】 此条论述热实结胸的证治。

曹颖甫《伤寒发微》：……若不结胸，但头汗出，余处无汗，剂颈而还，小便不利，身必发黄（此黄宜茵陈蒿汤为是）。

《医宗金鉴》："太阳病，脉浮而动数，浮则为风邪脉也，数则为热邪脉也，动则为诸痛脉也。头痛发热，太阳证也。热蒸于阳，阳虚则自汗出，热蒸于阴，阴虚则盗汗出。阴虚当恶热，今反恶寒，故知此非阴虚之盗汗，乃表未解之盗汗，微微而出也。表未解当解表，医反下之，遂使动数之热脉变为寒迟。盖动数乃表邪欲传，因下而逆于膈中，故不传而脉亦变也。表客阳邪，乘胃空虚，陷入胸膈而拒痛，短气不能布息，烦躁，心中懊憹，心下因硬，遂从实化而为结胸矣。法当以大陷胸汤主之。若不从实化，不成结胸，但头汗出至颈，余处无汗，则热不得越也。小便不利，则湿不得泻也，热湿合化，故身必发黄也。"

【医案选录】 沈家湾陈姓孩年十四，独生子也。其母爱逾掌珠，一日忽得病，邀余出诊。脉洪大，大热，口干，自汗，右足不得伸屈。病属阳明，然口虽渴，终日不欲饮水，胸部如塞，按之似痛，不胀不硬，又类悬饮内痛。大便五日未通，上湿下燥，于此可见。且太阳之湿内入胸膈，与阳明内热同病。不攻其湿痰，燥热焉除？于是遂书大陷胸汤与之。

制甘遂（一钱五分），大黄（三钱），芒硝（二钱）。

返寓后，心殊不安。盖以孩提娇嫩之躯，而予猛烈锐利之剂。倘体不胜任，则咎将谁归？且《伤寒论》中之大陷胸汤证，必心下痞硬，而自痛，其甚者或有从心下至少腹硬满，而痛不可近为定例。今此证并未见痞硬，不过闷极而塞，况又似小儿积滞之证，并非太阳早下失治所致。事后追思，深悔孟浪。至翌日黎明，即亲往询问。据其母曰，服后大便畅通，燥屎与痰涎先后俱下，今已安适矣。其余诸恙，均各霍然。乃复书一清热之方以肃余邪。嗣后余屡用此方治胸膈有湿痰，肠胃有热结之证，上下双解，辄收奇效。语云，胆欲大而心欲小，于是益信古人之不予欺也！

医案选自：《经方实验录·大陷胸汤证其一（颖师讲授，佐景笔记）》。

【第一百三十五条】

伤寒六七日，结胸热实，脉沉而紧，心下痛，按之石硬者，大陷胸汤主之。

【浅述】 结胸有热实与寒实之别，此条但论热实结胸，或因误下或不因误下，其治均同。此处之"实"字指形质言，谓水与热结而成有形之痰，此痰结于胸膈而成热实结胸。此条还列举了结胸三症：脉沉而紧，心下痛，按之石硬。

《医宗金鉴》："伤寒表不解，误下成痞，此其常也。伤寒或有因误下而成结胸者，乃其变也。今伤寒六七日，结胸不因误下而成此热实之证，若脉沉紧，里实脉也。心下痛，按之实硬，里实证也。此为脉病皆实，故以大陷胸汤主之也。"

【第一百三十六条】

伤寒十余日，热结在里，复往来寒热者，与大柴胡汤；但结胸，无大热者，此为水结在胸胁也；但头微汗出者，大陷胸汤主之。

【浅述】 因少阳兼阳明腑实证（大柴胡汤证）有"心下急、心下急痛"等表现，故须与结胸证相鉴别。"伤寒十余日，热结在里"，热在里，当分热在何经；"但结胸"暗示了结胸三症的存在，即脉沉而紧，心下痛，按之石硬。"无大热"指表无大热。

成无己："但结胸无大热者，非热结也，是水饮结于胸胁，谓之水结胸。"

《医宗金鉴》："伤寒十余日，热结在里，若胸胁满硬者，此结胸也。今不满硬，复往来寒热者，乃少阳表里病，非结胸也，当与大柴胡汤两解之。但结胸证，亦有水结者，水结胸不但表无大热，里亦无大热也。有结胸状，头微汗出者，此水停于胸，为热气上蒸使然也，故曰水结在胸胁也。亦以大陷胸汤主之，饮热并攻也。"

【第一百三十七条】

太阳病，重发汗而复下之，不大便五六日，舌上燥而渴，日晡所小有潮热，从心下至少腹，硬满而痛，不可近者，大陷胸汤主之。

【浅述】 此条论述阳明腑实证与大陷胸汤证之鉴别。重发汗复下，则内外亡其津液，且下后引邪入里，邪热内结，故不大便五六日，日晡小有潮热，类似阳明腑实证，但本条有"从心下至少腹，硬满而痛，不可近者"之症，此乃水热互结于胸膈所致，系结胸重症，故仍主以大陷胸汤。

成无己："日晡潮热者属胃，此日晡小有潮热，非但在胃。"

《医宗金鉴》："太阳病，重发汗而复下之，津液伤矣。不大便五六日，胃腑燥矣。舌上燥渴，胃中干也。日晡潮热，胃热盛也。从心下至少腹，硬满而痛不可近者，谓胸腹之中、上、下俱硬满结实大痛，手不可近，故以大陷胸汤主之无疑也。"

【第一百三十八条】

小结胸病，正在心下，按之则痛，脉浮滑者，小陷汤主之。

【浅述】 病有轻重，故结胸证分大小，陷胸汤亦有大小。小结胸证的病机为痰热互结于心下，病变范围较大结胸证为小，症状较轻，仅仅按压时痛，不按则不痛。脉浮可主表，亦可主热，此条主热，滑主痰饮。

柯韵伯《伤寒来苏集》："结胸有轻重，立方有大小。从心下至小腹，按之石硬而痛，不可近者为大结胸；正在心下，未及胁腹，按之则痛，未曾石硬者为小结胸。大结胸，是水结在胸腹，故脉沉紧；小结胸，是痰结于心下，故脉浮滑。水结宜下，故用甘遂、葶、杏、硝、黄等下之；痰结可消，故用黄连、瓜蒌、半夏以消之。水气能结而为痰，其人阳气重可知矣。"

【小陷胸汤原方原量】 黄连（一两），半夏（洗，半升），栝楼实（大者一枚）。

上三味，以水六升，先煮栝楼，取三升，去滓；内诸药，煮取二升，去滓，分温三服。

【常用剂量】 黄连10g，半夏15g，栝楼实30g，两次治疗量。

【方歌】

小结胸病小陷胸，正在心下按则痛；

十克黄连十五夏，三十栝楼须先烹。

【医案选录】张某，男性，军人，1975 年 10 月 9 日来诊。患者喜饮酒，两个月前开始感到每酒后胃脘胀痛不适，渐至食后亦胀痛，且有堵塞感，其后不时发作，夜眠常因痛而醒。饭量大减，不敢食辣味，不敢饮酒，无矢气嗳气。曾服胃舒平等西药，效果不显。X 线钡餐透视，确诊为胃窦炎。便结如羊屎，现已五六日未行，诊其心下拒按，脉浮缓而虚，用《伤寒论》小陷胸加枳实：黄连 6g，半夏 9g，全瓜蒌 9g，枳实 6g。10 月 27 日二诊：前方服 3 剂，饭后及夜间脘痛减轻，唯怕冷。右脉滑大而缓，便仍稍干，此脾胃正气仍虚，寒热杂邪未能退去，改与甘草泻心汤加吴萸、柴、芍、龙、牡，以辛开苦降：甘草 30g，黄芩 6g，干姜 6g，半夏 9g，大枣 4 枚，吴萸 3g，柴胡 9g，白芍 9g，龙牡各 18g。10 月 30 日三诊，疼痛已止，大便仍干，右脉滑象已减，仍用上方改吴萸为 6g，干姜为炮姜 6g，再服数剂。1976 年 2 月 1 日来信云：愈后两个半月脘痛未发，食欲明显增加，辛辣亦不复畏。

医案选自：《伤寒论讲义》第 2 版，（岳美中 . 岳美中医案集［M］. 北京：人民卫生出版社，1978.）

【第一百三十九条】

太阳病，二三日，不能卧，但欲起，心下必结，脉微弱者，此本有寒分也。反下之，若利止，必作结胸；未止者，四日复下之；此作协热利也。

【浅述】医只知心下结，不见脉微弱，亦不知心下结有寒分、气分、水分之不同，却孟浪误用下法，则太阳表邪乘虚入里而致下利，利止则留结为结胸，利不止则作协热利。

成无己《注解伤寒论》：太阳病二三日，邪在表也。不能卧，但欲起，心下必结者，以心下结满，卧则气壅而愈甚，故不能卧而但欲起也。心下结满，有水分，有寒分，有气分，今脉微弱，知本有寒分。医见心下结，而反下之，则太阳表邪乘虚入里，痢止则邪气留结为结胸，痢不止，至次日复如前下痢不止者，是邪热下攻肠胃，为挟热痢也。

【第一百四十条】

太阳病，下之，其脉促（一作纵），不结胸者，此为欲解也；脉浮者，必结胸；脉紧者，必咽痛；脉弦者，必两胁拘急；脉细数者，头痛未止；脉沉紧者，必欲呕；脉沉滑者，协热利；脉浮滑者，必下血。

【浅述】此条论述了太阳病下后邪气不同的传变。

成无己《注解伤寒论》：此太阳病下之后，邪气传变。其脉促者，为阳盛，下后脉促，为阳胜阴也，故不作结胸，为欲解；下后脉浮，为上焦阳邪结，而为结胸也。经曰：结胸者，寸脉浮，关脉沉。下后脉紧，则太阳之邪，传于少阴，经曰：脉紧者属少阴。《内经》曰：邪客于少阴之络，令人咽痛，不可内食，所以脉紧者，必咽痛。脉弦则太阳之邪传于少阳，经曰：尺寸俱弦者，少阳受病也。其脉循胁，络于耳，所以脉弦者，必两胁拘急。下后邪气传里，则头痛未止，脉细数为邪未传里而伤气也，细为气少，数为在表，故头痛未止。脉沉紧，则太阳之邪传于阳明，为里实也，沉为在里，紧为里实，阳明里实，故必欲呕。脉滑则太阳之邪传于肠胃，以滑为阴气有余，知邪气入里，干于下焦也，沉为血胜气虚，是为协热痢、浮为气胜血虚，是知必下血。经曰：不宜下而便攻之，诸变不可胜数，此之谓也。

【第一百四十一条】

病在阳，应以汗解之；反以冷水潠之。若灌之，其热被劫不得去，弥更益烦，肉上粟起，意欲饮水，反不渴者，服文蛤散；若不瘥者，与五苓散；寒实结胸，无热证者，与三物小陷胸汤，白散亦可服。

【浅述】太阳病，本当麻、桂一汗而解，舍汗法而用其他治疗方法，易成"坏病"，坏病的治疗原则当遵循第十六条"观其脉证，知犯何逆，随证治之"。

《医宗金鉴》："无热证之下，与三物小陷胸汤，当是'三物白散'，'小陷胸汤'四字，必是传写之误。桔梗、贝母、巴豆三物，其色皆白，有三物白散之义，温而能攻，与寒实之理相属；小陷胸汤，乃栝蒌、黄连，皆性寒之品，岂可以治寒实结胸之证乎？'亦可服'三字，亦衍文也。"

【文蛤散方原方原量】文蛤（五两）

上一味为散，以沸汤和一方寸匕服。汤用五合。

【白散方原方原量】桔梗（三分），巴豆（去皮心，熬黑，研如脂，一分），贝母（三分）。

上三味为散，内巴豆，更于臼中杵之，以白饮和服。强人半钱匕，羸者减之。病在膈上必吐，在膈下必利。不利，进热粥一杯；利过不止，进冷粥一杯。身热、皮粟不解，欲引衣自覆。若以水洗之，益令热劫不得出，当汗而不汗则烦。假令汗出已，腹中痛，与芍药三两如上法。

【第一百四十二条】

太阳与少阳并病，头项强痛，或眩冒，时如结胸，心下痞硬者，当刺大椎第一间、肺俞、肝俞，慎不可发汗；发汗则谵语、脉弦，五日谵语不止，当刺期门。

【浅述】 太阳少阳并病，不宜发汗，宜针刺的治疗方法。若兼太阴，则宜柴胡桂枝汤可参第一百四十六条。

成无己《注解伤寒论》：太阳少阳相并为病，不纯在表，故头项不但强痛而或眩冒，亦未全入里，故时如结胸，心下痞硬，此邪在半表半里之间也。刺大椎第一间，肺俞，以泻太阳之邪；刺肝俞，以泻少阳之邪。邪在表，则可发汗；邪在半表半里，则不可发汗。发汗则亡津液，损动胃气。少阳之邪，因干于胃，土为木刑，必发谵语。脉弦，至五六日传经尽，邪热去而谵语当止；若复不止，为少阳邪热甚也，刺期门，以泻肝胆之气。

【第一百四十三条】

妇人中风，发热恶寒，经水适来，得之七八日，热除而脉迟、身凉、胸胁下满，如结胸状。谵语者，此为热入血室也，当刺期门，随其实而取之。

【第一百四十四条】

妇人中风，七八日续得寒热，发作有时，经水适断者，此为热入血室，其血必结，故使如疟状发作有时，小柴胡汤主之。

【医案选录】 又一妇，热入血室后，发斑点，以小柴胡汤加生地、丹皮获愈。医案选自：俞震《古今医案按·伤寒》。

【第一百四十五条】

妇人伤寒，发热，经水适来，昼日明了，暮则谵语，如见鬼状者，此为热入血室。无犯胃气，及上二焦，必自愈。

【浅述】 中风，发热恶寒，病在表，若恰逢月经期，表证日久，有热入血室之契机；若未在月经期，则由表入腑而不入血室。若表热除，胸胁满，谵语者为热入血室之证，第一百四十三条言针刺之法，第一百四十四条言小柴胡汤证治，第一百四十五条言热入血室证治及禁忌。热入血室之谵语非热结阳明，故不可下，热亦不在上焦，故不可吐，因吐下易伤胃气。

【医案选录】 1. 辛亥二月，毗陵学官王仲景妹，始伤寒七八日，昏塞喉中涎响如锯，目瞑不知人，病势极矣。予诊之，询其未昏塞以前证。母在侧曰："初病四五日，夜间谵语如见鬼状。"予曰："得病之初，正值经候来否？"答曰："经水方来。因身热病作而自止。"予曰："此热入血室也。"仲景云：妇人中风发热，经水适来，昼日明了，夜则谵语，发作有时，此为热入血室。医者不晓，例以热药补之，遂致胸膈不利，三焦不通，涎潮上脘，喘急息高。予曰："病热极矣，先当化其涎，后当除其热，无汗而自解矣。"予急以一呷散投之。两时间，涎定得睡。是日遂省人事，自次日以小柴胡汤加生地黄，三投热除，无汗而解。

医案选自：许叔微《伤寒九十论·热入血室证》。

2. 小柴胡汤案

Merana，女，36 岁，菲律宾人。

2010-09-01

精神失常 21 年。

患者每天夜间不由自主地到处游走，呼叫，喜怒无常，有时候面壁喃喃自语，严重时日间亦作，坐立不安，独自到处游荡。仔细询问其母亲，患者在 15 岁得病，曾于刚来月经时以井水洗浴并吹电扇，其后发病。刻下：日间精神正常，夜间难以安睡，口唇震颤，唇色略红；西医诊断为精神障碍。鼻梁上部略有青黑瘀斑，舌淡略大，有齿痕，右脉濡，左细弦。

证属热入血室，热郁于下焦血分，肝血郁滞，脾气偏虚。先刮期门穴，再行针刺放血，后以小柴胡汤治之。

北柴胡 125g，黄芩 45g，生半夏 45g，生姜 45g（切），党参 45g，炙甘草 45g，大枣 30g（切）。2 剂。以水 12 杯，煎剩下 6 杯，去渣，再煎剩下 3 杯，分 3 次服。

2010-09-03

针灸后，当晚仍不能入睡，但次晚入睡可。第二天始服药，服第一剂药后，夜间不再到处游走，再无突然大笑。服第二剂药后，夜间不再喃喃自语，睡眠转佳，夜间入睡时间较长，不服用安眠药仍能入睡。今诊见患者神态自若，并且来诊所前自行化妆抹粉，多年来从未如此。刻下：入睡稍困难，时来回走动，不能自制，胃纳佳，仍稍有嘴唇、舌头、手指震颤，心悸，稍咳嗽，小便可。鼻梁青黑瘀斑已除，舌淡嫩苔白润，右脉濡，左脉细弱。

症情已经大减，热郁稍除，以针刺期门拔罐放血，再用小柴胡汤加减法五、七："若心下悸，小便不利者，去黄芩，加茯苓四两……若咳者，去人参、大枣、生姜加五味子半升，干姜二两。"

北柴胡 125g，茯苓 60g，生姜 45g（切），炙甘草 45g，干姜 30g，五味子 40g。2 剂。以水 12 杯，煎剩下 6 杯，去渣，再煎剩下 3 杯，分 3 次服；翻煎，以水 6 杯，煎剩下 3 杯，次日分三次服。

针刺放血，较前次放出大量黑血，患者感觉舒畅。

2010 - 09 - 15

上药服后，已经不再到处游走，精神佳，对答自如，能正常生活、工作，睡眠佳，偶难入睡，无心悸、咳嗽，嘴唇震颤已除。舌如前，脉细濡，左关濡。

主症已愈，现症心脾偏虚，改以针灸善后，针刺神门、内关、合谷、足三里、太冲、公孙、血海。

1 年后随访，精神失常一直未见复发，能正常生活、工作。

医案选自：李宇铭著《原剂量经方治验录》。

【第一百四十六条】

伤寒六七日，发热、微恶寒、肢节烦痛、微呕、心下支结、外证未去者，柴胡桂枝汤主之。

【浅述】发热、微恶寒、肢节烦痛为太阳见症，微呕、心下支结为少阳见症，此为太阳少阳并病，表里同病，治宜和解少阳，调和营卫，用柴胡桂枝汤，即取小柴胡汤与桂枝汤各半量而成，此即"方有合群之妙用"。柯韵伯："表证微，故取桂枝之半；里证微，故取柴胡之半。此因内外俱虚，故制此轻剂以和解之也。"

【柴胡桂枝汤原方原量】桂枝（去皮），黄芩（一两半），人参（一两半），甘草（炙，一两），半夏（洗，二合半），芍药（一两半），大枣（擘，六枚），生姜（切，一两半），柴胡（四两）。

上九味，以水七升，煮取三升，去滓，温服一升。

【常用剂量】柴胡 40g，黄芩 15g，党参 15g，桂枝 15g，芍药 15g，生姜 15g，半夏 15g，甘草 10g，大枣 4 枚，两次治疗量。

【方歌】

桂枝芩芍参夏姜，同行十五量相当；

柴胡四十草十克，大枣四枚柴桂汤。

【医案选录】经方大师胡希恕医案：

岩某，女性，34 岁，病历号 16753，1961 年 1 月 26 日初诊。3 天前感冒经水适来，在本国使馆以西药治疗不效而求中医会诊。现寒热往来，身体疼痛，口苦咽干，微呕，微恶风寒，舌苔薄白，脉弦细。证属太少合病，治以和解少阳兼以解表，与柴胡桂枝汤：

柴胡 12g，桂枝 10g，白芍 10g，生姜 10g，半夏 10g，黄芩 10g，大枣 4 枚，党参 10g，炙甘草 6g。

结果：上药服 3 剂诸症已，月经已净。

医案选自：《经方传真——胡希恕经方理论与实践》。

【第一百四十七条】

伤寒五六日，已发汗而复下之，胸胁满微结、小便不利、渴而不呕、但头汗出、往来寒热、心烦者，此为未解也，柴胡桂枝干姜汤主之。

【浅述】既汗复下，汗下失当，气津两伤，故见口渴、小便不利，胸胁满、往来寒热、心烦为少阳经腑同病、枢机不利之表现，但头汗出而余处无汗，为阳热上郁之象。汗下之后，脾阳受伤，故用干姜以复脾阳。

成无己："……与柴胡桂枝干姜汤，以解表里之邪，复津液而助阳也。"

柯韵伯《伤寒来苏集》："汗、下后，而柴胡证仍在者，仍用柴胡汤加减。此因增微结一证，故变其方名耳。此微结与阳微结不同。阳微结，对纯阴结而言，是指大便硬，其病在胃。此微结，对大结胸而言，是指心下痞，其病在胸胁，与心下痞硬、心下支结同义。"

【柴胡桂枝干姜汤原方原量】柴胡（半斤），桂枝（去皮，三两），干姜（二两），栝楼根（四两），黄芩（三两），牡蛎（熬，二两），甘草（炙，二两）。

上七味，以水一斗二升，煮取六升，去滓，再煎取三升，温服一升。日三服，初服微烦，复服汗出便愈。

【常用剂量】柴胡 30g，桂枝 12g，黄芩 12g，干姜 10g，牡蛎 10g，炙甘草 10g，栝楼根 15g，两次治疗量。

【方歌】

十二桂芩三十柴，花粉十五生津液；

十克干姜牡蛎草，去滓再煎少阳开。

【医案选录】刘某，男，35 岁，患肝炎住某传染病医院。突出的症状是腹胀殊甚，尤以午后为重，坐卧不安，无法可解，遂邀余会诊。切其脉弦缓而软，视其舌质淡嫩而苔白滑。问其大便情况，则每日两三行，溏薄而不成形，小便反少，且有口渴之症。辨证：肝病及脾，中气虚寒，故大便虽溏，而腹反胀。此病单纯治肝、治脾则无效。治法：疏利肝胆，兼温脾寒。处方：柴胡10g，黄芩6g，炙甘草6g，桂枝6g，干姜6g，花粉12g，牡蛎12g。连服五剂而腹胀痊愈，大便亦转正常。后用调肝和胃之药而善后。

医案选自：《伤寒论讲义》第2版（刘渡舟. 伤寒论十四讲［M］. 天津：天津科学技术出版社，1982.）

【第一百四十八条】

伤寒五六日，头汗出、微恶寒、手足冷、心下满、口不欲食、大便硬、脉细者，此为阳微结，必有表，复有里也。脉沉，亦在里也。汗出，为阳微；假令纯阴结，不得复有外证，悉入在里，此为半在里半在外也。脉虽沉紧，不得为少阴病。所以然者，阴不得有汗，今头汗出，故知非少阴也，可与小柴胡汤；设不了了者，得屎而解。

【浅述】此条论述阳微结与纯阴结之鉴别。

阳微结：热结在里，大便秘结为"阳结"。热结程度尚不重为"阳微结"。

纯阴结：脾肾阳虚，阴寒内盛而大便秘结不通，叫作"阴结"，没有兼夹证，故称"纯阴结"。

阳微结总属三阳证，即太阳、少阳、阳明。本条以半表半里之少阳证为主。头汗出，微恶寒为在表，手足冷为阳气内郁，气机阻滞所致，属真热假寒。心下满、口不欲食、大便硬、脉细，为邪在少阳，兼阳明故大便硬，其主要病机为阳郁气滞，少阳枢机不利。纯阴结则无"头汗出"之症。

成无己："诸阴脉皆至颈胸中而还，不上循头，今头汗出，知非少阴也。"若服小柴胡汤不了了，则可微通阳明，轻下热结，得屎则解。

【第一百四十九条】

伤寒五六日，呕而发热者，柴胡汤证具，而以他药下之，柴胡证仍在者，复与柴胡汤。此虽已下之，不为逆，必蒸蒸而振，却发热汗出而解。若心下满而硬痛者，此为结胸也，大陷胸汤主之；但满而不痛者，此为痞，柴胡不中与之，宜半夏泻心汤。

【浅述】呕而发热者，小柴胡汤证也。少阳主升，火性炎上，胆腑郁热犯胃，故呕。少阳证误下后，有三种转归：第一，未发生变证，复与小柴胡汤后战汗作解；第二，结胸证，主以大陷胸汤；第三，心下痞，主以半夏泻心汤。心下满而硬痛者，属结胸；但满而不痛者属心下痞。

柯韵伯《伤寒来苏集》："呕而发热者，小柴胡证也。呕多虽有阳明病，不可攻之。若有下证，亦宜大柴胡。而以他药下之，误矣。误下后有三证，设少阳为不表不里之经，不全发阳，不全发阴，故误下之变，亦因偏于半表者成结胸，偏于半里者，心下痞耳。此条本为半夏泻心而发，故只以痛不痛分结胸与痞，未及他证。"可参。

【半夏泻心汤原方原量】半夏（洗，半升），黄芩、干姜、人参、甘草（炙，各三两），黄连（一两），大枣（擘，十二枚）。

上七味，以水一斗，煮取六升，去滓；再煎取三升，温服一升，日三服。须大陷胸汤者，方用前第二法。

【常用剂量】半夏 15g，黄芩 30g，干姜 30g，炙甘草 30g，党参 30g，黄连 10g，大枣 8 枚，两次治疗量。

【方歌】

三十姜芩参甘草，十克黄连八枚枣；

煎汤再入十五夏，半夏泻心痞证消。

【医案选录】1. 张某，男，素嗜酒。1969 年发现呕吐、心下痞闷，大便每日两三次而不成形。经多方治疗，效不显。其脉弦滑，舌苔白，辨为酒湿伤胃，郁而生痰，痰浊为邪，胃气复虚，影响升降之机，则上见呕吐，中见痞满，下见腹泻。治以和胃降逆，去痰消痞为主。拟方：半夏 12g，干姜 6g，黄芩 6g，黄连 6g，党参 9g，炙甘草 9g，大枣 7 枚。服 1 剂，大便泻下白色胶涎甚多，呕吐十去其七。又服 1 剂，则痞利皆减。凡 4 剂痊愈。

医案选自：《伤寒论讲义》第 2 版（刘渡舟. 新编伤寒论类方［M］. 山西：山西人民出版社，1984.）

2. 经方大师胡希恕医案

程某，女性，33 岁，病历号 37488，1967 年 3 月 7 日初诊。原有肝炎，近一月来恶心纳差，心下痞满，腹鸣便溏，舌糜且痛，苔黄，脉细弱。证属上热下寒，治以苦辛开降，方用半夏泻心汤：

半夏 12g，党参 10g，黄芩 10g，黄连 6g，干姜 10g，大枣 4 枚，炙甘草 6g，生石膏 45g。

结果：药服三剂痊愈。

医案选自：《经方传真——胡希恕经方理论与实践》。

【第一百五十条】

太阳、少阳并病，而反下之，成结胸；心下硬，下利不止，水浆不下，其人心烦。

【浅述】一经病证未罢，另一经病证复起，称为并病。太阳、少阳并病，属表里同病，法当表里同治。若误下，邪气入里与痰水相结成实而成结胸，故心下硬。误下，伤脾之阳，水湿趋下，少阳里邪乘虚下干肠胃，故下利不止。水浆不入，胃败，正虚邪扰，故心烦，此属重症，攻补两难。

【第一百五十一条】

脉浮而紧，而复下之，紧反入里，则作痞。按之自濡，但气痞耳。

【浅述】脉浮紧，代指太阳病，当还有太阳病其他病症。太阳病，当以汗解，假如误用了下法，则变为心下痞，"濡"通"软"，按之软，属气痞。此处之误下为形成心下痞之契机，杂病中，多无误下，只要引起脾胃升降失常，气机痞结中焦，均可导致痞证的出现。

【第一百五十二条】

太阳中风，下利、呕逆、表解者，乃可攻之。其人汗出，发作有时，头痛、心下痞硬满、引胁下痛、干呕、短气、汗出不恶寒者，此表解里未和也，十枣汤主之。

【浅述】此条论述太阳中风，表解后，饮停胸胁的见症及证治。成无己《注解伤寒论》："下利，呕逆，里受邪也。邪在里者，可下，亦须待表解者，乃可攻之。其人汗出，发作有时，不恶寒者，表已解也；头痛，心下痞，硬满，引胁下痛，干呕，短气者，邪热内蓄而有伏饮，是里未和也，与十枣汤，下热逐饮。"

【十枣汤原方原量】芫花（熬），甘遂、大戟。

上三味，等分，各别捣为散。以水一升半，先煮大枣肥者十枚，取八合，去滓，内药末。强人服一钱匕，羸人服半钱，温服之，平旦服。若下少，病不除者，明日更服，加半钱；得快下利后，糜粥自养。

【医案选录】张任夫（劳神父路仁兴里六号）

初诊（4月4日），水气凌心则悸，积于胁下则胁下痛，冒于上膈则胸中胀，脉来双弦，证属饮家，兼之干呕短气，其为十枣汤证无疑。

炙芫花（五分），制甘遂（五分），大戟（五分），研细末分作两服。先用黑枣十枚煎烂，去渣，入药末，略煎和服。

医案选自：曹颖甫《经方实验录》。

【第一百五十三条】

太阳病，医发汗，遂发热、恶寒；因复下之，心下痞。表里俱虚，阴阳气并竭，无阳则阴独。复加烧针，因胸烦、面色青黄、肤𬌗者，难治；今色微黄，手足温者，易愈。

【浅述】 太阳病发汗后，发热恶寒不解，表证仍在，可一汗再汗，有表证断不可下。曹颖甫认为本条有脱落之"不"字，其订正为："太阳病，医发汗，遂发热恶寒，因复下之，心下痞，表里俱虚，阴阳气并竭，无阳则阴独。复加烧针，因胸烦、面色青黄、肤𬌗者，难治。今色微黄，手足温者，易愈。"《伤寒发微》："太阳病发其汗，犹曰：'太阳病当以汗解也。'无问在表之用麻黄，在肌之用桂枝，一也。所难解者，遂发热恶寒耳。其未经发汗之前，本不发热，本不恶寒，因发汗之故，遂致发热恶寒乎？若初不见发热恶寒，何以知为太阳病乎，此不可通者一……"可参。

【第一百五十四条】

心下痞，按之濡，其脉关上浮者，大黄黄连泻心汤主之。

【浅述】 心下痞，即病人心下有（胃脘部）堵闷痞塞之感，但按之柔软不痛，此即与结胸证之鉴别。关上浮，关主中焦，浮主热，此属热痞，为无形邪热壅聚中焦所致，当泄热消痞，故治以大黄黄连泻心汤。成无己《注解伤寒论》："心下硬，按之痛，关脉沉者，实热也。心下痞，按之濡，其脉关上浮者，虚热也，大黄黄连汤，以导其虚热。"

柯韵伯对于此条，提出了自己独特的看法，其认为本条有误，当修正为："心下痞，按之硬，大便硬，而不恶寒，反恶热，其脉关上浮者，大黄黄连泻心汤主之。"并在《伤寒来苏集》中作如下解释："濡，当作硬。按之濡下，当有大便硬，不恶寒，反恶热句，故立此汤。观泻心汤治痞，是攻补兼施、寒热并驰之剂。此则尽去温补，独任苦寒下泄之品，且用麻沸汤，渍绞浓汁而生用之，利于急下如此，而不言及热结当攻诸证，谬矣。夫按之濡为气痞，是无形也，则不当下。且结胸证，其脉浮大者不可下，则心下痞而关上浮者，反可下乎？小结胸按之痛者，尚不用大黄，何以比陷胸汤更峻？是必有当急下之证，比结胸更甚者，故制此峻攻之剂也。学者用古方治今病，如据此条脉证而用此方，下咽即死耳。勿以断简残文尊为圣经，而曲护其说，以遗祸后人也。"

【大黄黄连泻心汤原方原量】 大黄（二两），黄连（一两）。

上二味，以麻沸汤二升渍之，须臾绞去滓。分温再服。（臣亿等看详大黄黄连泻心汤，诸本皆二味；又后附子泻心汤，用大黄、黄连、黄芩、附子，恐是前方中亦有黄芩，后但加附子也。故后云附子泻心汤，本云加附子也。）

【常用剂量】大黄20g，黄连10g，两次治疗量。

【方歌】

大黄黄连二比一，本有黄芩宗林億；

大黄二十连十克，麻沸汤渍可除痞。

【医案选录】孙某，60岁，鼻衄而心烦，心下痞满，小便色黄，大便不爽，舌苔黄，关寸皆数。辨为心胃之火，上犯阳络，胃气有余，搏而成痞。用生大黄9g，黄连6g，黄芩6g，以麻沸汤浸药，只饮一碗，其病应手而愈。

医案选自：《伤寒论讲义》第2版（刘渡舟. 伤寒论通俗讲话［M］. 上海：上海科学技术出版社，1980.）

【第一百五十五条】

心下痞，而复恶寒、汗出者，附子泻心汤主之。

【浅述】本条论述热痞兼阳虚恶寒的证治。但恶寒，不发热，则非太阳证。汗出为阳虚不摄阴之故，故主以附子泻心汤，此泻热温阳、寒热并用之法。

成无己《注解伤寒论》：心下痞而复恶寒，汗出者，附子泻心汤主之。心下痞者，虚热内伏也；恶寒汗出者，阳气外虚也。与泻心汤攻痞，加附子以固阳。

此条当与第二十条"桂枝加附子汤证"相区别。

柯韵伯：《伤寒来苏集》认为此条应为："心下痞，大便硬，心烦不得眠，而复恶寒汗出者，附子泻心汤主之。"并解释道："心下痞，当有大便硬、心烦不得眠句，故用此汤。夫心下痞而恶寒者，表未解也，当先解表，宜桂枝加附子，而反用大黄，谬矣。既加附子，复用芩、连，抑又何也？若汗出是胃实，则不当用附。若汗出为亡阳，又焉可用乎？许学士云：但师仲景意，不取仲景方。盖为此耳。"柯韵伯之见解，提示了临证宜详辨病机，表里寒热虚实辨之无谬，方可选方用药。

【附子泻心汤原方原量】大黄（二两），黄连（一两），黄芩（一两），附子（炮，去皮破，别煮取汁，一枚）。

上四味，切三味，以麻沸汤二升渍之，须臾绞去滓，内附子汁，分温再服。

【常用剂量】大黄20g，黄连10g，黄芩10g，附子10g，两次治疗量。

【方歌】

痞证恶寒又汗出，附子泻心为之主；

二十大黄十芩连，温阳尚须十克附。

【医案选录】李某，男，30岁，素有胃病。胃脘痞胀，胃中嘈杂如火烧灼，心烦不寐，口腔内黏膜及舌体溃烂，全是一派心胃火热之象。舌质反淡嫩有齿痕，苔薄白。再询其症，尚有周身乏力，时时畏寒，精神不振，性欲淡漠，纳谷不香，大便稀溏等。切其脉弦而滑。证有寒热，俱非虚假，当以清火温阳之法治疗。制附子10g（另包单煎），大黄、黄连、黄芩各6g（沸水泡渍）和汁兑服，6剂。药后胃脘痞胀及烧灼感均消，口疮愈合。但仍畏寒，大便每日2~3次，续上方加大附子剂量为15g。又服3剂后，精神大振，体力增加，大便转常，诸症随之而安。

医案选自：《伤寒论讲义》第2版（刘渡舟，姜元安．经方临证指南［M］．天津：天津科学技术出版社，1993.）

【第一百五十六条】

本以下之，故心下痞，与泻心汤，痞不解。其人渴而口燥烦，小便不利者，五苓散主之。一方云，忍之一日乃愈。

【浅述】误下成痞，给予泻心汤治疗，病情不减，其不为热痞可知，当重新辨证，细究其因。仔细询问得知，患者尚有口渴、烦、小便不利之症，其为下焦水蓄，三焦气化不利，水饮停聚心下，妨碍中焦气机之升降所致，后世将此类痞证称为"水痞"，水痞当治以五苓散化气、行水、消痞。气不布津故口渴而烦，气化失司，故小便不利。若仅仅是口渴而烦，当与阳明内实之白虎加人参汤证相鉴别，其着眼处在于小便不利。

此条尚提示，在临证中，若诊治疾病，一诊不愈，当调整思路，详查病机，重新辨证。

柯韵伯《伤寒来苏集》："与泻心汤而痞不除，必心下有水气故耳。其症必兼燥烦而小便不利，用五苓散，入心而逐水气，则痞自除矣。"

【第一百五十七条】

伤寒汗出解之后，胃中不和，心下痞硬，干噫食臭，胁下有水气，腹中雷鸣下利者，生姜泻心汤主之。

【浅述】汗出表解，致胃中不和，其因或汗出过多，伤脾之阳气；或其人脾阳素虚，致太阳寒水下陷中焦，而成胃虚水停、气机痞塞之痞证。胁下有水气既言其病机，即水饮内停中焦，又言其症状，即腹中雷鸣下利。

成无己："胃为津液之主，阳气之根。大汗出后，外亡津液，胃中空虚，客气上逆，心下痞硬。"

柯韵伯："胁下，即腹中也，土虚不能制水，故肠鸣。"

大塚敬节："胁下有水气与腹中雷鸣为互文关系，所以据此可知，腹中也有水气，胁下也有雷鸣。"

【生姜泻心汤原方原量】生姜（切，四两），甘草（炙，三两），人参（三两），干姜（一两），黄芩（三两），半夏（洗，半升），黄连（一两），大枣（擘，十二枚）。

上八味，以水一斗，煮取六升，去滓，再煎取三升。温服一升，日三服。

【常用剂量】生姜 40g，炙甘草 30g，党参 30g，黄芩 30g，半夏 15g，黄连 10g，干姜 10g，大枣 8 枚，两次治疗量。

【方歌】

四十生姜八枚枣，三十黄芩参甘草；

十克姜连十五夏，下利腹鸣水气消。

【医案选录】经方大师胡希恕医案

彭某，女性，30 岁，病历号 31221，1965 年 8 月 26 日初诊。因吃葡萄而患腹泄已 3 天，每日 3 次水样便，腹微疼，咽干不思饮，心下痞满，纳差，嗳气，腹时胀满而肠鸣漉漉，四肢乏力，苔白腻，脉弦滑。原本中寒，又值外邪相加，中阳不运，饮郁化热，予生姜泻心汤：生姜 12g，干姜 3g，炙甘草 10g，党参 10g，半夏 12g，黄芩 10g，黄连 10g，大枣 4 枚。

结果：上药服 1 剂，腹泄、腹疼止。服 3 剂诸症好转。

医案选自：《经方传真——胡希恕经方理论与实践》。

【第一百五十八条】

伤寒中风，医反下之，其人下利，日数十行，谷不化，腹中雷鸣，心下痞硬而满，干呕心烦不得安。医见心下痞，谓病不尽，复下之，其痞益甚。此非结热，但以胃中虚，客气上逆，故使硬也，甘草泻心汤主之。

【浅述】表证误下，伤其中阳，太阳寒水下陷，故痞利俱甚，治以甘草泻心汤，均以炙甘草扶助中气。

成无己：伤寒中风，是伤寒或中风也。邪气在表，医反下之，虚其肠胃而气内陷也。下利日数十行，谷不化，腹中雷鸣者，下后里虚胃弱也。心下痞硬，干呕心烦，不得安者，胃中空虚，客气上逆也。

柯韵伯："不曰理中，仍名泻心者，以心烦痞硬，病本于心耳。"

另外，《金匮要略》："狐惑之为病，状如伤寒，默默欲眠，目不得闭，卧起不安。蚀于喉为惑，蚀于阴为狐。不欲饮食，恶闻食臭，其面目乍赤、乍黑、乍白。蚀于上部则声喝（一作嗄），甘草泻心汤主之。"

【甘草泻心汤原方原量】 甘草（炙，四两），黄芩（三两），干姜（三两），半夏（洗，半升），大枣（擘，十二枚），黄连（一两）。

上六味，以水一斗，煮取六升，去滓；再煎取三升。温服一升，日三服。（臣亿等谨按：上生姜泻心汤法，本云理中人参黄芩汤，今详泻心以疗痞。痞气因发阴而生，是半夏、生姜、甘草泻心三方，皆本于理中也。其方必各有人参，今甘草泻心中无者，脱落之也。又按《千金》并《外台秘要》治伤寒䘌食，用此方，皆有人参，知脱落无疑。）

【常用剂量】 炙甘草40g，黄芩30g，干姜30g，半夏15g，黄连10g，大枣8枚，两次治疗量。

【方歌】

理中变方三泻心，甘草泻心脱人参；

四十甘草十五夏，八枣十连卅姜芩。

【医案选录】 史某，男性，42岁，住北京，1965年11月15日初诊。反复发作口舌溃疡2年，本次发作已半月。舌上舌下皆有巨大溃疡，因疼痛不能吃饭及说话，右胁微疼，大便少微溏，苔黄厚，脉弦滑。症为上热下寒，治以苦辛开降，与甘草泻心汤：

炙甘草12g，黄芩10g，干姜6g，半夏12g，大枣3枚，黄柏10g，党参10g。

结果：上药服两剂，舌疼已，进食如常，继调半月诸症消除。

医案选自：《经方传真——胡希恕经方理论与实践》。

【第一百五十九条】

伤寒服汤药，下利不止，心下痞硬，服泻心汤，已。复以他药下之，利不止，医以理中与之，利益甚，理中者，理中焦，此利在下焦，赤石脂禹余粮汤主之。复不止者，当利其小便。

【浅述】 成无己：伤寒服汤药下后，利不止，而心下痞硬者，气虚而客气上逆也，与泻心汤攻之则痞已，医复以他药下之，又虚其里，致利不止也。理中丸，脾胃虚寒下利者，服之愈。此以下焦虚，故与之，其利益甚。《圣济经》曰：滑则气脱，欲其收也。如开肠洞泄、便溺遗失，涩剂所以收之。此利由下焦不约，与赤石脂禹余粮汤以涩洞泄。下焦主厘清浊，下利者，水谷不分也。若服涩剂，而利不止，当利小便，以分其气。

本条分别列举了四种下利证的不同证治：

1、心下痞兼下利，当服泻心汤；

2、理中汤，适用于脾阳虚衰，寒湿下注之下利；

3、利小便以渗湿（五苓散、真武汤、猪苓汤），适用于水湿下利；

4、赤石脂禹余粮汤，以收涩为主，适用于下元不固、滑脱不禁。

【赤石脂禹余粮汤原方原量】赤石脂（碎，一斤），太一禹余粮（碎，一斤）。

上二味，以水六升，煮取二升，去滓，分温三服。

【常用剂量】赤石脂 50~150g，禹余粮 50~150g，打碎，水煎服，两次治疗量。

【方歌】

下元不固下利伤，赤石禹余是良方；

两药等份须打碎，量多量少可酌商。

【医案选录】奚某，男，54 岁。素病泄泻，因业医而常自服理中丸有效。偶病寒热往来，口苦，心烦，脘胁硬痛，呕不止，泻利，溺黄，舌红苔黄，脉弦数。前医给服大柴胡汤，诸症愈而泻利不止。自认为常服理中丸有效，遂作汤服之，孰料连服 3 日，反而更甚，以致泻利无度，邀商于余。余倾听其前后证治，再思"理中者，理中焦"之意，断之曰："尔有泻利痼疾，中焦不足固然，但此次病少阳热迫阳明，服大柴胡汤邪热虽去，恐大肠伤矣，利在下焦滑脱不止，当以赤石脂禹余粮汤涩肠止利为是。"彼顿悟，遂以赤石脂、禹余粮等分，碾极细，佐以少许粳米，煮汤分两次顿服，3 日而利止，再以连理汤善后。

医案选自：《伤寒论讲义》第 2 版（贺有琰．伤寒论纵横［M］．武汉：湖北科学技术出版社，1986.）

【第一百六十条】

伤寒吐下后，发汗，虚烦，脉甚微，八九日心下痞硬、胁下痛、气上冲咽喉、眩冒、经脉动惕者，久而成痿。

【浅述】伤寒不问表里虚实，吐下之后，更又发汗，表、里、气、血、津液俱虚，遂心下痞硬，胁下痛，气上冲咽喉，眩冒，经脉动惕，久则成痿，此因虚之故。

曹颖甫："痿者，枯萎而不荣也。"

【第一百六十一条】

伤寒发汗、若吐、若下，解后，心下痞硬，噫气不除者，旋覆代赭汤主之。

【浅述】"若"是"或者"之意，伤寒发汗，或误吐、或误下，表证虽解，但中气已伤，痰气壅滞中焦，出现心下痞硬以及噫气之症，治当和胃、消痰、降逆，方用旋覆代赭汤。"主之"强调了旋覆代赭汤对本条所述之病证疗效确切。

成无己：大邪虽解，以曾发汗吐下，胃气弱而未和，虚气上逆，故心下痞硬，噫气不除，与旋覆代赭石汤降虚气而和胃。

本条"心下痞硬"当与"泻心汤证"相鉴别，旋覆代赭汤证当以"气逆"为重点，"噫气"为主症。

【旋覆代赭石汤原方原量】旋覆花（三两），人参（二两），生姜（五两），代赭石（一两），甘草（炙，三两），半夏（洗，半升），大枣（擘，十二枚）。

上七味，以水一斗，煮取六升，去滓，再煎取三升。温服一升，日三服。

【常用剂量】旋覆花30g，党参20g，生姜50g，炙甘草30g，半夏15g，代赭石10g，大枣8枚，两次治疗量。

【方歌】

三十复花三十草，十赭廿参八枚枣；

五十生姜十五夏，噫气可除痞可消。

【医案选录】黄某，女，12岁，曾患脑膜炎，经治疗后已愈，遗有呃逆一证，伴不欲饮食。前医以为温病伤阴，用五汁饮及叶氏益胃汤等，反添胃中发凉之症。舌苔白略腻，脉弦无力。此胃脘阳虚，津聚为饮，内挟肝气上逆所致。处方：旋覆花9g，代赭石6g，生姜15g，党参6g，半夏9g，大枣7枚，炙甘草6g。服药3剂后，呃逆止，胃冷除而饮食增。方中又加茯苓15g、陈皮9g调治，5剂而安。

医案选自：《伤寒论讲义》第2版（刘渡舟. 经方临证指南［M］. 天津：天津科学技术出版社，1993.）

【第一百六十二条】

下后，不可更行桂枝汤。若汗出而喘，无大热者，可与麻黄杏子甘草石膏汤。

【浅述】太阳病下后，若表证仍在，可再用桂枝汤解表。若表证已解，外邪入里化热，邪热壅肺，宣降失司，故可见汗出而喘，无大热者，谓表无大热。

本条当与第六十三条合参，第六十二条："发汗后，不可更行桂枝汤，汗出而喘，无大热者，可与麻黄杏仁甘草石膏汤。"

【第一百六十三条】

太阳病，外证未除，而数下之，遂协热而利，利下不止，心下痞硬、表里不解者，桂枝人参汤主之。

【浅述】太阳病当以汗解，数次误下后，中阳受伤，表证亦未解，故出现协热利（里虚寒下利兼表证发热）、心下痞硬、表里不解，此当两解表里。桂枝人参汤即理中汤加桂枝。

柯韵伯《伤寒来苏集》："外热未除，是表不解；利下不止，是里不解，此之谓有表里证。然病根在心下，非辛热何能化痞而软硬？非甘温无以止利而解表，故用桂枝、甘草为君，佐以干姜、参、术。先煎四物，后内桂枝，使和中之力饶，而解肌之力锐，予以奏双解表里之功，又一新加法也。"

此条当与葛根芩连汤证相鉴别，葛根芩连汤证为里热下利兼表邪未解。

【桂枝人参汤原方原量】桂枝（别切，四两），甘草（炙，四两），白术（三两），人参（三两），干姜（三两）。

上五味，以水九升，先煮四味，取五升，内桂，更煮取三升，去滓。温服一升，日再服，夜服一次。

【常用剂量】桂枝40g，炙甘草40g，白术30g，党参30g，干姜30g，两次治疗量。

【方歌】

三十白术党参姜，桂草四十成良方；

表里两解两兼顾，即是桂枝人参汤。

【医案选录】经方大师胡希恕医案

姜某，女，31岁，1963年4月9日初诊。两年来常发腹痛、腹泻，前一晚受凉后，又出现腹痛、腹胀，大便溏泻3次，并感身疼恶寒，口中和不思饮，舌苔薄白，脉沉细。此为太阳太阴合病，予桂枝人参汤：桂枝10g，党参10g，干姜6g，炙甘草6g，苍术12g。

结果：服1剂，身疼痛减，服3剂，身疼痛已，腹泻已，仍纳差，予茯苓饮消息之。

医案选自：《经方传真——胡希恕经方理论与实践》。

【第一百六十四条】

伤寒大下后，复发汗，心下痞、恶寒者，表未解也。不可攻痞，当先解表，表解乃可攻痞；解表宜桂枝汤，攻痞宜大黄黄连泻心汤。

【浅述】 此条论述热痞兼表证的治法。

既有表证，当有恶寒、发热等太阳病见症，因是汗后，解表只宜桂枝而不宜麻黄。大下后，表邪入里化热，结于心下而成热痞，待表解以后，再与大黄黄连泻心汤攻痞。

伤寒，先下后汗，汗下次序颠倒，表邪不但未解，且导致表里同病，依仲景治法，此应先解表，表解后再攻里。临证应活看本条，杂病中，多无汗下失序之诱因，但见热痞，即可应用本方。

成无己：大下后，复发汗，则表里之邪当悉已。此心下痞而恶寒者，表里之邪俱不解也。因表不解而下之，为心下痞，先与桂枝汤解表，表解，乃与大黄黄连泻心汤攻痞。《内经》曰："从外之内而盛于内者，先治其外，而后调其内。"

本条当与第一百五十四条合参。

【第一百六十五条】

伤寒发热，汗出不解，心中痞硬，呕吐而下利者，大柴胡汤主之。

【浅述】 若是太阳发热，汗出则热解；若汗出热不解，当转属阳明，故可见心下痞硬，此处"心中痞硬"，成无己《注解伤寒论》："心下痞硬，呕吐而下利，则为胆热内郁，犯胃则胃气上逆而呕，胆热下迫肠道则下利。"综合来看，此证为少阳兼阳明里实。此处之下利，当以下利臭秽不爽、肛门灼热为特点，或不下利而大便秘结，如此方可给予大柴胡汤，以和解少阳，内泻阳明。

成无己：伤寒发热，寒已成热也。汗出不解，表和而里病也。吐利，心腹濡软为里虚；呕吐而下利，心下痞硬者，是里实也，予大柴胡汤以下里热。

由此条可知，三阳经病证皆有经证与腑证。如太阳证不解，入里可有太阳蓄水证和太阳蓄血证；阳明有经证，亦有阳明腑实证；少阳有经证，亦有大柴胡汤证。

此条当与第一百零三条、第一百三十六条互参。

【第一百六十六条】

病如桂枝证，头不痛、项不强、寸脉微浮、胸中痞硬、气上冲喉咽不得息者，此为胸有寒也。当吐之，宜瓜蒂散。

【浅述】 病如桂枝证，当有桂枝证的其他症状，如发热、汗出、恶风等。仔细分析，患者头不痛、项不强，桂枝证当脉浮，今仅寸脉浮，则非桂枝证可知。寸脉主上焦，胸中痞硬，气上冲咽喉，不得息者，为有形痰饮阻塞无形气机之故，痰饮为阴邪，故为"胸有寒"。"其高者，因而越之"，故当用吐法，以去痰饮之实，痰饮去则气机为之畅通。

成无己：《千金》曰："气浮上部，填塞心胸，胸中满者，吐之则愈。与瓜蒂散，以吐胸中之邪。"

【医案选录】 一舟子，伤寒发黄，鼻内酸痛，身与目如金，小便赤而数，大便如常。或欲用茵陈五苓，许曰：非其治也。小便和，大便如常，则知病不在脏腑。今眼睛疼，鼻酸痛，是病在清道中，若下大黄，必腹胀为逆。宜用瓜蒂散，先含水，次搐之，鼻中黄水尽，乃愈。

医案选自：俞震《古今医案按》。

【瓜蒂散原方原量】 瓜蒂（熬黄，一分），赤小豆（一分）。

上二味，各别捣筛，为散已，合治之。取一钱匕，以香豉一合，用热汤七合煮作稀糜，去滓，取汁和散，温顿服之。不吐者，少少加；得快吐乃止。诸亡血虚家，不可与瓜蒂散。

【第一百六十七条】

病胁下素有痞，连在脐旁，痛引少腹，入阴筋者，此名脏结，死。

【浅述】 此条论述脏结重症。痞，指肿块。阴筋，指外生殖器。入阴筋，指缩阴证。脏结无阳证，指阴寒凝结于内，寒主痛，故痛引少腹，阴缩者，难治。

成无己：素有宿昔之积，结于胁下为痞。今因伤寒邪气入里，与宿积相助，使脏之真气，结而不通，致连在脐旁，痛引少腹，入阴筋而死。

曹颖甫：此节仲师发明太阳腑气阴寒凝沍之死证，唯黄坤载谓"藏结之证，阴盛则寒，阳复则热，阴为死机，阳则生兆"。

【第一百六十八条】

伤寒若吐若下后，七八日不解。热结在里，表里俱热，时时恶风，大渴，舌上干燥而烦,欲饮水数升者,白虎加人参汤主之。

【浅述】此条论述阳明热盛、津气两伤的证治。

伤寒或吐或下,外邪入里化热,邪热耗气伤津,加之吐下(吐下之余,定无完气),津气更为耗伤。"热结在里"为本条之关键,提示了阳明热盛之病机,表里俱热谓里热外迫津液外泄,当有身热、汗出、不恶寒反恶热等症,此为阳明外证。阳明内热,津气耗伤,故大渴欲饮,舌燥而烦。时时恶风,为气随汗失,卫阳虚衰不固所致。

柯韵伯《伤寒来苏集》:"伤寒七八日,尚不解者,当汗不汗,反行吐下,是治之过也。吐则津液亡于上,下则津液亡于下。表虽不解,热已结于里矣。太阳主表,阳明主里,表里俱热,是两阳并病也。恶风为太阳表证未罢,然时时恶风,则有时不恶,表将解矣,与背微恶寒同。烦躁、舌干、大渴为阳明证,欲饮水数升,里热结而不散矣,急当救里以滋津液。里和表亦解,故不须两解之法。"

【第一百六十九条】

伤寒无大热、口燥渴、心烦、背微恶寒者,白虎加人参汤主之。

【浅述】无大热,为表无大热;口燥渴、心烦,为阳明热盛伤津所致;背微恶寒,与上一条病机相同,为气随汗失,卫阳气虚所致。此条之恶寒,当与太阳恶寒、少阴恶寒相区别。

【第一百七十条】

伤寒脉浮,发热,无汗,其表不解,不可与白虎汤。渴欲饮水,无表证者,白虎加人参汤主之。

【浅述】表解乃可攻里,此仲景之惯例也。太阳伤寒证,治宜麻黄汤;太阳证罢,转输阳明而热盛津伤者,治宜白虎加人参汤。

成无己:"伤寒脉浮,发热无汗,其表不解,不渴者,宜麻黄汤;渴者宜五苓散,非白虎所宜。大渴欲水,无表证者,乃可与白虎加人参汤,以散里热。临病之工,大宜精别。"

【第一百七十一条】

太阳、少阳并病,心下硬、颈项强而眩者,当刺大椎、肺俞、肝俞,慎勿下之。

【浅述】此条论述太少合病的针刺疗法及禁忌。少阳禁汗、吐、下,此少阳三禁；若加上禁利小便，则为少阳四禁。

成无己："心下痞硬而眩者，少阳也；颈项强者，太阳也。刺大椎、肺俞，以泻太阳之邪，以太阳脉下项挟脊故尔。肝俞以泻少阳之邪，以胆为肝之腑故尔。太阳为在表，少阳为在里，即是半表半里证。前第五证云：不可发汗，发汗则谵语。是发汗攻太阳之邪，少阳之邪益甚干胃，必发谵语。此云慎勿下之，攻少阳之邪，太阳之邪乘虚入里，必作结胸。经曰：太阳少阳并病，而反下之，成结胸。"

【第一百七十二条】

太阳与少阳合病，自下利者，与黄芩汤；若呕者，黄芩加半夏生姜汤主之。

【浅述】此条名为太少合病，却无太阳之见症，是有太少之名，而无太少之实。条文仅下利一症，当为太阳寒水与少阳郁热下迫肠道所致，其邪当以少阳郁热为主，故主以黄芩汤。若呕者，加半夏、生姜和胃气、消水气而止呕，此即小半夏汤。

成无己："太阳阳明合病，自下利为在表，当与葛根汤发汗。阳明少阳合病，自下利，为在里，可与承气汤下之。此太阳少阳合病，自下利，为在半表半里，非汗下所宜，故与黄芩汤以和解半表半里之邪。呕者，胃气逆也，故加半夏、生姜，以散逆气。"

【黄芩汤原方原量】黄芩（三两），芍药（二两），甘草（炙，二两），大枣（擘，十二枚）。

上四味，以水一斗，煮取三升，去滓，温服一升，日再，夜一服。

【常用剂量】黄芩30g，炙甘草20g，芍药20g，大枣8枚，两次治疗量。

【方歌】

三十黄芩八枚枣，二十芍药二十草；

若呕须加十五夏，三十生姜不可少。

【黄芩加半夏生姜汤原方原量】黄芩（三两），芍药（二两），甘草（炙，二两），大枣（擘，十二枚），半夏（洗，半升），生姜（切，一两半，一方三两）。

上六味，以水一斗，煮取三升，去滓，温服一升，日再，夜一服。

【常用剂量】黄芩30g，炙甘草20g，芍药20g，半夏15g，生姜30g，大枣8枚，三次治疗量。

【方歌】

三十黄芩八枚枣，二十芍药二十草；

若呕须加十五夏，三十生姜不可少。

【医案选录】 经方大师胡希恕医案

刘某，女，50岁，初诊日期为1965年9月12日。因吃不洁葡萄后，患急性胃肠炎，出现身热恶寒、泻稀水便，温温欲吐，服葛根加半夏汤后，热退而吐利不止，苔白厚，脉弦细数。

证属太少合病，为黄芩加半夏生姜汤证：

黄芩10g，炙甘草6g，白芍10g，大枣4枚，半夏12g，生姜10g。

结果：上药服1剂，体温恢复正常，腹泻止，胃稍和，仍不思饮食。服2剂，身微汗出，食饮如常，仍感乏力，继善后调理。

医案选自：《经方传真——胡希恕经方理论与实践》。

【第一百七十三条】

伤寒，胸中有热，胃中有邪气，腹中痛，欲呕吐者，黄连汤主之。

【浅述】 以方测证，"胸中有热"当指胃中有热，"胃中有邪气"当指脾寒。此本太阴为主，阳明为次，太阴有寒，阳明有热，寒者自寒，热者自热，治宜温太阴而清阳明，主以黄连汤。本条腹痛欲吐，参照太阴篇可知当为太阴证，胃中有热，当有阳明热盛之症。

《医宗金鉴》："伤寒未解欲呕吐者，胸中有热邪上逆也；腹中痛者，胃中有寒邪内攻也。此热邪在胸，寒邪在胃，阴阳之'气不和'，失其升降之常，故用黄连汤，寒温互用，甘苦并施，以调理阴阳而和解之也。然此属外，因上下寒热之邪，故有如是之证。若内因杂病，呕吐而腹痛者，多因宿食。由此推之，外因、内因，证同而情异，概可知矣。"

【黄连汤原方原量】 黄连（三两），甘草（炙，三两），干姜（三两），桂枝（去皮，三两），人参（二两），半夏（洗，半升），大枣（擘，十二枚）。

上七味，以水一斗，煮取六升，去滓，温服，昼三夜二。疑非仲景方。

【常用剂量】 黄连15g，炙甘草15g，干姜15g，桂枝15g，党参10g，半夏15g，大枣4枚，两次治疗量。

【方歌】

腹痛呕吐黄连汤，十五连草夏桂姜；

党参十克枣四枚，寒热分治效尤良。

【医案选录】 患者男性，17岁。初诊：1956年10月16日。昨日下午打篮球时，寒潮来袭受风寒。吃夜饭一半，尽呕吐而出。腹痛欲解大便，所解不多。胸中疼热，微发热恶寒，夜睡不宁，时时欲呕，饮水亦呕。面微有热色，体温37.8℃。自汗恶寒，胸腹烦疼，欲呕而呕不出，不渴，不欲食，不知饥，舌尖红，苔黄白相兼，脉弦数。证属风寒外感，胃热肠寒。方用：桂枝9g，黄连9g，法半夏9g，党参9g，炙甘草9g，生姜9g，红枣9g。服2剂，药后各症均除。

医案选自：《伤寒论讲义》第2版（张志民. 伤寒论方运用法［M］. 杭州：浙江科学技术出版社，1984.）

【第一百七十四条】

伤寒八九日，风湿相搏，身体疼烦，不能自转侧，不呕、不渴、脉浮虚而涩者，桂枝附子汤主之。若其人大便硬（一云脐下心下硬），小便自利者，去桂加白术汤主之。

【浅述】"伤寒八九日，风湿相搏，身体疼烦，不能自转侧"，是说侵犯肌表的不仅仅是风寒之邪，亦可兼有湿邪。"烦"是"剧烈"的意思，本句列举了风寒湿侵犯肌表之见症，即身体剧烈疼痛，不能转侧。不呕，是无少阳证，不渴是无阳明证。脉浮为病在表，虚主阳虚，涩主邪气阻滞，气血不畅。从最末一句看，桂枝附子汤证还应当有"大便稀溏、小便不利"见症。若大便硬，小便自利，为湿邪在里，脾为湿困，不能转输津液予大肠，故大便硬，小便自利为膀胱气化正常，此时，当去走表通阳之桂枝，易以健脾除湿之白术。

柯韵伯："脉浮为在表，虚为风，涩为湿，身体烦疼，表证表脉也。不呕不渴，是里无热，故于桂枝汤加桂以治风寒，去芍药之酸寒，易附子之辛热，以除寒湿……大便硬，小便利，是中焦不治，故去桂。大便不硬，小便不利，是上焦不治，故仍须桂枝。"

【桂枝附子汤原方原量】桂枝（去皮，四两），附子（炮，去皮，破，三枚），生姜（切，三两），大枣（擘，十二枚），甘草（炙，二两）。

上五味，以水六升，煮取二升，去滓，分温三服。

【常用剂量】桂枝20g，附子15g，炙甘草10g，生姜15g，大枣4枚，两次治疗量。

【方歌】

二十桂枝四枚枣，十五姜附十甘草；

大便若艰尿自利，廿术易桂疗效好。

【去桂加白术汤原方原量】附子（炮，去皮，破，三枚），白术（四两），生姜（切，三两），甘草（炙，二两），大枣（擘，十二枚）。

上五味，以水六升，煮取二升，去滓，分温三服。初一服，其人身如痹，半日许复服之。三服都尽，其人如冒状，勿怪。此以附子、术，并走皮内，逐水气未得除，故使之耳。法当加桂四两。此本一方二法：以大便硬，小便自利，去桂也；以大便不硬，小便不利，当加桂。附子三枚恐多也，虚弱家及产妇，宜减服之。

【常用剂量】 白术 20g，炙甘草 10g，附子 15g，生姜 15g，大枣 4 枚，三次治疗量。

【方歌】

二十桂枝四枚枣，十五姜附十甘草；

大便若艰尿自利，甘术易桂疗效好。

【医案选录】 黄某某，女，24 岁，下肢关节疼痛已年余，曾经中西医治疗，效果不显。现关节疼痛，尤以右膝关节为甚，伸屈痛剧，行走困难，遇阴雨天则疼痛难忍。胃纳尚好，大便时结时溏，面色㿠白，苔白润滑。脉弦紧，重按无力，诊为寒湿痹证。处方：桂枝尖一两，炮附子八钱，生姜六钱，炙甘草四钱，大枣四枚，三剂。复诊，服药后痛减半，精神、食欲转佳。处方：桂枝尖一两，炮附子一两，生姜八钱，炙甘草六钱，大枣六枚，连服十剂，疼痛完全消失。

医案选自：《伤寒论讲义》第 2 版｜毛海云．程祖培医案［J］．广东医学，1964，(6)：40｜

【第一百七十五条】

风湿相搏，骨节疼烦，掣痛不得屈伸，近之则痛剧，汗出短气，小便不利，恶风不欲去衣，或身微肿者，甘草附子汤主之。

【浅述】 本条与前条病机相似，均为风寒湿邪为患，但其症状较上条为重。第一百七十四条主要表现为肌肉疼痛，且病邪偏于风而在表。本条风寒湿侵犯关节、筋骨，疼痛也较上一条为重，汗出短气、小便不利、身微肿，均为湿盛阳微之表现。法当温经散寒、祛湿止痛，主以甘草附子汤。

柯韵伯《伤寒来苏集》："身肿剧痛，不得屈伸，湿盛于外也。恶风不欲去衣，风淫于外也。汗出短气，小便不利，化源不清也。君桂枝以理上焦而散风邪，佐术、附、甘草以除湿而调气。"

【甘草附子汤原方原量】 甘草（炙，二两），附子（炮，去皮，破，二枚），白术（二两），桂枝（去皮，四两）。

上四味，以水六升，煮取三升，去滓，温服一升，日三服。初服得微汗则解；能食、汗止复烦者，将服五合；恐一升多者，宜服六七合为始。

【常用剂量】炙甘草10g，白术10g，桂枝20g，附子10g，两次治疗量。

【方歌】

甘草附子治风湿，骨节疼烦甘桂枝；

十克白术附子草，初服微汗一剂知。

【医案选录】经方大师胡希恕医案

任某，女，33岁，某厂医院会诊病例，1966年3月25日初诊。八九年来腰背疼痛，经X线拍片确诊为脊椎骨质增生、椎间盘退行性改变。近症：常有头昏头痛，目胀，下肢关节疼，手麻木，全身无力，四肢逆冷，舌苔白润，脉沉细。

此属少阴风寒湿痹痛，治以温化寒湿，予桂枝加术附汤：桂枝10g，白芍10g，生姜10g，大枣4枚，炙甘草6g，苍术10g，炮附子12g。

结果：上药服6剂，腰痛稍减，他症无变化，上方加茯苓12g继服。1周后痛麻皆减，继服原方。4月15日来诊时，痛麻已不明显，天气变化时也不加重。

按：本例是桂枝汤加术附，实际也是甘草附子汤加芍药、大枣。临床痹证多长期不愈，往往有血虚血瘀，故加芍药补血活血，以利于通痹活络，临床桂枝汤加茯苓白术附子更为常用。

医案选自：《经方传真——胡希恕经方理论与实践》。

【第一百七十六条】

伤寒脉浮滑，此以表有热、里有寒，白虎汤主之。

【浅述】此条论述阳明经证，表里俱热的证治。

柯韵伯："旧本作'里有寒'者误。此虽表里并言，而重在里热，所谓结热在里，表里俱热者是也。"

曹颖甫：本条言表有热里有寒，则传写之误也。

《医宗金鉴》："言伤寒太阳证罢，邪传阳明，表里俱热，而未成胃实之病也。脉浮滑者：浮为表有热之脉，阳明表有热，当发热汗出；滑为里有热之脉，阳明里有热，当烦渴引饮，故曰：表有热里有热也。此为阳明表里俱热之证，白虎乃解阳明表里俱热之药，故主之也。不加人参者，以其未经汗、吐、下，不虚故也。"

【白虎汤原方原量】知母（六两），石膏（碎，一斤），甘草（炙，二两），粳米（六合）。

上四味，以水一斗，煮米熟，汤成去滓，温服一升，日三服。（臣亿等谨按前篇云：热结在里，表里俱热者，白虎汤主之。又云其表不解，不可与白虎汤。此云脉浮滑，表有热、里有寒者，必表里字差矣。又阳明一证云：脉浮迟，表热里寒，四逆汤主之。又少阴一证云：里寒外热，通脉四逆汤主之。以此表里自差明矣。千金翼云：白通汤。非也。)

【常用剂量】知母15g，石膏40g，甘草6g，粳米20g，两次治疗量。

【方歌】

十五知母四十膏，二十粳米六甘草；

或加党参十克量，益气生津胃热消。

【医案选录】缪仲淳治铨部章衡阳，患热病，头痛壮热，渴甚且呕，鼻干燥不得眠，其脉洪大而实。一医曰：阳明证也，当用葛根汤。仲淳曰：阳明之药，表剂有二，一为葛根汤，一为白虎汤。不呕吐而解表，用葛根汤。今吐甚，是阳明之气逆升也。葛根升散，用之非宜。乃与大剂白虎汤，加麦冬、竹叶。医骇药太重，仲淳曰：虏荆非六十万人不可，李信二十万则奔还矣。别后进药，天明遂瘥。

医案选自：俞震《古今医案按·伤寒》。

【第一百七十七条】

伤寒脉结代、心动悸，炙甘草汤主之。

【浅述】太阳与少阴为表里，故太阳病有"飞度"少阴之机，直中足少阴肾则为四逆证，直中手少阴心，导致心之阴阳俱不足，则出现"脉结代、心动悸"。悸前加一"动"字，强调了"悸"之甚，其他条文只言"悸"，如第一百二十七条"太阳病，小便利者，以饮水多，必心下悸……"。炙甘草汤滋阴养血，通阳复脉，故又名复脉汤。

《医宗金鉴》："心动悸者，谓心下筑筑，惕惕然动而不自安也。若因汗下者多虚，不因汗下者多热，欲饮水小便不利者属饮，厥而下利者属寒。今病伤寒，不因汗下而心动悸，又无饮热寒虚之证，但据结代不足之阴脉，即主以炙甘草汤者，以其人平日血气衰微，不任寒邪，故脉不能续行也。此时虽有伤寒之表未罢，亦在所不顾，总以补中生血复脉为急，通行荣卫为主也。"

柯韵伯将方内之火麻仁易为枣仁，可参。

本方亦可加五味子。

【炙甘草汤原方原量】甘草（炙，四两），生姜（切，三两），人参（二两），生地黄（一斤），桂枝（去皮，三两），阿胶（二两），麦门冬（去心，半升),麻仁(半升),大枣(擘,三十枚)。

上九味,以清酒七升、水八升,先煮八味,取三升,去滓,内胶烊消尽,温服一升,日三服。一名复脉汤。

【常用剂量】炙甘草12g,生姜9g,党参6g,生地黄30~60g,桂枝9g,麦门冬24g,阿胶6g,麻仁6g,大枣6枚,两次治疗量。

【方歌】

九姜六克麻参胶,三十生地十二草;

廿四麦冬枣六枚,桂枝九克水酒熬。

【医案选录】1. 律师姚建现住小西门外大兴街,尝来请诊,眠食无恙,按其脉结代,约十余至一停,或二三十至一停不等。又以事繁,心常跳跃不宁,此仲师所谓心动悸,脉结代,炙甘草汤主之之证是也。因书经方与之,服十余剂而瘥。

炙甘草(四钱),生姜(三钱),桂枝(三钱),潞党参(二钱),生地(一两),真阿胶(二钱烊冲),麦冬(四钱),麻仁(四钱),大枣(四枚)。

佐景按:大论原文煎法,用清酒七升、水八升,合煎。吾师生之用本汤,每不用酒,亦效。唯阿胶当另烊冲入,或后纳烊消尽,以免胶质为他药粘去。余用阿胶至少六钱,分二次冲,因其质重故也。

曹颖甫曰:"阳气结涩不舒,故谓之结;阴气缺乏不续,故谓之代。代之为言,贷也,恒产告罄,而称贷以为生,其能久乎?固知《伤寒·太阳篇》所谓难治者,乃专指代脉言,非并指结脉言也。"

医案选自:曹颖甫《经方实验录·炙甘草汤证其一(颖师讲授,佐景笔记)》。

2. Burguta,女,63岁,菲律宾人。

2011-08-15

心悸2年,咳嗽1个月。

有痰色白难咯,偶有头晕,稍有胸痛、背痛,伴有双腿夜间抽筋。大便每日3~4次,便溏且有不尽感。舌淡红,苔白滑,脉细而结代,至数不齐。

予炙甘草汤。

炙甘草60g,生姜45g(切),党参30g,生地250g,桂枝45g,阿胶30g,麦冬45g,麻仁53g,大枣112g。2剂。以棕榈酒(lambanog,70%)1杯(200ml),加水14杯,先煮前八味药,剩下3杯去渣,烊化阿胶,温服1杯,日服3次。

2011-08-18

上药服后，心悸、咳嗽已除，咳痰减少且易出，无头晕，无胸背痛，无夜间抽筋，大便日二行，已无不尽感。脉结代大减，偶有脉结，脉偏细而尺弱。

病情已缓，改以散剂治其血虚。

阿胶 30g，当归 45g，白芍 100g，川芎 45g，桂枝 30g，炙甘草 30g，党参 45g，白术 30g，茯苓 100g，黄芪 30g。上药共研细末，每服 4～6g，每日三次，冲服。

医案选自：李宇铭著《原剂量经方治验录》。

【第一百七十八条】

脉按之来缓，时一止复来者，名曰结。又脉来动而中止，更来小数，中有还者反动，名曰结，阴也。脉来动而中止，不能自还，因而复动者，名曰代，阴也。得此脉者，必难治。

【浅述】结脉与代脉都属于阴脉，主气血不足，伤寒三阳证，阳证得阴脉者，难治。

后世以脉来止无定数，无规律者称为"结脉"；止有定数，有规律者称为"代脉"。

【第一百七十九条】

问曰：病有太阳阳明，有正阳阳明，有少阳阳明，何谓也？答曰：太阳阳明者，脾约（一云络）是也；正阳阳明者，胃家实是也；少阳阳明者，发汗、利小便已，胃中燥、烦、实、大便难是也。

【浅述】此条论述阳明病的三个来源：第一，从太阳经而来，太阳阳明即脾约证，太阳病汗下不得法，使津液损伤，脾阴不足，胃肠燥热，约束了脾为胃转输津液的功能，以致大便秘结，小便频数者；第二，正阳阳明，即阳明本经自病，其人或平素胃肠燥热，或夹有宿食，加之邪气侵袭阳明经表，迅速入腑化热成燥，因燥成实，导致大便秘结；第三，少阳阳明，少阳禁汗吐下、禁利小便。若少阳误汗、误下、误吐、误利小便，导致津液耗伤，邪归阳明，亦可化燥成实，进而腑气不通，大便艰难，此为少阳阳明。另外，太阴与阳明相为表里，太阴病有脏病还腑、阴病出阳之机转，此种情形亦可出现阳明病。

综上所述，阳明病之病机为：胃中燥热，津液不足。

【第一百八十条】

阳明之为病，胃家实是也。

【浅述】 此条为阳明病之纲领。胃家，泛指胃肠。《灵枢·本输》："大肠小肠皆属于胃，是足阳明也。""实"字指病证的性质，依《伤寒论》原文之意，凡邪气与体内有形之病理产物（如痰、饮、水、湿、食、燥屎、瘀血）相结，才称之为"实"。若但有邪气，未与体内有形之病理产物相结，则称之为"虚"，如第七十六条栀子豉汤证有"虚烦不得眠"句。

此与《内经》"邪气盛则实，精气夺则虚"之意义不同。

《医宗金鉴》："阳明经，内以候胃，外以候肌。言阳明之为病，由太阳之邪，传于其经，则为阳明病外证；由太阳之邪，传入胃府，则为胃家实也。"

【第一百八十一条】

问曰：何缘得阳明病？答曰：太阳病，若发汗、若下、若利小便，此亡津液，胃中干燥，因转属阳明。不更衣，内实，大便难者，此名阳明也。

【浅述】 此条当与第一百七十九条互参。

柯韵伯《伤寒来苏集》："此明太阳转属阳明之病。因有此亡津液之病机，成此胃家实之病根也。"

成无己："本太阳病不解，因汗、利小便，亡津液，胃中干燥，太阳之邪入腑，转属阳明。古人登厕必更衣，不更衣者，通为不大便。不更衣，则胃中物不得泄，故为内实。胃无津液，加之蓄热，大便则难，为阳明里实也。"

【第一百八十二条】

问曰：阳明病外证云何？答曰：身热、汗自出、不恶寒反恶热也。

【浅述】 阳明证为里热实证，有诸内必形诸外，其在外所表现的证候，称其为"外证"。身热、自汗出虽与太阳中风证同，但其机理不同，此为里热炽盛，蒸腾于外，迫津外出所致，不恶寒反恶热则是两者之不同点。

成无己："阳明病，为邪入腑也。邪在表，则身热，汗出而恶寒；邪既入腑，则表证已罢，故不恶寒，但身热，汗出，而恶热也。"

【第一百八十三条】

问曰：病有得之一日，不发热而恶寒者，何也？答曰：虽得之一日，恶寒将自罢,即汗出而恶热也。

【浅述】阳明经表感邪之初,寒邪尚未入腑化热,里热未成,故不发热,恶寒者,犹带表邪也,但此一病程相对较为短暂,一旦邪热入里,阳明便迅速热化燥化,此时,恶寒自罢,身热、自汗出、恶热等症将显现。

成无己:"邪客在阳明,当发热而不恶寒,今得之一日,犹不发热而恶寒者,即邪未全入腑,尚带表邪;若表邪全入,则更无恶寒,必自汗出而恶热也。"

【第一百八十四条】

问曰:恶寒何故自罢?答曰:阳明居中,主土也。万物所归,无所复传。始虽恶寒,二日自止,此为阳明病也。

【浅述】阳明恶寒为时短暂,不经治疗,可自止,此因阳明属里证,化热化燥迅速之故。阳明属土居中,不论何经病证,一旦邪传阳明,即热化燥化成实,不再复传他经。

阳明恶寒与太阳发热恶寒、少阳寒热往来、三阴之无热恶寒不同,阳明恶寒可自止,他经则不然。

柯韵伯:"伤寒八九日,尚有恶寒证。若少阳寒热往来,三阴恶寒转甚,非发汗温中,何能自罢?惟阳明恶寒,未经表散,即能自止,与他经不同……胃为戊土,位处中州,表里寒热之邪,无所不归,无所不化,皆从燥化而为实。实则无所复传,此胃家实,所以为阳明之病根也。"

【第一百八十五条】

本太阳,初得病时,发其汗,汗先出不彻,因转属阳明也。伤寒发热、无汗、呕不能食、而反汗出濈濈然者,是转属阳明也。

【浅述】太阳为寒水之经,初得太阳病,寒水郁闭,阳不得伸,则当汗解,若汗出不彻,则寒邪入里化热,转属阳明。太阳病若未经发汗治疗,亦可转属阳明,胃热内炽则气逆而呕,亦可迫津液外泄而为汗。

呕不能食一证,三阳三阴皆可见,当区别之。

曹颖甫:"此节为不敢用麻桂者痛下针砭,以见畏葸太甚者之必遗后患也。予遇恶寒甚者,轻者二三钱,重者四五钱,甚或一剂不愈,连服两剂者,一年中类此者常有百数十证,迄未见亡阳之变。盖发汗必期透畅,然后肺与皮毛,乃不至留郁恋余邪。若汗出不彻,时时发热,久乃有汗不解,津液日损,因而转属阳明。"

【第一百八十六条】

伤寒三日，阳明脉大。

【浅述】伤寒三日，三日为约略之数，非实指。若脉大，当脉大有力，一般注家解释为"洪大脉"，伤寒些许时日，出现脉大，则转属阳明。

《金匮要略》"脉大为劳"，当是脉大无力或脉大中空，属虚证。

【第一百八十七条】

伤寒脉浮而缓，手足自温者，是为系在太阴。太阴者，身当发黄，若小便自利者，不能发黄。至七八日，大便硬者，为阳明病也。

【第二百七十八条】

伤寒脉浮而缓，手足自温者，系在太阴。太阴当发身黄，若小便自利者，不能发黄。至七八日，虽暴烦下利，日十余行，必自止。以脾家实，腐秽当去故也。

【浅述】伤寒脉浮而缓，无太阳伤寒证或太阳中风证者，则病属太阴。太阴虽为寒湿之脏，若脾阳未伤，阳气尚能达于四末，故手足自温。太阴属土，中央色黄，若湿邪无有出路，则当身黄，若小便利者，湿有出路，则不能发黄。此句提示，若治身黄，通利小便，导湿外出，是其一大法则。大便若硬，为脾阳来复，脏病还腑，转属阳明，此亦"虚则太阴，实则阳明"之例证。

第二百七十八条言下利，此下利为脾家实，实即不虚，为脾阳充实，鼓邪外出所致，故云"腐秽当去故也"。此下利的同时，病情亦随之好转，且此下利，不当应用收敛之品，以免敛邪。

成无己："浮为阳邪，缓为脾脉。伤寒脉浮缓，太阴客热。邪在三阳，则手足热；邪在三阴，则手足寒。今手足自温，是知系在太阴也。太阴土也，为邪蒸之，则色见于外，当发身黄。小便自利者，热不内蓄，不能发黄，至七八日，大便硬者，即太阴之邪入腑，转属阳明也。"

成无己："太阴病至七八日，大便硬者，为太阴入腑，传于阳明也。今至七八日，暴烦，下利十余行者，脾家实，腐秽去也。下利烦躁者死；此以脾气和，逐邪下泄，故虽暴烦，下利日十余行，而利必自止。"

【第一百八十八条】

伤寒转系阳明者,其人濈然微汗出也。

【浅述】 阳明里热炽盛,故自汗出。濈然,形容汗出的样子。

成无己:"伤寒则无汗,阳明法多汗,此以伤寒邪转系阳明,故濈然微汗出。"

【第一百八十九条】

阳明中风,口苦咽干,腹满微喘,发热恶寒,脉浮而紧,若下之,则腹满小便难也。

【浅述】 此条虽云阳明中风,实则三阳合病。发热恶寒、脉浮而紧是病在太阳;口苦咽干,是属少阳;腹满微喘,则热在阳明,因无燥屎,说明腑实未成,故尚属热壅气滞。如此有表、有里、有半表半里,则不当下,下后损阳损津液,则可出现腹满与小便难。此当以和解清热为宜,使邪自少阳枢机而解。

曹颖甫:"此节上下两'腹满'字,必有一衍文。玩'则腹满','则'字之义,似腹满见于误下之后,未下时不应有腹满。然非腹满,医者何因而误下,此必后之'腹满'字当衍也。"故曹颖甫订正本条为:"阳明中风,口苦、咽干、腹满、微喘、发热、恶寒、脉浮而紧。若下之,则小便难也。"

【第一百九十条】

阳明病,若能食,名中风;不能食,名中寒。

【浅述】 阳明病,若能食,多属胃阳素盛,多阳明热证,因热为阳邪,阳能杀谷,仲景名为阳明中风;若不能食,多胃阳素虚,多属胃中虚冷证,因寒为阴邪,阴不能化谷,故不能食,仲景名为阳明中寒。

太阳证以有汗、无汗来分别太阳伤寒证与太阳中风证,此条以能食与否来区分阳明中风与阳明中寒。

此条提示,阳明证非俱为热证,亦有寒证。

成无己:"阳明病,以饮食别受风寒者,以胃为水谷之海,风为阳邪,阳(医统本有"邪"字)杀谷,故中风者能食;寒为阴邪,阴邪不杀谷,故伤寒者不能食。"

【第一百九十一条】

阳明病，若中寒者，不能食，小便不利，手足濈然汗出，此欲作固瘕，必大便初硬后溏。所以然者，以胃中冷，水谷不别故也。

【浅述】此承上条，进一步论述阳明中寒之见症。中阳不足，寒湿内生，转输失司，故可见小便不利，中虚湿盛，水湿外溢四末，可见手足汗出，而且汗出必冷，此与阳明热证之周身汗出不同。"固瘕"指胃中虚冷、水谷不消而结积的病证，其特征为大便初硬后溏。寒性凝滞，欲结成积，故大便初硬，寒湿内盛，下注大肠，故大便后溏。其成因为"胃中冷，水谷不别"。

成无己："阳明中寒不能食者，寒不杀谷也。小便不利者，津液不化也。阳明病法多汗，则周身汗出，此手足濈然而（医统本无"而"字）汗出，而身无汗者，阳明中寒也。固瘕者，寒气结积也。胃中寒甚，欲留结而为固瘕，则津液不得通行，而大便必硬者，若汗出小便不利者，为实也。此以小便不利，水谷不别，虽大便初硬，后必溏也。"

【第一百九十二条】

阳明病，初欲食，小便反不利，大便自调，其人骨节疼，翕翕如有热状，奄然发狂，濈然汗出而解者。此水不胜谷气，与汗共并，脉紧则愈。

【浅述】阳明热证，热能消谷，故欲食，大便自调，是里未成实，阳盛故发狂；小便不利，骨节疼痛，是邪兼太阳。阳明法多汗，汗出后，阳为之衰，阴阳自和，邪从太阳而解。

《医宗金鉴》："阳明病，初欲食，知其从中风热邪传来也。阳明受邪，当小便数，大便硬，今小便反不利，大便自调，知津未伤而胃自和，不成里实也。既不成实，则在经之邪本轻，可自愈也。若其人骨节疼，翕翕如有热状，是太阳之表未除也。奄，忽也。忽然发狂，濈然汗出而解者，盖以太阳传来之邪本轻，阳明所受之邪自浅，津未伤而胃自和，仍当还表作解也。然必待发狂而解者，此胃中水气不胜，初欲食之谷气，谷气长阳化热，水不胜热，酿汗共并而出，所以发狂作解也。凡将汗解，脉必先浮，今言脉紧则愈者，亦邪还于表，欲解应见之脉也。"

【第一百九十三条】

阳明病，欲解时，从申至戌上。

【浅述】此条论述疾病待时而衰或痊愈的道理。

阳明证以阳明里热证为多，病属阳证，申至戌时为15点到21点，为阳消阴长之时，阳旺阴衰之病至此时可望病减或痊愈。

【第一百九十四条】

阳明病，不能食，攻其热必哕。所以然者，胃中虚冷故也。以其人本虚，攻其热必哕。

【浅述】阳明病，不能食，是为阳明中寒。若仅见不能食而用寒药攻其热，则中阳更虚，可出现哕（呃逆）之症。一方面，此条说明阳明中寒证当禁用攻下之法；另一方面，本条与阳明腑实证相对，说明临证当详辨寒热虚实，切不可仅仅依据一证（不能食）而妄加攻伐。阳明中寒证可选用理中、四逆、丁萸理中等方治疗。

《医宗金鉴》："阳明病不能食者，为中寒，即有脉数客热，上条既戒以不可汗，此又言亦不可攻。若攻其热，则寒其胃阳，亦必作哕矣。所以然者，客热虽除，胃亦虚冷故也。以其人本来胃虚，故攻其热必哕。哕，即干呕也。"

【第一百九十五条】

阳明病，脉迟，食难用饱。饱则微烦头眩，必小便难，此欲作谷疸，虽下之，腹满如故。所以然者，脉迟故也。

【浅述】阳明病，脉迟主寒，寒不杀谷，故食难用饱，中阳不足，寒湿内盛，清阳不升则头眩，湿阻则郁，心郁则烦，寒湿中阻，不及运化水湿，故小便难，此为谷疸（谷瘅：瘅，同"疸"，因水谷不化，湿郁而发为黄疸，有湿热与寒湿之分，本条指的是寒湿谷疸）。若误下，则中阳更虚，腹满不减，甚或病情加重。

至于治法，本条未提，当温运中阳，散寒除湿。茵陈五苓散、茵陈理中汤、茵陈四逆汤，可酌情选用。曹颖甫："窃意当于茵陈蒿汤内重加生术、生附以行之。"

【第一百九十六条】

阳明病，法多汗，反无汗，其身如虫行皮中状者，此以久虚故也。

【浅述】阳明病，多属里热实证，燥热内蒸，津液外泄而为汗，今反无汗，身如虫行皮中，此为在里之津气不足，津液不足，汗出无源，阳明气虚，不能鼓汗外出。

另外，阳明中寒，亦无汗。

本条与第二十三条"不能得小汗出，身必痒"相似。

曹颖甫："此证宜于防己黄芪汤中略加麻黄，使汗从皮中外泄则愈。"

成无己："胃为津液之本，气虚津液少，病则反无汗。胃候身之肌肉，其身如虫行皮中者，知胃气久虚也。"

【第一百九十七条】

阳明病，反无汗而小便利，二三日呕而咳，手足厥者，必苦头痛；若不咳、不呕、手足不厥者，头不痛。

【浅述】此条论述阳明中寒，寒饮泛滥之证。中阳不运，寒湿内停，水气不布，膀胱不藏，故在外可见无汗，在内可见小便利，寒饮犯胃犯肺可见呕而咳，中阳不达四末，可见四肢厥，寒饮上犯清窍，可见头痛。阳明中寒，当有不能食之症。此条张仲景未出方，依证推测，似可与吴茱萸汤为治。

成无己："阳明病法多汗，反无汗，而小便利者，阳明伤寒，而寒气内攻也。至二三日，呕咳而肢厥者，寒邪发于外也，必苦头痛。若不咳不呕，手足不厥者，是寒邪但攻里而不外发，其头亦不痛也。"

【第一百九十八条】

阳明病，但头眩，不恶寒。故能食而咳，其人咽必痛；若不咳者，咽不痛。

【浅述】阳明中风，故能食而不恶寒。头眩者，是阳明内热上扰清窍所致，热犯肺则咳，咽喉内应肺胃，肺胃内热，故咽痛；若不咳，则肺不受邪，故咽亦不痛。

成无己：阳明病，身不重痛，但头眩而不恶寒者，阳明中风而风气内攻也。经曰：阳明病，若能食，名中风。风邪攻胃，胃气上逆则咳。咽门者，胃之系，咳甚则咽伤，故必咽痛；若胃气不逆，则不咳，其咽亦不痛也。

【第一百九十九条】

阳明病，无汗、小便不利、心中懊憹者，身必发黄。

【浅述】阳明病属里热实证，法多汗，小便亦当利。若无汗，则热不得外越，小便不利，则水湿无有出路。如此，则湿热内蕴，湿热挠心，则心中懊憹，湿热熏蒸肝胆，则可出现黄疸。

曹颖甫："得此证者，唯栀子豉汤足以清里而达表。若不解，则宜栀子厚朴枳实汤，使热从下泄而黄自退。要未可以发汗利小便之治治之也。"

成无己："阳明病无汗，而小便不利者，热蕴于内而不得越。心中懊者，热气郁蒸，欲发于外而为黄也。"

【第二百条】

阳明病，被火，额上微汗出，而小便不利者，必发黄。

【浅述】 阳明病，当治以清下，若误用火攻，火气虽微，内攻有力，使邪热内郁，但额上汗出而身无汗，则热不得外越，小便不利，湿邪无有出路，湿热相合，则病黄疸。

成无己：阳明病则为内热，被火，则火热相合而甚。若遍身汗出而小便利者，热得泄越不能发黄。今额上微汗出，而小便不利，则热不得越，郁蒸于胃，必发黄也。

湿热发黄，茵陈蒿汤、三黄解毒汤、犀角地黄汤可酌情选用。

【第二百零一条】

阳明病，脉浮而紧者，必潮热发作有时；但浮者，必盗汗出。

【浅述】 阳明病，脉当洪大。本条脉浮而紧，是兼太阳脉象，若见发热恶寒，则属太阳阳明合病。阳明燥热内结成实，则可见日晡（下午3—5点）潮热。若脉但浮而不紧者，则未成阳明腑实，故不见潮热，只是阳明邪热迫津外出，故可见盗汗。

阳明热盛盗汗，是盗汗的一个证型，在临证时注意鉴别。

成无己：浮为在经，紧者里实。脉浮而紧者，表热里实也，必潮热，发作有时。若脉但浮而不紧者，止是表热也，必盗汗出。盗汗者，睡而汗出也。阳明病里热者自汗，表热者盗汗。

【第二百零二条】

阳明病，口燥但欲漱水，不欲咽者，此必衄。

【浅述】 阳明病，邪热灼津，若在气分，则可见大渴引饮。本条口燥欲饮，但只是漱口而不欲下咽，此为热在血分的特征。营血属阴，血分有热，营阴蒸腾上潮，故可见口燥欲饮不欲咽。热在血分，迫血妄行，可见衄血。

吴鞠通《温病条辨》："太阴温病，舌绛而干，法当渴，今反不渴者，热在营中也。"

热在阳明血分,当清热凉血,降火止血,犀角地黄汤之类可酌情选用。

成无己:阳明之脉起于鼻,络于口。阳明里热,则渴欲饮水,此口燥但欲漱水不欲咽者,是热在经而里无热也。阳明气血俱多,经中热甚,迫血妄行,必作衄也。

【第二百零三条】

阳明病,本自汗出。医更重发汗,病已瘥,尚微烦不了了者,此必大便硬故也。以亡津液,胃中干燥,故令大便硬。当问其小便日几行,若本小便日三四行,今日再行,故知大便不久出。今为小便数少,以津液当还入胃中,故知不久必大便也。

【浅述】本条根据小便次数的多少以推测大便的情况。小便次数少,则还津入腑,燥者得润,大便自通;反之,则便结。

成无己:"先亡津液,使大便硬,小便数少,津液分别,大便必自下也。"

《医宗金鉴》:"阳明病,本应自汗出,医误以为风邪,更重发汗,病已差,尚微烦不了了者,此大便必硬故也。然无或满,或痛之苦者,以重汗亡津,胃中干燥,故大便硬,本无宿食也。则当问其小便日几行,若本一日三四行,今日祗再行,可知大便不久则出。盖小便数少,则津液当还胃中,故知不久必大便自出,不须药也。"

【第二百零四条】

伤寒呕多,虽有阳明证,不可攻之。

【浅述】伤寒,当指广义伤寒,即指外感热病。虽有阳明证,阳明证前"虽有"二字,说明了阳明证,并不是唯一见证,呕多,说明兼有少阳证,少阳禁汗吐下,当以和解少阳为先,或和解少阳与清泄阳明并用,不可单纯攻下。

成无己:呕者,热在上焦,未全入腑,故不可下。

【第二百零五条】

阳明病,心下硬满者,不可攻之。攻之,利遂不止者死,利止者愈。

【浅述】阳明病腹满成实者,可下。若仅心下硬满(心下即胃脘部),而非腹部硬痛,则病邪偏上,并未言疼痛,此为无形邪热壅聚、气机痞塞所致,故不可下。若误下,虚其中气,则会下利不止,预后欠佳。利止者,中气未衰,可愈。

《伤寒论》中涉及心下硬满或痞满者，有大柴胡汤证、五苓散证、桂枝人参汤证、泻心汤证、旋覆代赭汤证等，独无承气汤证，故临证应注意鉴别。

成无己："阳明病腹满者，为邪气入腑，可下之。心下硬满，则邪气尚浅，未全入腑，不可便下之。得利止者，为邪气去，正气安，正气安则愈；若因下利不止者，为正气脱而死。"

【第二百零六条】

阳明病，面合色赤，不可攻之。必发热，色黄者，小便不利也。

【浅述】阳明病，里未成实，仅是阳明经无形热郁，此不可妄下，当清解阳明邪热，如栀子豉汤、白虎汤、桂枝二越婢一汤。

若发热、小便不利、色黄者，是湿热相合为患，当视湿热孰轻孰重，酌情选用茵陈蒿汤之类治疗。

第四十八条：设面色缘缘正赤者，阳气怫郁在表，当解之熏之。

成无己：合，通也。阳明病面色通赤者，热在经也，不可下之。下之虚其胃气，耗其津液，经中之热，乘虚入胃，必发热色黄，小便不利也。

【第二百零七条】

阳明病，不吐、不下、心烦者，可与调胃承气汤。

【浅述】阳明病即胃家实，指阳明里热实证，不大便、腹胀腹痛等。外证身热、汗出、不恶寒反恶热等，未经吐下，阳明热邪上扰心神，可见心烦，此心烦属"实烦"，治疗当以调胃承气汤清泄阳明，阳明郁热得清，则心烦自除。

栀子豉汤亦治心烦，但栀子豉汤证，多为吐下之后，余热内扰胸膈致心烦懊憹，属"虚烦"。

成无己：吐后心烦，谓之内烦；下后心烦，谓之虚烦。今阳明病不吐不下心烦，则是胃有郁热也，与调胃承气汤，以下郁热。

【医案选录】1. 郭雍治一人，盛年恃健不善养，过饮冷酒食肉，兼感冒。初病即身凉自利，手足厥逆，额上冷汗不止，遍身痛，呻吟不绝，僵卧不能转侧，却不昏愦，亦不恍惚。郭曰：病患甚静，并不昏妄，其自汗自利，四肢逆冷，身重不能起，身痛如被杖，皆为阴证无疑。令服四逆汤，灸关元及三阴交，未应。加服丸炼金液丹，利、厥、汗皆少。若药艾稍缓，则诸症复出。如此进退者凡三日夜，阳气虽复，症复如太阳病，未敢服药，静以待汗。二三日复大烦躁，饮水，次则谵语斑出，热甚。无可奈何，乃与调胃承气汤，得利，大汗而解。阴阳反复有如此者。

医案选自：俞震《古今医案按·伤寒》。

2. 经方大师胡希恕医案

刘某，女性，27岁，病历号161328，1965年6月4日初诊。发热头痛1周，曾服中西解表药，大汗出而身热头痛不解，头胀痛难忍，心烦欲吐，口干思冷饮，皮肤灼热而不恶寒，大便已3日未行，苔白厚，脉弦稍数，体温38℃。

证属里实热胃不和，治以清里和胃，予调胃承气汤：

大黄10g，炙甘草6g，芒硝12g（分冲）

结果：上药服1煎，大便通，头痛已，身热减，体温正常，继服余药而去芒硝，诸症基本消失。

医案选自：《经方传真——胡希恕经方理论与实践》。

【第二百零八条】

阳明病，脉迟，虽汗出不恶寒者，其身必重，短气，腹满而喘，有潮热者，此外欲解，可攻里也。手足漐然汗出者，此大便已硬也，大承气汤主之；若汗多，微发热恶寒者，外未解也；（一法与桂枝汤）其热不潮，未可与承气汤；若腹大满不通者，可与小承气汤，微和胃气，勿令至大泄下。

【浅述】此条有三层含义。

一、大承气汤证：汗出不恶寒、身重、短气、腹满而喘、潮热。此为阳明燥热内结所致，可与大承气汤下之。脉迟为燥热内结，腑气不通，气血不畅，脉道不利所致。

二、若阳明兼表证（发热恶寒），则当先解表，后攻里。

三、若阳明微结，当与小承气汤。

成无己：阳明病脉迟，若汗出多，微发热恶寒者，表未解也；若脉迟，虽汗出而不恶寒者，表证罢也。身重、短气、腹满而喘，有潮热者，热入腑也。四肢诸阳之本，津液足，为热蒸之，则周身汗出；津液不足，为热蒸之，其手足漐然而汗出，知大便已硬也，与大承气汤，以下胃热。经曰：潮热者，实也。其热不潮，是热未成实，故不可便与大承气汤，虽有腹大满不通之急，亦不可与大承气汤。与小承气汤微和胃气。

【大承气汤原方原量】大黄（酒洗，四两），浓朴（炙，去皮，半斤），枳实（炙，五枚），芒硝（三合）。

上四味，以水一斗，先煮二物，取五升，去滓。内大黄，更煮取二升，去滓。内芒硝，更上微火一两沸，分温再服。得下，余勿服。

【常用剂量】大黄 10g，厚朴 20g，枳实 15g，芒硝 6g（兑服），两次治疗量。

【方歌】

十五枳实二十朴，枳朴二味宜先煮；

十克大黄应后下，六克芒硝须溶服。

【小承气汤原方原量】大黄（酒洗，四两），浓朴（去皮，炙，二两），枳实（大者，炙，三枚）。

上三味，以水四升，煮取一升二合，去滓，分温二服。初服汤当更衣，不尔者尽饮之；若更衣者，勿服之。

【常用剂量】大黄 10g，枳实 10g，厚朴 6g，两次治疗量。

【方歌】

十克枳黄六克朴，小承气汤宜同煮；

里虚难治脉微涩，滑疾之脉却可服。

【医案选录】虞天民治一人，四月间，得伤寒证恶寒，发大热而渴，舌上白胎。三日前，身脊百节俱痛。至第四日，惟胁痛而呕，自利。至第六日，虞诊之，左右手皆弦长而沉实，俱数甚。虞曰：此本三阳合病，今太阳已罢，而少阳与阳明仍在。与小柴胡合黄连解毒，服三服，胁痛呕逆皆除，惟热犹甚。九日后，渐加气筑痰响，声如拽锯，出大汗，汗退后身热愈甚，法当死。视其面上有红色，洁净而无贼邪之气，言语清亮，间有谵语而不甚含糊。虞故不辞而复与治。用凉膈散倍大黄，服二服。视其所下复如前，自利清水，其痰气亦不息，与大承气汤合黄连解毒汤，二服，其所下亦如前。此盖结热不开，而燥屎不来耳。复以二方相间，日三四服。至五帖，始得结屎十数块，痰气渐平，热渐减。至十五日，热退气和而愈。

医案选自：俞震《古今医案按·伤寒》。

【第二百零九条】

阳明病，潮热、大便微硬者，可与大承气汤；不硬者，不可与之。若不大便六七日，恐有燥屎，欲知之法，少与小承气汤，汤入腹中，转失气者，此有燥屎也，乃可攻之；若不转失气者，此但初头硬，后必溏，不可攻之，攻之必胀满不能食也。欲饮水者，与水则哕，其后发热者，必大便复硬而少也，以小承气汤和之；不转失气者，慎不可攻也。

【浅述】此条进一步论述了大小承气汤的证治以及使用小承气汤的试探之法。

成无己：潮热者实，得大便微硬者，便可攻之；若便不硬者，则热未成实，虽有潮热亦未可攻。若不大便六七日，恐有燥屎，当先与小承气汤渍之。如有燥屎，小承气汤药势缓，不能宣泄，必转气下失；若不转失气，是胃中无燥屎，但肠间少硬尔，止初头硬，后必溏，攻之则虚其胃气，致腹胀满不能食也。胃中干燥，则欲饮水，水入胃中，虚寒相搏，气逆则哕。其后却发热者，则热气乘虚还复聚于胃中，胃燥得热，必大便复硬，而少与小承气汤，微利与和之，故以重云不转失气，不可攻内，慎之至也。

【第二百一十条】

夫实则谵语，虚则郑声。郑声者，重语也；直视、谵语、喘满者死，下利者亦死。

【浅述】谵语多属阳热亢盛，阳明证居多，表现为声高气粗，胡言乱语，语无伦次。

郑声多由精气内夺，心神无主所致，表现为语言重复，声音低微，多属三阴虚寒证。

直视谵语，多为邪热伤阴，肝肾阴液不足所致，属危候。若喘满，为肺绝，若下利；为脾绝，故主死。

成无己：《内经》曰：邪气盛则实，精气夺则虚。谵语由邪气盛，而神识昏也；郑声，由精气夺而声不全也。谵语者，言语不次也；郑声者，郑音不正也。《论语》云：恶郑声之乱雅乐。又曰：放郑声，远佞人。郑声淫，佞人殆。言郑声不正也。今新瘥气虚，人声转者，是所谓重语者也。若声重亦声转之。直视谵语，邪胜也。喘满为气上脱；下利为气下脱，是皆主死。

【第二百一十一条】

发汗多，若重发汗者，亡其阳，谵语，脉短者死；脉自和者不死。

【浅述】汗为心液，心主神。若汗而复汗，则气随汗脱，导致心液外泄，心阳外脱，故发谵语。此为亡阳谵语，与上一条阳亢谵语形成鲜明的对比，临证应详辨虚实。

亡阳谵语可凭脉而判断预后，脉短即上不及寸，下不及尺，为津液气血俱不足，脉道不充，为衰竭之象，故主危候。脉若不短而阴阳自和者主生。

成无己：亡阳胃燥，谵语者脉短，津液已绝，不可复治；脉自和，为正气未衰而犹可生也。

【第二百一十二条】

伤寒若吐、若下后不解，不大便五六日，上至十余日，日晡所发潮热，不恶寒，独语如见鬼状。若剧者，发则不识人，循衣摸床，惕而不安，微喘直视，脉弦者生，涩者死。微者，但发热谵语者，大承气汤主之。若一服利，则止后服。

【第二百一十五条】

阳明病，谵语、有潮热、反不能食者，胃中必有燥屎五六枚也；若能食者，但硬耳。宜大承气汤下之。

【第二百一十七条】

汗出谵语者，以有燥屎在胃中，此为风也。须下者，过经乃可下之；下之若早，语言必乱，以表虚里实故也。下之愈，宜大承气汤。

【第二百二十条】

二阳并病，太阳证罢，但发潮热，手足汗出、大便难而谵语者，下之则愈，宜大承气汤。

【第二百三十八条】

阳明病，下之，心中懊憹而烦，胃中有燥屎者，可攻。腹微满，初头硬，后必溏，不可攻之。若有燥屎者，宜大承气汤。

【第二百三十九条】

病患不大便五六日，绕脐痛、烦躁、发作有时者，此有燥屎，故使不大便也。

【第二百四十条】

病患烦热，汗出则解。又如疟状，日晡所发热者，属阳明也。脉实者，宜下之；脉浮虚者，宜发汗。下之与大承气汤，发汗宜桂枝汤。

【第二百四十一条】

大下后，六七日不大便，烦不解，腹满痛者，此有燥屎也。所以然者，本有宿食故也，宜大承气汤。

【第二百四十二条】

病患小便不利，大便乍难乍易，时有微热，喘冒（一作息）不能卧者，有燥屎也，宜大承气汤。

【第二百五十一条】

得病二三日，脉弱，无太阳柴胡证，烦躁、心下硬；至四五日，虽能食，以小承气汤，少少与，微和之，令小安；至六日，与承气汤一升。若不大便六七日，小便少者，虽不受食，但初头硬，后必溏，未定成硬，攻之必溏。须小便利，屎定硬，乃可攻之，宜大承气汤。

【第二百五十二条】

伤寒六七日，目中不了了，睛不和，无表里证，大便难，身微热者，此为实也。急下之，宜大承气汤。

【第二百五十三条】

阳明病，发热、汗多者，急下之，宜大承气汤。

【第二百五十四条】

发汗不解，腹满痛者，急下之，宜大承气汤。

【第二百五十五条】

腹满不减，减不足言，当下之，宜大承气汤。

【第二百五十六条】

阳明少阳合病，必下利。其脉不负者，为顺也；负者，失也。互相克贼，名为负也。脉滑而数者，有宿食也，当下之，宜大承气汤。

【浅述】 以上十五条，从不同方面论述了阳明燥热实邪内结之证治。病机均属胃家实，故均以大承气汤下之。

【医案选录】 予尝诊江阴街肉庄吴姓妇人，病起已六七日，壮热，头汗出，脉大，便闭，七日未行，身不发黄，胸不结，腹不胀满，唯满头剧痛，不言语，眼张，瞳神不能瞬。人过其前，亦不能辨，证颇危重。余曰：目中不了了，睛不和，燥热上冲，此《阳明篇》三急下证之第一证也。不速治，病不可为矣，于是遂书大承气汤方与之。

大黄四钱，枳实三钱，川朴一钱，芒硝三钱

并嘱其家人速煎服之，竟一剂而愈。盖阳明燥气上冲颠顶，故头汗出，满头剧痛，神识不清，目不辨人，其势危在顷刻。今一剂而下，亦如釜底抽薪，泄去胃热，胃热一平，则上冲燥气因下无所继，随之俱下，故头目清明，病遂霍然。非若有宿食积滞，腹胀而痛，壮热谵语，必经数剂方能奏效，此缓急之所由分。是故无形之气与有形之积，宜加辨别，方不至临诊茫然也。

医案选自：《经方实验录·大承气汤证其三（颖师讲授，佐景笔记）》。

【第二百一十三条】

阳明病，其人多汗，以津液外出，胃中燥，大便必硬，硬则谵语，小承气汤主之。若一服谵语止者，更莫复服。

【第二百一十四条】

阳明病，谵语、发潮热、脉滑而疾者，小承气汤主之。因与承气汤一升，腹中转气者，更服一升；若不转气者，勿更与之。明日又不大便，脉反微涩者，里虚也，为难治，不可更与承气汤也。

【第二百五十条】

太阳病，若吐、若下、若发汗后，微烦，小便数、大便因硬者，与小承气汤，和之愈。

【浅述】 以上三条论述小承气汤证的证治。

第二百一十三条、第二百一十四条均为阳明谵语，缘何不用大承气汤而用小承气汤呢？大承气汤证为痞满燥坚俱备，大便不通、疼痛拒按、脉沉滑有力、潮热谵语等。小承气汤为大承气汤去芒硝，减枳实、厚朴药量而成，适用于阳明热实燥坚不甚，痞满而实之证。此两条尚提示"中病即止、勿使过剂"之意。

第二百五十条，本为太阳病，汗吐下后，表邪化热而入阳明，伤津成燥，大便遂硬，津液虽伤，又被燥热所迫，则偏渗膀胱，故小便数，燥热扰心，故微烦，然非大实大满之证，故只与小承气汤轻下。

【医案选录】一人病伤寒，大便不利，日晡发潮热，手循衣缝，两手撮空，直视喘急。更数医矣，见之皆走。此诚恶候，得此者十中九死。仲景虽有症而无治法，但云脉弦者生，涩者死。已经吐下，难于用药，漫且救之。若大便得通而脉弦者，庶可治也。与小承气汤一服而大便利，诸疾渐退，脉且微弦，半月愈。

医案选自：江瓘《名医类案·伤寒》。

【第二百一十六条】

阳明病、下血、谵语者，此为热入血室。但头汗出者，刺期门，随其实而泻之，然汗出则愈。

【浅述】本条论述阳明病热入血室的针刺疗法，阳明病热入血室的见症为：下血、谵语。

成无己：阳明病热入血室，迫血下行，使下血谵语。阳明病法多汗，以夺血者无汗，故但头汗出也。刺期门以散血室之热，随其实而泻之，以除阳明之邪热，散邪除热，荣卫得通，津液得复，然汗出而解。

【第二百一十八条】

伤寒四五日，脉沉而喘满。沉为在里，而反发其汗，津液越出，大便为难；表虚里实，久则谵语。

【浅述】太阳病，喘而胸满者，为麻黄汤证；然其脉当浮紧，今脉沉，则病在阳明之里，此谵语之所由来也，病在阳明，则不应发汗，因发汗可劫夺津液，燥其阳明，治应通腑泄热，下之以存阴，小承气汤可斟酌服用。

成无己：邪气入内之时，得脉沉而喘满，里证具也，则当下之；反发其汗，令津液越出，胃中干燥，大便必难，久则屎燥胃实，必发谵语。

【第二百一十九条】

三阳合病，腹满、身重，难以转侧，口不仁、面垢、谵语、遗尿。发汗，则谵语；下之，则额上生汗、手足逆冷；若自汗出者，白虎汤主之。

【浅述】此条虽冠以三阳合病之名，却以阳明经热盛为主，并未言及太阳、少阳病证。阳明热盛若发汗，则进一步耗气伤津，使谵语加重；里未成实，仅是阳明经有热，故不应攻下。应以白虎汤辛寒之剂，直折其热。

阳明热盛之表现，如条文所述：腹满、身重，难以转侧，口不仁、面垢、谵语、遗尿。

本条采用了倒装文法，三阳合病，腹满、身重，难以转侧，口不仁、面垢、谵语、遗尿。若自汗出者，白虎汤主之。发汗，则谵语甚（《金匮玉函经》多一"甚"字）；下之，则额上生汗、手足逆冷。

柯韵伯《伤寒来苏集》："此本阳明病而略兼太、少也。胃气不通，故腹满。阳明主肉，无气以动，故身重。难以转侧者，少阳行身之侧也。口者，胃之门户。胃病，则津液不能上行，故不仁。阳明病则颜黑，少阳病，面微有尘，阳气不荣于面，故垢。膀胱不约为遗溺，遗尿者，太阳本病也。虽三阳合病，而阳明证多，则当独取阳明矣。无表证，则不当汗，胃未实，则不当下。此阳明半表半里证也。里热而非里实，故当用白虎而不当用承气耳。若妄汗则津竭而谵语，误下则亡阳而额汗出、手足厥也。此自汗出，为内热甚者言耳，接遗尿句来。若自汗而无大烦大渴证，无洪大浮滑脉，当从虚治，不得妄用白虎。若额上汗出、手足冷者，见烦渴、谵语等证，与洪滑之脉，亦可行白虎汤。"

【第二百二十一条】

阳明病，脉浮而紧、咽燥、口苦、腹满而喘、发热汗出、不恶寒反恶热、身重，若发汗则躁，心愦愦，反谵语；若加温针，必怵惕烦躁不得眠；若下之，则胃中空虚，客气动膈，心中懊憹。舌上苔者，栀子豉汤主之。

【浅述】阳明病，脉浮而紧，颇似太阳证之脉，然不恶寒反恶热，此为阳明热证，况又见咽燥口苦，此为热伤津液、胃火上炎的表现，腹满而喘，为热邪内壅，气机郁滞的表现，发热汗出，为里热迫汗外出，身重为热邪伤气，气机不利所致。三个"若"字以下，为误治以后的变证。若误作太阳证治而用汗法，则津液愈伤，心为汗之主，故心愦愦而谵语（心愦愦：形容心中烦乱不安的样子）；若因脉浮紧而误认作寒湿在表，而误用温针，以火助热，则会出现怵惕烦躁不得眠变证；若因腹满而喘而误认作阳明腑实，误用攻下之法，徒伤胃肠，热亦不去，出现心中懊憹变证。

舌上胎者谓舌苔黄。

余热留扰胸膈证，当以栀子豉汤清解之。

【医案选录】都事（旧官名）靳相庄患伤寒十余日，身热无汗，怫郁不得卧，非躁非烦，非寒非痛，时发一声如叹息之状。医者不知何证，迎予诊视，曰："懊憹，怫郁证也。"投以栀子豉汤一剂，十减二三，再以大柴胡汤下燥屎，怫郁除而安卧，调理数日而起。

医案选自：《名医类案·伤寒》。

【第二百二十二条】

若渴欲饮水，口干舌燥者，白虎加人参汤主之。

【浅述】 阳明热证，误用下法后，阳明热邪炽盛，耗气伤津，故渴欲饮水，口干舌燥，以白虎加人参汤治疗。

成无己：若下后，邪热客于上焦者为虚烦；此下后，邪热不客于上焦而客于中焦者，是为干燥烦渴，与白虎加人参汤，散热润燥。

【医案选录】 一人病伤寒，初呕吐，俄为医下之，已八九日，而内外发热。许诊之，曰：当用白虎加人参汤。或曰：既吐复下，宜重虚矣，白虎可用乎？许曰：仲景云若吐下后，七八日不解，热结在里，表里俱热者，白虎加人参汤。盖始吐者，热在胃脘。今脉洪滑，口大渴，欲饮水，舌干燥而烦，非人参白虎不可也。

医案选自：《古今医案按·伤寒》。

【第二百二十三条】

若脉浮、发热、渴欲饮水、小便不利者，猪苓汤主之。

【浅述】 阳明热证，误下以后，热不解而津伤，且热与水结于下焦，气不布津，故口渴，余热不尽，故脉浮发热，水热互结，故小便不利，故用猪苓汤清热养阴，通利小便。

本条与第七十一条文字相近，但病机之法迥异，第七十一条："若脉浮、小便不利、微热、消渴者，五苓散主之。"第七十一条脉浮微热，为太阳表证未解，小便不利、消渴为太阳腑即膀胱气化不利所致。

柯韵伯《伤寒来苏集》："脉证全同五苓。彼以太阳寒水利于发汗，汗出则膀胱气化而小便行，故利水之中，仍兼发汗之味。此阳明燥土最忌发汗，汗之则胃亡津液，而小便更不利，所以利水之中，仍用滋阴之品。二方同为利水，太阳用五苓者，因寒水在心下，故有水逆之证，桂枝以散寒，白术以培土也。阳明用猪苓者，因热邪在胃中，故有自汗证，滑石以滋土，阿胶以生津也。散以散寒，汤以润燥，用意微矣。二方皆是散饮之剂。太阳转属阳明者，其渴尚在上焦，故仍用五苓入心而生津；阳明自病而渴者，本于中焦，故又藉猪苓入胃而通津液。"

【医案选录】经方大师胡希恕医案

韩某，女性，31 岁，病历号 5157，1965 年 1 月 25 日初诊。尿急、尿痛 4 个多月，13 年前曾诊断为急性膀胱炎，治愈后有轻微尿痛、腰痛，未彻底治愈。1964 年 11 月又急性发作，尿频尿急，日达 50 余次，夜达 30 余次，尿时痛如刀割，有血丝血块，尿道灼热，腰痛腹胀，经服中西药不效，曾用益肾降火及补中益气等法也不效。近症：仍尿频，日 10 余次，尿痛热如刀割，左腰痛引及下肢亦疼，时头晕，心悸，少腹里急，口干渴甚，脉细数，苔白舌红。证属湿热瘀阻，治以利湿化瘀，与猪苓汤加生苡仁、大黄。

猪苓 10g，茯苓皮 10g，泽泻 10g，生苡仁 45g，滑石 15g，阿胶珠 10g，大黄 3g。

结果：上药服 3 剂，尿色变清，尿道痛已，腰痛亦减未尽除，尿频减，脉仍细数；仍服上方，同时间服肾着汤，2 月 17 日复诊时，已无不适，吃东西也增加一倍。

医案选自：《经方传真——胡希恕经方理论与实践》。

【第二百二十四条】

阳明病，汗出多而渴者，不可与猪苓汤。以汗多胃中燥，猪苓汤复利其小便故也。

【浅述】阳明病，汗多而渴，提示津液不足者，津液不足者，禁通利小便。阴津耗伤，化源不足，则小便少而不利，此当清热养阴为治，且宜充以浆液。

曹颖甫：阳明为病，法本多汗，汗多而渴，胃中津液已伤。此本白虎加人参汤证，一以清其胃热，一以养其津液，其病当已，不似小便不利者，可与猪苓汤也。若汗多胃燥之症，更与猪苓汤利其小便，轻则大便必硬，重则胃中燥实，发为谵语，此不可以不慎也。

【第二百二十五条】

脉浮而迟，表热里寒，下利清谷者，四逆汤主之。

【浅述】表里同病，若里虚甚，阳气有将绝之危，则急当救里，四逆汤主之。本条当与第九十一条互参。

曹颖甫：此时手足厥逆，冷汗出，胃中阳气将绝。若不急温之，危在旦夕，故必用大剂四逆汤以回中阳，乃得转危为安，慎不可以生附子一枚为太重而减其剂量也。

成无己：浮为表热，迟为里寒。下利清谷者，里寒甚也，与四逆汤，温里散寒。

【医案选录】 1. 省掾曹德裕男妇，二月初病伤寒八九日，请罗治之。脉得沉细而微，四肢逆冷，自利腹痛，目不欲开，两手常抱腋下，昏昏嗜卧，口舌干燥。……仲景云：下利清谷，急当救里，宜四逆汤。遂以四逆汤五两加人参一两，生姜十余片，连须葱白九茎，水五大盏同煎至三盏，去渣，分三服，一日服之。至夜利止，手足温。翌日，大汗而解，继以理中汤数服而愈。

医案选自：江瓘《名医类案·伤寒》。

2. 至元己巳六月，余住夏于上都，金院董彦诚年逾四旬，因劳役过甚，烦渴不止，极饮潼乳，又伤冷物，遂自利，肠鸣腹痛，四肢逆冷，汗自出，口鼻气亦冷，六脉如蛛丝，时发昏愦。众医议之，以葱熨脐下，又以四逆汤五两，生姜二十片，连须葱白九茎，水三升煮至一升，去渣凉服。至夜半气温身热，思粥饮，至天明而愈。《素问·玉机真脏论》云："脉细，皮寒，气少，泄利前后，饮食不入，此谓五虚。"浆粥入胃则虚者活，信哉。

医案选自：江瓘《名医类案·伤寒》。

【第二百二十六条】

若胃中虚冷，不能食者，饮水则哕。

【浅述】 阳明中寒证，胃中虚冷，中阳虚衰，则见不能食。本条进一步说明亦可见不能饮水，若饮水则胃失和降而导致呃逆之证。

成无己：哕者，咳逆是也。《千金》曰：咳逆者，哕逆之名。胃中虚冷，得水则水寒相搏，胃气逆而哕。

曹颖甫：此时急需半夏干姜散以温之。如独阴上僭（jiàn，超越本分为僭），将成反胃者，尤当用吴茱萸汤以抑之，附子理中以和之。当知胃中虚冷为主病，哕为病因，要非寻常治哕之橘皮生姜汤、橘皮竹茹汤所能奏功也。

《医宗金鉴》："宜理中汤加丁香、吴茱萸，温而降之可也。"

【第二百二十七条】

脉浮发热，口干鼻燥，能食者则衄。

【浅述】 本条与上一条阳明中寒不能食相对，论述了阳明热盛致衄的病机。

脉浮，发热，是热在阳明气分，里热蒸腾外扬则发热，鼓动气血则脉浮。热灼津液则口干鼻燥，气分有热，迫血妄行则衄。

曹颖甫：脉浮发热，太阳之病多有之，未可决为阳明病也。阳明为病，要以大渴引饮为候，胃中燥热，势不得不借助于外，于是有口干引饮之证……近世医家以衄为红汗者，正以其泄郁热故也。

成无己：脉浮发热，口干鼻燥者，热在经也；能食者里和也。热甚于经，迫血为衄。胃中虚冷阴胜也，水入于经，其血乃成，饮水者助阴，气逆为哕。发热口干阳胜也，食入于阴，长气于阳，能食者助阳，血妄为衄。三者偏阴偏阳之疾也。

【第二百二十八条】

阳明病，下之，其外有热，手足温，不结胸，心中懊憹，饥不能食，但头汗出者，栀子豉汤主之。

【浅述】 阳明病，当为阳明热证，里热尚未结实，却误用了下法，下后，余热不解，留扰胸膈，故外有热，手足温，心中懊憹，饥不能食，但头汗出，此当以栀子豉汤清宣郁热。

《医宗金鉴》：阳明经病下之，身热未除，手足温，不结胸者，是所陷之邪浅也。心中懊憹，饥不能食，但头汗出者，是阳邪蒸郁于胸膈间也，故宜栀子豉汤涌其热也。

本条当与第一百二十一条合参。

【第二百二十九条】

阳明病，发潮热，大便溏，小便自可，胸胁满不去者，与小柴胡汤。

【浅述】 阳明病，但发潮热，里未结实，故曰大便溏。胸胁满不去，提示少阳证未罢，此属少阳阳明并病，以少阳为主，故治从少阳，用小柴胡汤。

成无己：阳明病潮热，为胃实，大便硬而小便数。今大便溏，小便自可，则胃热未实，而水谷不别也。大便溏者，应气降而胸胁满去；今反不去者，邪气犹在半表半里之间，与小柴胡汤，以去表里之邪。

【第二百三十条】

阳明病，胁下硬满，不大便而呕，舌上白苔者，可与小柴胡汤。上焦得通，津液得下，胃气因和，身濈然汗出而解。

【浅述】 本条承接上条，进一步阐明少阳阳明并病的证治及治从少阳的作用机理。

柯韵伯《伤寒来苏集》：不大便属阳明，然胁下硬满而呕，尚在少阳部分。舌上白胎者，痰饮溢于上焦之征也。与小柴胡汤，则痰饮化为津液而燥土和，上焦仍得汗出而充身泽毛矣。

成无己：阳明病，腹满，不大便，舌上苔黄者，为邪热入腑可下。若胁下硬满，虽不大便而呕，舌上白苔者，为邪未入腑，在表里之间，与小柴胡汤以和解之。上焦得通，则呕止；津液得下，则胃气因和，汗出而解。

【第二百三十三条】

阳明病，自汗出。若发汗，小便自利者，此为津液内竭，虽硬不可攻之；当须自欲大便，宜蜜煎导而通之。若土瓜根及大猪胆汁，皆可为导。

【浅述】此条论述津伤便硬的证治，便硬有虚有实，津液内虚，肠燥失润者，宜蜜煎方，导而通之。

土瓜根方已失。

成无己：津液内竭，肠胃干燥，大便因硬，此非结热，故不可攻，宜以药外治而导引之。

【蜜煎导原方原量】食蜜（七合）于铜器内微火煎，当须凝如饴状，搅之勿令焦着，欲可丸，并手捻作挺，令头锐，大如指，长二寸许。当热时急作，冷则硬。以内谷道中，以手急抱，欲大便时乃去之。疑非仲景意，已试甚良。

又大猪胆一枚，泻汁，和少许法醋，以灌谷道内，如一食顷，当大便出宿食恶物，甚效。

【医案选录】急下，可下，微和，更与等义，缓急轻重，法详且密。吴又可连下之法，亦不过仲景法中之一法耳，未可以一法废诸法也。即如许学士治一家而病两人，皆旬日矣。一则身热无汗，大便不通，小便短涩，神昏而睡。诊其脉长大而实，用承气下之而愈；一则阳明自汗，大便不通，小便利，津液少，口干燥，其脉大而虚，作蜜煎导之，下燥粪，得溏利而解。其家曰：皆阳明不通，何以治之异？许曰：二证虽相似，然自汗小便利者，不可荡涤五脏，为无津液也。

医案选自：俞震《古今医案按》。

【第二百三十四条】

阳明病，脉迟、汗出多、微恶寒者，表未解也，可发汗，宜桂枝汤。

【浅述】表里同病，外证未解，当先解外，外解后乃可攻里，解外宜桂枝汤。

阳明病，身热，自汗出，不恶寒反恶热，脉当洪大。今微恶寒，汗出，知太阳中风证未解，治宜桂枝汤，先解其外。脉迟为营血不足之故。

《医宗金鉴》："汗出多之下，当有'发热'二字，若无此二字，脉迟，汗出多，微恶寒，乃是表阳虚，桂枝附子汤证也，岂有用桂枝汤发汗之理乎？必是传写之遗。"

"阳明病脉当数大，今脉迟汗出多，设不发热恶寒，是太阳表邪已解矣。今发热微恶寒，是表犹未尽解也，故宜桂枝汤解肌以发其汗，使初入阳明之表邪，仍还表而出也。"

"程知曰：此言中风传阳明，表邪未解，仍宜用桂枝汤以解肌也。"

【第二百三十五条】

阳明病，脉浮、无汗而喘者，发汗则愈，宜麻黄汤。

【浅述】本条与上一条相对，均属表里同病。本条脉浮无汗而喘，属阳明兼太阳伤寒表实证，故宜麻黄汤。

《医宗金鉴》："阳明病，脉应浮大，证应汗出。今脉但浮，表病脉也；无汗而喘，表实证也。是太阳之邪，未悉入阳明，犹在表也。当仍从太阳伤寒治之，发汗则愈，宜麻黄汤。"

【第二百三十六条】

阳明病，发热、汗出者，此为热越，不能发黄也。但头汗出，身无汗，剂颈而还，小便不利，渴引水浆者，此为瘀热在里，身必发黄，茵陈蒿汤主之。

【第二百六十条】

伤寒七八日，身黄如橘子色，小便不利，腹微满者，茵陈蒿汤主之。

【浅述】阳明病，发热汗出者，热有出路，故不能发黄。若汗出不彻，且小便不利，则湿热无有出路，湿与阳明里热相合，致使发黄。

热责之阳明，湿责之太阴，湿热俱重，属"阳黄"。此外，尚有"阴黄"，临证宜辨别之。

从方后注释"一宿腹减"来看，当有腹满、大便不畅或秘结等症。

成无己：但头汗出，身无汗，剂颈而还者，热不得越也；小便不利，渴引水浆者，热甚于胃，津液内竭也。胃为土而色黄，胃为热蒸则色夺于外，必发黄也。与茵陈汤，逐热退黄。

【茵陈蒿汤原方原量】茵陈蒿（六两），栀子（擘，十四枚），大黄（去皮，二两）。

上三味，以水一斗二升，先煮茵陈，减六升；内二味，煮取三升，去滓，分三服。小便当利，尿如皂荚汁状，色正赤，一宿腹减，黄从小便去也。

【常用剂量】茵陈蒿60g，栀子10g，大黄20g，三次治疗量。

【方歌】

瘀热在里身发黄，十克栀子廿大黄；

茵陈六十须先煮，剂量配比要恰当。

【医案选录】经方大师胡希恕医案

王某，男性，34岁，某医院会诊病例。1964年5月8日初诊，患慢性肝炎有年，近突发黄疸，经中西医治疗，黄疸指数逐渐升高，人亦面目俱黄如橘色，发热口舌干，胸胁苦满，恶心不欲食，大便秘结，苔黄腻，脉滑数。证属少阳阳明合病的阳黄，治以和解清热，予大柴胡汤合茵陈蒿汤：柴胡12g，黄芩10g，枳实10g，白芍10g，生姜10g，半夏12g，大枣4枚，茵陈24g，大黄10g，山栀子10g。

结果：上药服2剂，大便得通，恶心已，胸胁苦满减，精神好转。因坚持服药28剂，黄疸退，查肝功完全正常，旧有肝病亦随之而愈，约1个月出院。

医案选自：《经方传真——胡希恕经方理论与实践》。

【第二百三十七条】

阳明证，其人喜忘者，必有蓄血。所以然者，本有久瘀血，故令喜忘。屎虽硬，大便反易，其色必黑者，宜抵当汤下之。

【浅述】阳明蓄血证：阳明之热与宿瘀相结。

心主血，亦主神明，血蓄于下，心失所养，故令人善忘。

邪热伤津，故大便硬，燥屎与离经之血相合，则化坚为润，故大便色黑反易。

另外，应当与太阳蓄血证相鉴别，因其均有神志方面的症状，且均使用抵当汤攻下，病机均为邪热与血相结，属异病同治。

成无己：《内经》曰：血并于下，乱而喜忘，此下本有久瘀血，所以喜忘也。津液少，大便硬，以蓄血在内。屎虽硬，大便反易，其色黑也。与抵当汤，以下瘀血。

柯韵伯《伤寒来苏集》：瘀血是病根，喜忘是病情。此阳明未病前症，前此不知，今因阳明病而究其由也。屎硬为阳明病，硬则大便当难而反易，此病机之变易见矣。原其故必有宿血，以血主濡也。血久则黑，火极反见水化也。此以大便反易之机，因究其色之黑，乃得其病之根，因知前此喜忘之病情耳。承气本阳明药，不用桃仁承气者，以大便易，不须芒硝；无表证，不得用桂枝；瘀血久，无庸甘草。非虻虫、水蛭，不胜其任也。

【医案选录】魏某，女，30岁，于1969年患精神分裂症，住医院用电疗与胰岛素等法，病减轻而未痊愈乃出院。自觉头皮发紧，如有一铁箍勒在头上，并且言听视动，随过随忘，一点记性也没有。患者两目呆滞，神情淡漠，经期正常，唯少腹甚痛，舌苔白腻，脉沉滑有力。辨证：古人云，瘀血在下使人发狂，瘀血在上使人善忘。况有痛经为甚，脉来沉滑，故知其人有瘀血而为患。处方：生大黄三钱，桃仁四钱，水蛭二钱（炒），虻虫二钱，柴胡三钱，半夏三钱。服两剂大便泻下不甚重，似有小效而不显著。转方：桂枝二钱，桃仁四钱，大黄三钱，丹皮三钱，蒲黄二钱，五灵脂二钱，赤芍三钱，茯苓八钱。服两剂，泻下较多，头上的铁箍感觉已去，善忘转减。患者大喜，认为有了治愈希望。再转方：大黄三钱，桃仁五钱，芒硝二钱（后下），丹皮二钱，赤芍三钱，炙甘草二钱，郁金三钱，蒲黄三钱。服两剂，泻下污血秽物甚多（共泻六次）。所奇者其人体不疲，饮食不衰，而善忘十愈其八。患者欲返回河南，为疏血府逐瘀汤六帖以资巩固，由是而病愈。

医案选自：《伤寒论讲义》第2版（刘渡舟，聂惠民，傅世垣. 伤寒挈要[M]. 北京：人民卫生出版社. 1983.）

【第二百四十三条】

食谷欲呕，属阳明也，吴茱萸汤主之。得汤反剧者，属上焦也。

【浅述】本条论述阳明中寒的证治，食谷欲呕，其病机为阳明寒呕。若服汤反剧者，此为上焦有热，以热助热，故使病情加重。

柯韵伯《伤寒来苏集》：胃热，则消谷善饥；胃寒，则水谷不纳。食谷欲呕，固是胃寒。服汤反剧者，以痰饮在上焦为患，呕尽自愈，非谓不宜服也。此与阳明不大便，服柴胡汤胃气因和者不同。

阳明欲呕，少阳喜呕，太阳干呕，此三种情况临证宜鉴别。

吴茱萸汤证在《伤寒论》尚有2条，即少阴篇309条（少阴病，吐利，手足逆冷，烦躁欲死者，吴茱萸汤主之），厥阴篇378条（干呕吐涎沫，头痛者，吴茱萸汤主之），宜互参。

【吴茱萸汤原方原量】吴茱萸（洗，一升），人参（三两），生姜（切，六两），大枣（擘，十二枚）。

上四味，以水七升，煮取二升，去滓，温服七合。日三服。

【常用剂量】吴茱萸 14g，党参 10g，生姜 18g，大枣 3 枚，约三次治疗量。

【方歌】

十四吴萸十八姜，三枣十参煎成汤；

食谷欲呕并胸闷，吐涎头痛服之康。

【医案选录】杨某，男，42 岁。偶尔食不适即呕吐，吐出未经消化之食物及夹杂不少黏沫，吐出量并不多，如此延续了将近 10 年。近一年来病情加重，发展为每日饭后隔一至二小时，即频频呕吐不休，天气寒冷时尤其严重。曾用止呕和胃健胃等药品，未曾获效。现手足厥逆，消化迟滞，脉沉而迟，治以吴茱萸汤：吴茱萸 12g，人参 6g，生姜 30g，大枣 5 枚。服 3 剂后，呕吐减十分之五六，继服 7 剂呕吐又复发到原来的程度。经询问情况才知道因当时未找到生姜而以腌姜代替，不仅无效反而使病情反复。后配以生姜再进 4 剂，呕吐减十分之七八，饮食增加，手足厥逆好转。宗此方化裁，共服 20 余剂，呕吐停止，观察一年来，未见复发。

医案选自：《伤寒论讲义》第 2 版（赵明锐. 经方发挥［M］. 太原：山西人民出版社，1982.）

【第二百四十五条】

脉阳微而汗出少者，为自和也；汗出多者，为太过；阳脉实，因发其汗，出多者，亦为太过。太过者，为阳绝于里，亡津液，大便因硬也。

【浅述】汗出过多，内亡津液，故使大便硬。

成无己：脉阳微者，邪气少，汗出少者为适当，故自和；汗出多者，反损正气，是汗出太过也。阳脉实者，表热甚也。因发汗，热乘虚蒸津液外泄，致汗出太过。汗出多者，亡其阳，阳绝于里，肠胃干燥，大便因硬也。

【第二百四十七条】

趺阳脉浮而涩，浮则胃气强，涩则小便数。浮涩相搏，大便则硬，其脾为约，麻子仁丸主之。

【浅述】胃强脾弱，胃强，意为胃中有热；脾弱，即脾运化无力。胃热则肠燥，脾弱不能为胃肠运化津液，致使津液偏渗于膀胱，故小便数而大便硬。

成无己：趺阳者，脾胃之脉，诊浮为阳，知胃气强；涩为阴，知脾为约。约者，俭约之约，又约束之约。《内经》曰：饮入于胃，游溢精气，上输于脾，脾气散精，上归于肺，通调水道，下输于膀胱，水精四布，五经并行，是脾主为胃行其津液者也。今胃强脾弱，约束津液，不得四布，但输膀胱，致小便数，大便难，与脾约丸，通肠润燥。

【麻子仁丸原方原量】麻子仁（二升），芍药（半斤），枳实（炙，半斤），大黄（去皮，一斤），浓朴（炙，去皮，一尺），杏仁（去皮尖，熬，别作脂，一升）。

上六味，蜜和丸如梧桐子大。饮服十丸，日三服，渐加，以知为度。

【常用剂量】（做汤剂）：麻子仁9g，芍药6g，枳实6g，大黄12g，厚朴6g，杏仁6g，两次治疗量。

【方歌】

小便数兮大便硬，胃强脾弱脾约证；

十二大黄九麻仁，六克芍药枳朴杏。

【医案选录】1. 经方大师胡希恕医案

李某，男性，59岁，病历号61448，初诊日期为1965年2月18日。感冒2周，经服药治愈，惟胸胁闷满，纳差，大便干燥，三四日一行，苔白，脉弦细，肝下缘肋下1cm轻微压痛。

此属津虚阳明内结，予麻仁丸，早晚各1丸。

结果：服1日大便即通，继服无所苦。

医案选自：《经方传真——胡希恕经方理论与实践》。

2. 徐左，能食，夜卧则汗出，不寐，脉大，大便难，此为脾约。

脾约麻仁丸一两，作三服，开水送下。

按：麻子仁丸原方为麻子仁二升，芍药半斤，枳实半斤炙，大黄一斤去皮，厚朴一尺炙去皮，杏仁一升去皮尖熬别作脂，等六味，蜜和丸，如梧桐子大。今药铺中通称曰脾约麻仁丸者，即是也。本方以麻子仁为君，凡仁中皆有油质，功能润下，故借之以通便，施于虚弱体质之不胜攻伐者允宜。

医案选自：曹颖甫《经方实验录·麻子仁丸证（颖师医案）》。

【第二百四十八条】

太阳病三日，发汗不解，蒸蒸发热者，属胃也，调胃承气汤主之。

【浅述】太阳病，发汗病不解者，非谓太阳病不解，是转属阳明也。太阳证罢，阳明里热炽盛，热气自内达外，当有恶寒自罢反恶热之表现，故蒸蒸发热。

成无己：蒸蒸者，如热熏蒸，言甚热也。太阳病三日，发汗不解，则表邪已罢，蒸蒸发热，胃热为甚，与调胃承气汤下胃热。

调胃承气汤以泻代清，重在清热，后世之凉膈散，即以小承气汤加味而成（加黄芩、栀子、连翘、薄荷）。

【第二百四十九条】

伤寒吐后，腹胀满者，与调胃承气汤。

【浅述】本条叙证简单，仅腹胀一证，当有不大便、发热、口渴等表现，吐法可吐胃及上焦之邪。阳明证是胃肠燥热，以痞满燥实坚为主证，故吐法力不能及，此当予调胃承气汤，以泻热和胃，润燥软坚。

成无己：《内经》曰：诸胀腹大，皆属于热。热在上焦则吐，吐后不解，复腹胀满者，邪热入胃也，与调胃承气汤下其胃热。

【第二百五十七条】

病患无表里证，发热七八日，虽脉浮数者，可下之。假令已下，脉数不解，合热则消谷喜饥，至六七日，不大便者，有瘀血，宜抵当汤。

【浅述】无表里证，是外无太阳证，里无阳明里实证。发热七八日不解，是阳明热盛于内，脉浮数，为里热蒸腾所致，可用下法，以泄其热。使用了下法以后，出现脉数不解，消谷善饥，不大便，此为血分之热与阳明瘀血相结，可用抵当汤泻热逐瘀。

在临证实践中，属瘀血发热者，可资参考。

【第二百五十八条】

若脉数不解，而下不止，必协热便脓血也。

【浅述】此条承接上条。

协热便脓血，为热，宜白头翁汤。

《医宗金鉴》：若脉数不解，不大便硬而下利不止，必有久瘀，协热腐化而便脓血也，则不宜用抵当汤下之矣。

【医案选录】蔡，内虚邪陷，协热自利，脉左小右大，病九日不减，是为重症。议用白头翁汤方，加黄芩、白芍。（协热痢）

医案选自：叶天士《临证指南医案》。

【第二百五十九条】

伤寒发汗已,身目为黄,所以然者,以寒湿在里不解故也,以为不可下也,于寒湿中求之。

【浅述】 太阴寒湿发黄,脾阳不足,属阴黄。若湿重于寒,可选茵陈五苓散;若寒重于湿,可选茵陈术附汤或茵陈四逆汤。

《医宗金鉴》:"伤寒发汗已,身目为黄。所以然者,以表有寒里有湿未解也。夫表寒里湿,郁而发黄,自非热湿内瘀,郁而成黄者比,故不可下。惟当于表寒里湿中求其治法,宜发其表寒,利其里湿可也。"

【医案选录】 至元丙寅六月,时雨霖霪,人多病湿温。真定韩君祥,因劳役过度,渴饮凉茶,及食冷物,遂病头痛,肢节亦疼,身体沉重,胸满不食。自以为外感内伤,用通圣散二服,加身体困甚。医以百解散发其汗,越四日,以小柴胡汤二服,复加烦热躁渴。又六日,以三一承气汤下之,躁渴尤甚。又投白虎加人参、柴胡饮子之类,病愈增。又易医用黄连解毒汤、朱砂膏、至宝丹之类。至十七日后,病势转增,传变身目俱黄,肢体沉重,背恶寒,皮肤冷,心下痞硬,按之则痛,眼涩不欲开,目睛不了了,懒言语,自汗,小便利,大便了而不了。罗诊其脉紧细,按之空虚,两寸脉短不及本位。此证得之因时热而多饮冷,加以寒凉寒药过度,助水乘心反来侮土,先因其母,后薄其子。《内经》云:"薄所不胜,乘所胜也。"时值霖雨,乃寒湿相合,此为阴证发黄明矣,罗以茵陈附子干姜汤主之。《内经》云:"寒淫于内,治以甘热,佐以苦辛。"湿淫所胜,平以苦热,以淡渗之,以苦燥之。附子、干姜辛甘大热,散其中寒,故以为主。半夏、草豆蔻辛热,白术、陈皮苦甘温,健脾燥湿,故以为臣。生姜辛温以散之,泽泻甘平以渗之。枳实苦微寒,泄其痞满。茵陈苦微寒,其气轻浮,佐以姜、附,能去肤腠间寒湿而退其黄,故为佐使也。煎服一两,前症减半,再服悉去。又与理中汤服之,数日气得平复。

医案选自:俞震《古今医案按》。

【第二百六十一条】

伤寒身黄发热,栀子柏皮汤主之。

【浅述】《医宗金鉴·订正伤寒论注》:"伤寒身黄发热者,设有无汗之表,宜用麻黄连轺赤小豆汤汗之可也;若有成实之里,宜用茵陈蒿汤下之亦可也。今外无可汗之表证,内无可下之里证,故惟宜以栀子柏皮汤清之也。"

可见，栀子柏皮汤是治疗湿热郁蒸三焦（热重湿轻）所致之发黄。

【栀子柏皮汤原方原量】 肥栀子（擘，十五个），甘草（炙，一两），黄柏（二两）。

上三味，以水四升，煮取一升半，去滓，分温再服。

【常用剂量】 肥栀子15g，甘草15g，黄柏30g，两次治疗量。

【方歌】

身黄发热湿热郁，热重湿轻此方宜；

栀草均用十五克，三十黄柏黄可去。

【医案选录】 患者为一个10岁男孩，患黄疸性肝炎，病已日久，黄疸指数一直很高。前医曾用过茵陈蒿汤多剂，住院期间也多次用过茵陈、大黄等注射液，效均不佳。症见身目黄染，心烦，便溏，两足发热，睡觉时常伸到被外，舌苔黄。遂投栀子柏皮汤治之，不数剂则黄退而诸症渐愈。此案说明，凡湿热发黄，用茵陈蒿汤后，黄仍不退，但正气业已渐耗，脾胃之气受损，阴分尚有伏热，如见手足心热、五心烦热等症，用本方治疗很是适宜。有的医家认为本方不该用甘草，而应当用茵陈。其实不然，应该说本方妙就妙在用甘草以扶正气的治法。

医案选自：《伤寒论讲义》第2版（刘渡舟，傅世垣. 伤寒论诠解［M］. 天津：天津科学技术出版社，1983.）

【第二百六十二条】

伤寒瘀热在里，身必黄，麻黄连轺赤小豆汤主之。

【浅述】 可参考第二百六十一条。

《医宗金鉴》：伤寒表邪未解，适遇其人阳明素有湿邪，热入里而与湿合，湿热蒸瘀，外薄肌表，身必发黄也。若其人头有汗，小便不利，大便硬，则或清、或下、或利小便，自可愈也。今乃无汗小便利，是里之瘀热未深，表之郁遏犹甚，故用麻黄连轺赤小豆汤，外发其表，内逐其湿也。

生梓白皮可代以桑白皮，若表证罢，麻黄、生姜等解表之药当去之。

【麻黄连轺赤小豆汤原方原量】 麻黄（去节，二两），连轺（连翘根，二两），杏仁（去皮尖，四十个），赤小豆（一升），大枣（擘，十二枚），生梓白皮（切，一升），生姜（切，二两），甘草（炙，二两）。

上八味，以潦水一斗，先煮麻黄再沸，去上沫，内诸药，煮取三升，去滓。分温三服，半日服尽。

【常用剂量】 麻黄10g，连轺10g，赤小豆50g，桑白皮10g，杏仁6g，炙甘草10g，生姜10g，大枣4枚，两次治疗量。

【方歌】

十克白姜麻翘甘，六杏四枣赤豆全；

赤豆称取五十克，清里解表愈黄疸。

【医案选录】经方大师胡希恕医案

尹某，男性，40岁，1966年3月4日初诊。近2个月右上腹疼痛，经中西药治疗，效果不显。自昨日起发热恶寒，身目发黄，身痒，口黏不思饮，小便黄少，苔白腻，脉浮弦。

证属外邪里湿、郁而化热，治以解表化湿，予麻黄连翘赤小豆汤：

麻黄6g，连翘10g，赤小豆30g，桑白皮10g，炙甘草6g，大枣4枚，生姜10g，杏仁10g。

结果：上药服3剂，热退，痒已；但黄疸不退，且逐渐加重。后确诊有胰头癌，不及2个月病逝。

医案选自：《经方传真——胡希恕经方理论与实践》。

【第二百六十三条】

少阳之为病，口苦、咽干、目眩也。

【浅述】本条为少阳病之提纲。

邪入少阳，病在半表半里，枢机不利，胆火上炎，则见口苦，热灼津液则咽干。足少阳之脉起于目锐眦，且胆与肝相表里，肝开窍于目，胆火上扰目窍，故目眩。

本条当与第九十六条合参，对于理解少阳病，较为全面。

成无己：足少阳胆经也。《内经》曰，有病口苦，名曰胆瘅。《甲乙经》曰：胆者，中精之腑，五脏取决于胆，咽为之使。少阳之脉，起于目锐眦，少阳受邪，故口苦、咽干、目眩。

柯韵伯："苦、干、眩者，皆相火上走空窍而为病也。此病自内之外，人所不知，惟病人独知，诊家所以不可无问法。三证为少阳一经病机，兼风寒杂病而言，但见一证即是，不必悉具。"

【第二百六十四条】

少阳中风，两耳无所闻、目赤、胸中满而烦者，不可吐下，吐下则悸而惊。

【浅述】足少阳脉起于目锐眦，走于耳中，下胸，贯膈。少阳受邪，胆火巡经炎上，故耳聋、目赤。邪结在胸，经气不利，故胸满而烦。此胸满而烦，为无形风火内扰所致，若误认为胸中邪实，而妄用吐、下之法，非但风火不熄，且耗伤正气，出现悸、惊变证。

《医宗金鉴》："少阳，即首条口苦、咽干、目眩之谓也。中风，谓此少阳病，是从中风之邪传来也。少阳之脉，起目锐眦，从耳后入耳中；其支者、会缺盆，下胸中，循胁。表邪传其经，故目赤耳聋，胸中满而烦也。然此乃少阳半表半里之胸满而烦，非太阳证具之邪陷胸满而烦者比，故不可吐、下，若吐、下则虚其中，神志虚怯，则悸而惊也。此揭中风邪传少阳之大纲也。"

【第二百六十五条】

伤寒，脉弦细、头痛发热者，属少阳。少阳不可发汗，发汗则谵语。此属胃，胃和则愈；胃不和，烦而悸。

【浅述】少阳胆腑郁热，则脉弦细，头痛而发热。少阳头痛在头两侧，发热当为持续性发热，与少阳经脉受邪之寒热往来不同。

三阳经皆有头痛发热，临证宜详辨。

由此可知，少阳病的特点为易经腑同病、易气郁化火。

少阳病治当和解，禁用汗法。若误汗，则津伤，津伤则宜化燥而转属阳明，阳明燥热上扰心神则谵语。

《医宗金鉴》："不曰少阳伤寒，而曰伤寒，略言之也。谓此少阳病是从伤寒之邪传来也。脉弦细，少阳之脉也。上条不言脉，此言脉者，补言之也。头痛发热无汗，伤寒之证也，又兼见口苦、咽干、目眩少阳之证，故曰属少阳也。盖少阳之病已属半里，故不可发汗，若发汗，则益伤其津，而助其热，必发谵语，既发谵语，则是转属胃矣。若其人津液素充，胃能自和，则或可愈。否则津干热结，胃不能和，不但谵语，且更烦而悸矣。此揭伤寒邪传少阳之大纲也。"

【第二百六十六条】

本太阳病不解，转入少阳者，胁下硬满，干呕不能食，往来寒热，尚未吐下，脉沉紧者，与小柴胡汤。

【浅述】太阳病不解，转入少阳者，为表邪入里，见少阳证即给予小柴胡汤治疗。

胁下硬满较胸胁苦满为甚，干呕不能食与喜呕、默默不欲饮食之意相近，寒热往来是典型的少阳热象。

成无己：太阳转入少阳，是表邪入于里。胁下硬满，不能食，往来寒热者，邪在半表半里之间。若已经吐下，脉沉紧者，邪陷入腑为里实；尚未经吐下，而脉沉紧为传里，虽深，未全入腑，外犹未解也，与小柴胡汤以和解之。

【医案选录】 1. 项太一，年二十九岁，患伤寒头痛，发热肋疼，四肢疼痛，胸痛不止。小柴胡汤加羌活、桔梗、香附、枳壳，愈。

医案选自：《名医类案·伤寒》。

2. 张致和治一人，病阴证伤寒，先因感寒湿，继而发热不食，数日后不省人事，语多错乱，神思昏迷，面青齿露，人谓其必死。张诊之，两手脉沉细，先以小柴胡汤与之，继以四君子汤加炮附子数片，煎成药，置盆中，以水制其热性，少时令温与服，其脉渐回，神思亦爽，更用药调理而愈。

医案选自：江瓘《名医类案·伤寒》。

【第二百六十七条】

若已吐、下、发汗、温针，谵语，柴胡汤证罢，此为坏病。知犯何逆，以法治之。

【浅述】 坏病，证候错综复杂，其表现已脱离了六经病范围，针对"坏病"，当申明病机，以法统方，即"知犯何逆，以法治之"。

本条与太阳病篇太阳病变证第十六条"观其脉证，知犯何逆，随证治之"，前后呼应，体现了中医"辨证论治"的精神。

【第二百六十九条】

伤寒六七日，无大热，其人躁烦者，此为阳去入阴故也。

【浅述】 此条论述伤寒由表入里之象，即躁烦。

成无己：表为阳，里为阴。邪在表则外有热。六七日，邪气入里之时，外无大热，内有躁烦者，表邪传里也，故曰阳去入阴。

《医宗金鉴》："伤寒六七日，邪欲入里之时也。无大热，表热微也。躁烦者，里热盛也。此为阳去入阴也。阳去入阴者，谓阳邪去表入里，传于三阴也。"

【第二百七十条】

伤寒三日，三阳为尽，三阴当受邪。其人反能食而不呕，此为三阴不受邪也。

【浅述】 此条论述三阴不受邪之象，由此可知，三阴受邪之象为不能食而呕。三阴即太阴之腹满而吐、食不下，少阴之欲吐不吐，厥阴之饥不欲食。

《医宗金鉴》："伤寒之邪，一日太阳受之，二日阳明受之，三日少阳受之，四日太阴受之，五日少阴受之，六日厥阴受之，此传经之次第也。今伤寒三日，三阳表邪为尽，三阴当受邪，其人当不能食而呕。今反能食而不呕者此为里和，三阴不受邪也。然此乃《内经》以其大概而言，究不可以日数拘也。"

【第二百七十一条】

伤寒三日，少阳脉小者，欲已也。

【浅述】此条论述少阳欲愈之脉象。

少阳脉小者，主邪去正虚，故欲愈。

【第二百七十二条】

少阳病欲解时，从寅至辰上。

【浅述】寅时至辰时，包括寅、卯、辰三个时辰，为3点到9点，说明了阳气生发之时，少阳火郁易解。

【第二百七十三条】

太阴之为病，腹满而吐，食不下，自利益甚，时腹自痛。若下之，必胸下结硬。

【浅述】本条为太阴病之提纲。

其病机为脾阳、脾气虚弱，寒湿内盛，运化失司，故出现吐、利、满、痛等症，因其属里、虚、寒证，治当以理中、四逆辈温之，而不可使用下法；若误下，则中阳更伤而出现胸下结硬之症。

《医宗金鉴》：吴人驹曰："自利益甚"四字，当在"必胸下结硬"句之下。其说甚是。若在"吐食不下"句之下，则是已吐食不下，而自利益甚矣。仲景复曰："若下之无所谓也。"

太阴，脾经也，其脉布胃中，络于嗌。寒邪传于太阴，故腹满时腹自痛。寒邪循脉犯胃，故吐食不下，此太阴里虚，邪从寒化之证也，当以理中四逆辈温之。若腹满嗌干，不大便，大实痛，始为太阴里实，邪从热化之证，当以桂枝加大黄汤下之矣。若以太阴虚寒之满痛，而误认为太阴实热之满痛而下之，则寒虚相抟，必变为藏结痞硬，及自利益甚矣。此太阴病全篇之提纲，后凡称太阴病者，皆指此证而言也。

【第二百七十四条】

太阴中风，四肢烦疼，阳微阴涩而长者，为欲愈。

【浅述】 太阴中风，是指脾阳素虚，寒湿内盛之体复感风邪。脾主四肢，四肢为诸阳之末，太阴中风故有"四肢烦疼"之症。阳微阴涩而长者，之脉象而言，浮取脉微，沉取脉涩，脉虽微涩若兼脉长，为脾阳渐复之象，故曰"为欲愈"。《素问·离合真邪论》："大则邪至，小则平。"

成无己：太阴，脾也，主营四末。太阴中风，四肢烦疼者，风淫末疾也。表邪少则微，里向和则涩而长。长者阳也，阴病见阳脉则生，以阴得阳则解，故云欲愈。

【第二百七十五条】

太阴病欲解时，从亥至丑上。

【浅述】 亥、子、丑时，即21时至次日3时。

【第二百七十六条】

太阴病，脉浮者，可发汗，宜桂枝汤。

【浅述】 此条为表里同病。太阴属里虚寒证，故脉当沉。今脉浮是兼太阳之表，兼表可发汗，宜桂枝汤者因其里虚，故不宜峻汗。

成无己：经曰：浮为在表，沉为在里。太阴病脉浮者，邪在经也，故当汗散之。

【第二百七十七条】

自利、不渴者，属太阴，以其脏有寒故也，当温之，宜服四逆辈。

【浅述】 太阴阳虚，寒湿内盛，邪从寒湿而化，故自利不渴，"以其脏有寒故也"言其病机，"当温之"言其治则，"宜服四逆辈"言其所选之方，四逆辈包括理中、附子理中、四逆汤、真武汤等，临证宜酌情选用。

成无己：自利而渴者，属少阴，为寒在下焦；自利不渴者，属太阴，为寒在中焦，与四逆等汤，以温其脏。

【第二百七十九条】

本太阳病，医反下之，因尔腹满时痛者，属太阴也，桂枝加芍药汤主之；大实痛者,桂枝加大黄汤主之。

【第二百八十条】

太阴为病,脉弱,其人续自便利,设当行大黄、芍药者,宜减之,以其人胃气弱,易动故也。

【浅述】 太阳为寒水之经,太阳病本当汗解,若误下,则寒水之邪下陷太阴,因而腹满时痛,此乃脾络不和故也,故宜桂枝加芍药以疏通脾络。大实痛者,此为误下后邪并阳明,依《伤寒论》惯例,无形邪气与有形之病理产物相结谓之实,故此"大实痛"宜桂枝加大黄汤以下之。

曹颖甫:若按之实痛者,则其肠中兼有宿食,于前方加大黄以利之,使之表里两解。

第二百八十条,病人胃气虚弱,本自便利,大黄、芍药性味苦寒阴柔,若须用之,故宜减其量。

【桂枝加芍药汤原方原量】 桂枝(去皮,三两),芍药(六两),甘草(炙,二两),大枣(擘,十二枚),生姜(切,三两)。

上五味,以水七升,煮取三升,去滓,温分三服。本云桂枝汤,今加芍药。

【常用剂量】 桂枝30g,大黄20g,芍药60g,生姜30g,炙甘草30g,大枣8枚,两次治疗量。

【方歌】

腹满时痛病太阴,桂枝底方仲景心;

大黄二十倍芍药,加味加量细推论。

【桂枝加大黄汤原方原量】 桂枝(去皮,三两),大黄(二两),芍药(六两),生姜(切,三两),甘草(炙,二两),大枣(擘,十二枚)。

上六味,以水七升,煮取三升,去滓,温服一升,日三服。

【常用剂量】 桂枝30g,大黄20g,芍药60g,生姜30g,炙甘草30g,大枣8枚,两次治疗量。

【方歌】

腹满时痛病太阴,桂枝底方仲景心;

大黄二十倍芍药,加味加量细推论。

【医案选录】 经方大师胡希恕医案

1. 刘某,男,30岁,1966年3月18日初诊。胃脘疼痛四五年,伴见汗出恶风,左臂疼痛,胸胁满闷,脉弦滑,左浮细。

证属太阳阳明合病，表虚挟腹肌不和，与桂枝加芍药汤：桂枝 10g，白芍 18g，生姜 10g，大枣 4 枚，炙甘草 10g。

结果：上药服 5 剂，胃脘疼减，仍感胸脘烤闷或灼热，与栀子豉枳实汤继调服而解。

2. 赖某，男，56 岁。感冒发热 1 周，经用西药治疗热退，近 3 天左腹刺痛、腹胀，时轻时重，服用阿托品痛缓解不明显，伴见头微痛、汗出、恶风，大便 3 日未行，左腹按之痛，舌苔白根腻，脉沉弦细，左尺弦滑。

证属太阳阳明并病，表虚挟瘀，与桂枝加大黄汤：桂枝 10g，白芍 18g，生姜 10g，大枣 4 枚，炙甘草 6g，大黄 6g。

结果：上药服 1 剂，大便行两次，左腹痛减，去大黄又服 1 剂，头痛、汗出、恶风悉除。

以上两则医案均选自《经方传真——胡希恕经方理论与实践》。

【第二百八十一条】

少阴之为病，脉微细，但欲寐也。

【浅述】 本条一脉一证为少阴病之提纲。

但欲寐，是指似睡非睡、精神萎靡、体力衰惫的状态。少阴关系心肾两脏，肾阳不足，心之阳气鼓血无力，故脉微细，阳虚则神失所养，故但欲寐。

少阴为里虚寒证，外合太阳，故有"麻黄附子细辛汤证""麻黄附子甘草汤证"，若不兼太阳，则宜据情选用四逆、真武、附子汤等。曹颖甫："大抵少阴一证，寒极则死，阳回则生，是故同一恶寒蜷卧，手足温者可治，而逆冷者不治。"

任越庵《伤寒法祖》："少阴一经，兼水火二气，寒热杂居，故为病不可捉摸。其寒也症类太阴，其热也症似太阳，故仲景以微细之病脉、欲寐之病情为提纲。"

【第二百八十二条】

少阴病，欲吐不吐，心烦但欲寐，五六日自利而渴者，属少阴也。虚故引水自救，若小便色白者，少阴病形悉具。小便白者，以下焦虚有寒，不能制水，故令色白也。

【浅述】 此条论述少阴寒化证之病机和辨证要点。

少阴阳虚阴盛，浊阴上逆，故欲吐不吐，阴盛于下，虚阳上扰，故心烦，至五六日，肾阳进一步虚衰，火不暖吐，故自利，阳虚不布津，故口渴，此与太阴自利不渴不同。邪气入里，从阴化寒，故小便色白。此即《素问·至真要大论》："诸病水液，澄澈清冷，皆属于寒。"

成无己：欲吐不吐，心烦者，表邪传里也。若腹满痛，则属太阴。此但欲寐，则知属少阴。五六日，邪传少阴之时。自利不渴者，寒在中焦，属太阴。此自利而渴，为寒在下焦，属少阴。肾虚水燥，渴欲引水自救。下焦虚寒，不能制水，小便色白也。经曰：下利欲饮水者，以有热故也。此下利虽渴，然以小便色白，明非里热，不可不察。

少阴为阴枢，柯韵伯《伤寒来苏集》：欲吐而不得吐者，枢病而开阖不利也，与喜呕同。少阳脉下胸中，故胸烦，是病在表之里也；少阴经出络心，故心烦，是病在里之里也。欲吐不得吐，欲寐不得寐，少阴枢机之象也。五六日，正少阴发病之期。太阴从湿化，故自利不渴；少阴从火化，故自利而渴。少阴主下焦，输津液司闭藏者也。下焦虚，则坎中之阳，引水上交于离而未能，故心烦而渴。关门不闭，故自利。不能制火，由于不能制水故耳。然必验小便者，以少阴主水，热则黄赤，寒则清白也。若不于此详察之，则心烦而渴。但治上焦之实热，而罔顾下焦之虚寒，则热病未除，下利不止矣。

【第二百八十三条】

病患脉阴阳俱紧，反汗出者，亡阳也。此属少阴，法当咽痛而复吐利。

【浅述】 脉阴阳俱紧，阴阳作尺寸或浮沉解。脉似太阳之脉，但太阳证脉浮紧，此脉浮沉俱紧，且无太阳证之表现，沉主里，紧主寒，故病属少阴，汗出者，乃阳虚阴盛，阳不摄阴之故，有亡阳之虑。少阴脉循喉咙，夹舌本，阴盛则虚阳循经上浮，故咽痛，下焦阳虚，命火不暖脾土，升降反作，故吐利。

柯韵伯《伤寒来苏集》：太少异气，阴阳殊途，脉同证异，或脉证相同。从脉从证之时，大宜详审。脉沉发热，为太阳少阴相似证，前辈言之矣。阴阳俱紧，为太阳少阴相似脉，尚未有知之者。紧脉为寒，当属少阴。然病发于阴，不当有汗，反汗出者，阴极似阳也。盖太阳主外，阳虚不能作汗，故发热而反无汗；少阴主里，阴虚生内热，故身无热而汗反出也。亡阳者，虚阳不归，其邪皆由少阴不藏所致。故上焦则从火化而咽痛呕吐，下焦从阴虚而下利不止也，宜八味肾气丸主之。

【第二百八十四条】

少阴病，咳而下利、谵语者，被火气劫故也。小便必难，以强责少阴汗也。

【浅述】 少阴内含水、火二气，故其受病有从阴化寒、从阳化热之别，咳而下利，从阴化寒者，当选真武汤；从阳化热者，当选猪苓汤。若误用火法，强行发汗，则火盛上津，火盛则谵语，津伤则小便难。

柯韵伯：上咳下利，津液丧亡，而谵语非转属阳明。肾主五液，入心为汗。少阴受病，液不上升，所以阴不得有汗也。少阴发热，不得已用麻黄发汗，即用附子以固里，岂可以火气劫之而强发其汗乎？

【第二百八十五条】

少阴病，脉细沉数，病为在里，不可发汗。

【第二百八十六条】

少阴病，脉微，不可发汗，亡阳故也。阳已虚，尺脉弱涩者，复不可下之。

【浅述】 此两条言少阴病禁用汗、下二法。具体来说，少阴热化证，因其真阴已虚，故不可发汗，因发汗重伤津液也。少阴寒化证，因其真阳已衰，故不可汗、下，因有亡阳之虑。由此可见，"存阳气，保津液"这一指导思想在疾病治疗过程中是多么重要！

【第二百八十七条】

少阴病，脉紧，至七八日自下利，脉暴微，手足反温，脉紧反去者，为欲解也，虽烦、下利，必自愈。

【第二百九十条】

少阴中风，脉阳微阴浮者，为欲愈。

【浅述】 此两条论述了少阴病阳回欲愈的辨证。

第二百八十七条，成无己《注解伤寒论》：少阴病，脉紧者，寒甚也。至七八日传经尽，欲解之时，自下利，脉暴微者，寒气得泄也。若阴寒胜正，阳虚而泄者，则手足厥，而脉紧不去。今手足反温，脉紧反去，知阳气复，寒气去，故为欲解。下利烦躁者逆。此正胜邪微，虽烦下利，必自止。

第二百九十条，成无己《注解伤寒论》：少阴中风，阳脉当浮，而阳脉微者，表邪缓也；阴脉当沉，而阴脉浮者，里气和也。阳中有阴，阴中有阳，阴阳调和，故为欲愈。

【第二百八十八条】

少阴病，下利，若利自止，恶寒而蜷卧，手足温者，可治。

【第二百八十九条】

少阴病，恶寒而，时自烦，欲去衣被者，可治。

【第二百九十一条】

少阴病欲解时，从子至寅上。

【浅述】子、丑、寅三个时辰，即 23 时至次日 5 时。子时一阳生，故曰欲解。

【第二百九十二条】

少阴病，吐、利，手足不逆冷，反发热者，不死。脉不至者（至一作足），灸少阴七壮。

【浅述】少阴病，阳气来复者，可治。

【第二百九十三条】

少阴病，八九日，一身手足尽热者，以热在膀胱，必便血也。

【浅述】少阴包括心、肾两脏，内含水、火二气。少阴受邪，从阳化热，少阴移热于膀胱，此阴病出阳，脏病还腑之象。便血，当指尿血，与第二百八十二条小便色白者相对。

曹颖甫将本条注释为少阴急下之证，主张应用桃核承气汤以下瘀热。

柯韵伯《伤寒来苏集》：此脏病传腑，阴乘阳也，气病而伤血，阳乘阴也。亦见少阴中枢之象。发于阴者当六日愈，到七日其人微发热，手足温者，此阴出之阳则愈也。到八日以上，反大发热者，肾移热于膀胱，膀胱热则太阳经皆热。太阳主一身之表，为诸阳主气。手足者，诸阳之本，故一身手足尽热。太阳经多血，血得热则行。阳病者，上行极而下，故尿血也。此里传表证，是自阴转阳则易解，故热虽甚不死。轻则猪苓汤，重则黄连阿胶汤可治。与太阳热结膀胱血自下者，证同而来因则异。少阴传阳证者有二：六七日腹胀不大便者，是传阳明；八九日一身手足尽热者，是传太阳。下利便脓血，指大便言；热在膀胱而便血，是指小便言。

【第二百九十四条】

少阴病，但厥，无汗，而强发之，必动其血。未知从何道出，或从口鼻，或从目出者，是名下厥上竭，为难治。

【浅述】 少阴病，厥而无汗，治当用四逆辈以复阳退阴。少阴病，本阳虚血少，若强发其汗，则犯"虚虚实实"之戒，导致伤经动血。"下厥上竭"谓阳气衰于下，阴血竭于上，厥则宜温，动血者忌温，故曰难治。

曹颖甫：少阴为病，但厥无汗，为阴寒在里，阳气不能外达。此本四逆汤证，但温其里寒，水得温自能作汗……鄙意当用大剂炙甘草汤以复既亡之阴，复重用龙、牡、姜、附以收散之阳，或能于十百之中，挽救一二。此亦仲师言外之微旨也。

【第二百九十五条】

少阴病，恶寒身蜷而利，手足逆冷者，不治。

【第二百九十六条】

少阴病，吐利，躁烦，四逆者死。

【第二百九十七条】

少阴病，下利止而头眩，时时自冒者死。

【第二百九十八条】

少阴病，四逆恶寒而身蜷，脉不至，不烦而躁者，死。

【第二百九十九条】

少阴病，六七日，息高者，死。

【第三百条】

少阴病，脉微细沉，但欲卧，汗出不烦，自欲吐，至五六日，自利，复烦躁，不得卧寐者，死。

【浅述】 此六条论述少阴病正衰病危的辨证。

伤寒以阳气为根，独阴无阳，或肾气内绝，纳气失权，故曰死。

柯韵伯：六经中，独少阴历言死证，他经无死证，甚者但曰难治耳，知少阴病是生死关。

【第三百零一条】

少阴病始得之，反发热，脉沉者，麻黄细辛附子汤主之。

【第三百零二条】

少阴病，得之二三日，麻黄附子甘草汤微发汗。以二三日无证，故微发汗也。

【浅述】 此两条论述太少两感证的证治。少阴病不得发热，若发热，则兼太阳表证，脉沉反映少阴里虚寒证。病虽属少阴，但始得之，且并未见下利清谷、手足厥逆等证，故可表里同治，两解太少，方选麻黄附子细辛汤。

无证，是指无里证，即无少阴虚寒引起的恶寒蜷卧、四肢逆冷、下利清谷、脉微欲绝等脉证。少阴病得之二三日，且无里证表现，为顾护阳气计，只宜麻黄附子甘草汤微发其汗。

【麻黄附子细辛汤原方原量】 麻黄（去节，二两），细辛（二两），附子（炮，去皮，破八片，一枚）。

上三味，以水一斗，先煮麻黄，减二升，去上沫；内诸药，煮取三升，去滓，温服一升，日三服。

【常用剂量】 麻黄10g，细辛3~6g，附子6g，两次治疗量。

【方歌】

麻辛附汤少阴方，发热脉沉兼太阳；

六克附子三克辛，解外还须十克黄。

【医案选录】 1. 宿某，男，86岁，1980年6月17日就诊。病已七八日，头痛身痛，但寒无热，流涕喷嚏，微咳不渴，纳谷不香，大便秘，小便清，曾服解热止痛片，汗虽出而症不减。查见舌质淡，脉沉细，体温39℃，诊为少阴表证。

药用麻黄6g，制附子6g，细辛3g，水煎服，一剂诸症悉平。

医案选自：《伤寒论讲义》第2版｛田仁德．麻黄附子细辛汤证三则［M］．山东中医杂志，1984（2）：41.｝

2. 曾治一少年，时当夏季，午间恣食西瓜，因夜间失眠，遂于食余当窗酣睡。值东风骤至，天气忽变寒凉，因而冻醒，其未醒之先，又复梦中遗精，醒后遂觉周身寒凉抖战，腹中隐隐作疼，须臾觉疼浸加剧。急迎为之诊治，其脉微细若无，疏方用麻黄二钱，乌附子三钱，细辛一钱，熟地黄一两，生山药、净萸肉各五钱，干姜三钱，公丁香十粒，共煎汤服之。服后温覆，周身得微汗，抖战与腹疼皆愈。此于麻黄附子细辛汤外而复加药数味者，为其少阴暴虚腹中疼痛也。

医案选自：张锡纯《医学衷中参西录》。

【麻黄附子甘草汤原方原量】 麻黄（去节，二两），甘草（炙，二两），附子（炮，去皮，破八片，一枚）。

上三味，以水七升，先煮麻黄一两沸，去上沫，内诸药，煮取三升，去滓，温服一升，日三服。

【常用剂量】 麻黄20g，炙甘草20g，附子10g，两次治疗量。

【方歌】
太少两感里证无，二十麻甘十克附；
只因里虚宜微汗，发热欲寐一并除。

【医案选录】 冯世纶医案

许某，男，47岁，病历号3752，1978年5月4日初诊。右头痛2天，自感无精神，两手逆冷，恶寒无汗，口中和，不思饮，舌质淡，苔薄白，脉沉细，咽红多滤泡增生。

此属虚寒表证，治以温阳解表，予麻黄附子甘草加味：麻黄10g，炮附子10g，炙甘草6g，川芎10g。

结果：上药服1煎，微汗出，头痛解，未再服药，调养2天，精神如常。

医案选自：《经方传真——胡希恕经方理论与实践》。

【第三百零三条】

少阴病，得之二三日以上，心中烦、不得卧，黄连阿胶汤主之。

【浅述】 此条论述少阴热化证的证治。

少阴包括心肾两脏，邪传少阴，从阳化热。在下则肾水不足，不能上济心阴，则心火独亢于上，出现"心中烦，不得卧"之表现。此属阴虚火旺，心肾不交，水火不济。治宜"泻南方，补北方"，用黄连阿胶汤。

柯韵伯《伤寒来苏集》："此病发于阴，热为在里，与二三日无里证，而热在表者不同。按少阴受病，当五六日发，然发于二三日居多。二三日背恶寒者，肾火衰败也，必温补以益阳；反发热者，肾火不藏也，宜微汗以固阳。口燥咽干者，肾火上走空窍也，急下之以存津液。此心中烦不得卧者，肾火上攻于心也，当滋阴以凉心肾。"

【黄连阿胶汤原方原量】黄连（四两），黄芩（二两），芍药（二两），鸡子黄（二枚），阿胶三两（一云三挺）。

上五味，以水六升，先煮三物，取二升，去滓，内胶烊尽，小冷，内鸡子黄，搅令相得。温服七合，日三服。

【常用剂量】黄连20g，黄芩10g，芍药10g，阿胶15g，鸡子黄1枚，两次治疗量。

【方歌】
少阴不寐心中烦，十克芩芍二十连；
十五阿胶须烊化，鸡子取黄一枚安。

【医案选录】经方大师胡希恕医案

张某，男性，48岁，病历号182577，1965年12月13日初诊。因患肺炎而高热半月方退，但心烦、失眠1个月不愈，口苦思饮，手足心热且易汗出，苔黄、舌质红、脉弦细数。

证属久热伤津血、热扰神明，治以清热养血，予黄连阿胶汤：

黄连10g，黄芩6g，白芍6g，生阿胶（烊化）10g，鸡子黄1枚。

结果：上药服1剂即感心烦减，夜眠好。

医案选自：《经方传真——胡希恕经方理论与实践》。

【第三百零四条】

少阴病，得之一二日，口中和，其背恶寒者，当灸之，附子汤主之。

【第三百零五条】

少阴病，身体痛，手足寒，骨节痛，脉沉者，附子汤主之。

【浅述】少阴阳虚，失其温煦作用，故背恶寒，口中和，是指没有口苦、口干、口渴等表现，此排除了阳明证。

阳虚寒湿内盛，故出现痛证。桂枝加芍药生姜各一两人参三两新加汤所治之身痛，为汗出气血两虚，不荣则痛，在病机上不同，临证当辨别。

此两条病机相同，异病同治，故均用附子汤。

第三百零四条，《医宗金鉴》：背恶寒为阴阳俱有之证，如阳明病无大热，口燥渴，心烦背微恶寒者，乃白虎加人参汤证也。今少阴病但欲寐，得之二、三日，口中不燥而和，其背恶寒者，乃少阴阳虚之背恶寒，非阳明热蒸之背恶寒也。故当灸之，更主以附子汤，以助阳消阴也。口燥、口和，诚二者之确征矣。

第三百零五条，《医宗金鉴》：此承上条详举其证，互发其义，以出其治也。身体痛，表里俱有之证也，如太阳病脉浮发热，恶寒身痛，手足热，骨节痛，是为表寒，当主麻黄汤，发表以散其寒。今少阴病，脉沉无热，恶寒身痛，手足寒，骨节痛，乃是里寒，故主附子汤，温里以散寒也。

柯韵伯：此伤寒温补第一方也，与真武汤似同而实异。倍术、附去姜加参，是温补以壮元阳，真武汤还是温散而利肾水。

【附子汤原方原量】附子（炮，去皮，破八片，二枚），茯苓（三两），人参（二两），白术（四两），芍药（三两）。

上五味，以水八升，煮取三升，去滓，温服一升，日三服。

【常用剂量】附子10g，茯苓15g，党参10g，白术20g，芍药15g，两次治疗量。

【方歌】

十五苓芍十参附，附子汤须二十术；

背恶寒兮骨身痛，灸药并用阳气复。

【医案选录】陈某，男，30岁。初受外感，咳嗽愈后，但觉精神萎靡，食欲不振，微怕冷，偶感四肢腰背酸痛。自认为病后元气未复，未即就医治疗。拖延十余日，天天如是，甚感不适，始来就诊。脉象沉细，面色苍白，舌滑无苔，此乃脾肾虚寒，中阳衰馁。治当温补中宫，振奋阳气，附子汤主之。处方：炮附子三钱，白术四钱，横纹潞三钱，杭芍（酒炒）二钱，茯苓三钱，水煎服。服一剂后，诸症略有瘥减，次日复诊，嘱按原方继服二剂。过数日，于途中遇见，病者愉快告云：前后服药三剂，诸症悉愈，现已下田耕种。

医案选自：《伤寒论讲义》第2版［俞长荣. 伤寒论汇要分析（修订版）［M］. 福州：福建科学技术出版社，1985.］

【第三百零六条】

少阴病，下利便脓血者，桃花汤主之。

【第三百零七条】

少阴病，二三日至四五日，腹痛，小便不利，下利不止，便脓血者，桃花汤主之。

【第三百零八条】

少阴病，下利便脓血者，可刺。

【浅述】 少阴病，里阳虚衰，阳不固阴，故下利便血。腹痛为脾阳不足，寒邪内盛所致；小便不利，为下利伤津，化源不足所致。

下利便脓血，有寒、热、虚、实之别，临证宜详辨。

成无己：阳病下利便脓血者，协热也；少阴病下利便脓血者，下焦不约而里寒也。与桃花汤，固下散寒。

【桃花汤原方原量】 赤石脂（一斤，一半全用，一半筛末），干姜（一两），粳米（一升）。

上三味，以水七升，煮米令熟，去滓。温服七合，内赤石脂末方寸匕，日三服。若一服愈，余勿服。

【医案选录】 1. 胡某，男，68岁，患下利脓血，已一年有余，时好时坏，起初不甚介意。最近以来，每日利七八次，肛门似无约束，如厕稍迟，即便裤里，不得已，只好在痰盂里大便。其脉迟缓无力，舌质淡嫩，辨为脾肾虚寒，下焦滑脱之利。为疏：赤石脂2两（1两研末冲服，1两煎服），炮姜3钱，粳米一大撮，煨肉蔻3钱。服3剂而效，5剂而下利止。又嘱服用四神丸，治有月余而病愈。

医案选自：《伤寒论讲义》第2版（刘渡舟. 伤寒挈要 [M]. 北京. 人民卫生出版社，1983.）

2. 某，脉微细，肢厥，下利无度。吴茱萸汤但能止痛，仍不进食。此阳败阴浊，腑气欲绝，用桃花汤：赤石脂、干姜、白粳米。

医案选自：叶天士《临证指南医案》。

【第三百零九条】

少阴病，吐利，手足逆冷，烦躁欲死者，吴茱萸汤主之。

【浅述】 少阴阳虚，寒邪上逆中焦，升降反作，故吐利；四肢禀气于胃，寒阻中焦，阳气不能布达于四肢，故手足逆冷；阳虚不甚，邪正交争，故烦躁欲死。

吴茱萸汤证病在肝胃，证以呕吐为主。理中、四逆汤证病在脾肾，证以下利为主。

曹颖甫：少阴为病，设但见吐利手足逆冷，此外绝无兼证，则方治当用四逆、理中，要无可疑。其所以四肢逆冷者，则因上吐下利，中脘阳气微弱，不能旁达四肢故也。顾同一吐利手足逆冷之证，而见烦躁欲死，即不当妄投四逆、理中，所以然者，中阳既虚，则上下隔塞不通，浮阳上扰，因病烦躁。姜附热药，即以中脘隔塞之故，不能下达反以助上膈浮热而增其呕吐，故但宜缓以调之。方中但用温中下气之吴茱萸以降呕逆，余则如人参、姜、枣，皆所以增胃汁而扶脾阳，但使中气渐和，津液得通调上下四傍，而呕吐烦躁当止。水气微者，下利当随之而止。设呕吐烦躁止而下利未止，更用四逆、理中以善其后，证乃无不愈矣。此可于言外体会而得之。

【第三百一十条】

少阴病，下利、咽痛、胸满、心烦，猪肤汤主之。

【浅述】少阴病，邪从热化，虚热下迫肠道故下利，上熏咽喉故咽痛，热扰胸中则胸满，上扰心神则心烦，治以猪肤汤。

成无己：少阴之脉，从肾上贯肝膈，入肺中，则循喉咙。其支别者，从肺出，络心注胸中。邪自阳经传于少阴，阴虚客热，下利，咽痛、胸满、心烦也，与猪肤汤，调阴散热。

"猪，水畜也，其气先入肾。少阴客热，是以猪肤解之。加白蜜以润躁除烦，白粉以益气断利。"

【猪肤汤原方原量】猪肤（一斤）。

上一味，以水一斗，煮取五升，去滓，加白蜜一升、白粉五合，熬香，和令相得，温，分六服。

【医案选录】李某，女，22岁，擅唱歌，经常演出。忽声音嘶哑，咽喉干痛，屡服麦冬、胖大海等药不效。舌红、脉细，辨为肺肾阴亏、虚火上扰、"金破不鸣"之证。授以猪肤汤法，令其调鸡子白，徐徐呷服。尽一剂嗓音亮，喉痛除。

医案选自：《伤寒论讲义》第 2 版（刘渡舟. 伤寒论通俗讲话 [M]. 上海：上海科学技术出版社，1980.）

【第三百一十一条】

少阴病二三日，咽痛者，可与甘草汤；不瘥，与桔梗汤。

【浅述】 本条论述少阴病，邪热所致咽痛的证治，轻则甘草汤，重则桔梗汤。

成无己：阳邪传于少阴，邪热为咽痛，服甘草汤则瘥。若寒热相搏为咽痛者，服甘草汤；若不瘥，与桔梗汤，以和少阴之气。

【甘草汤原方原量】 甘草（二两）。

上一味，以水三升，煮取一升半，去滓，温服七合，日二服。

【常用剂量】 生甘草30g。

【方歌】

少阴咽痛甘草汤，三十甘草一味尝；

不瘥须加苦桔梗，一十五克煎服康。

【桔梗汤原方原量】 桔梗（一两），甘草（二两）。

上二味，以水三升，煮取一升，去滓，温分再服。

【常用剂量】 桔梗15g，甘草30g，两次治疗量。

【医案选录】 1. 吕某，女，27岁，福建人。

2010-10-25

咽喉痛反复发作15年，加重2天。

患者自小时常发作咽喉痛，西医诊断为扁桃体炎，每于秋冬季节即作，夏季较少出现，一年大约出现六七次，近2天咽痛又起。平素白带多，月经过后白带呈咖啡色。平素易长痤疮，夏季较轻，冬季较重。面部浮肿，鼻旁色略红，舌质红胖，有齿痕，苔白腻根黄。

脾气亏虚，水湿停滞，里有郁热，先予甘草汤治其咽痛。

生甘草30g，2剂。以水三碗，煎剩1碗半，一天分2次服。

2010-10-28

上药服后，咽痛已除。患者自述功效神奇，以往曾服多种药物未有如此效果。舌淡胖嫩，苔白腻。

郁热减轻，改以健脾利水，予苓桂术甘汤善后。

医案选自：李宇铭著《原剂量经方治验录》。

2. 夏某，男性，32岁，军人。患有慢性咽炎，最近几天咽部疼痛不适，有时发痒、咳嗽，经服四环素等药无效。患者过去曾多次发病，服用西药效果不太满意，故于1973年4月23日来诊要求服中药治疗。诊脉弦细，苔少质红。方用桔梗汤加味：桔梗 3g，甘草 3g，生地 3g，玄参 3g。泡水当茶饮，每日 1 剂，连服 3 剂后，咽痛已愈。

医案选自：《伤寒论讲义》第 2 版（王占玺．张仲景药法研究［M］．北京：科学技术文献出版社，1984.）

【第三百一十二条】

少阴病，咽中伤生疮、不能语言、声不出者，苦酒汤主之。

【浅述】少阴病，热毒与痰结于咽部，故出现咽喉肿痛、溃破生疮，甚则不能言语等症，治以苦酒汤。苦酒即米醋。

成无己：热伤于络，则经络干燥，使咽中伤，生疮，不能语言，声不出者，与苦酒汤，以解络热，愈咽疮。

【苦酒汤原方原量】半夏（洗，破如枣核，十四枚），鸡子（去黄，内上苦酒着鸡子壳中，一枚）。

上二味，内半夏着苦酒中，以鸡子壳置刀环中，安火上，令三沸，去滓，少少含咽之；不愈，更作三剂。

【第三百一十三条】

少阴病，咽中痛，半夏散及汤主之。

【浅述】少阴病，里阳已虚，易水泛成痰，感邪后，邪从寒化，寒痰结于咽喉，少阴经脉凝滞不通，故咽中痛，治以半夏汤。

半夏汤与甘草汤、桔梗汤相对而寒热分治。

曹颖甫：少阴病咽痛，前既有甘草、桔梗汤矣。此更列半夏散及半夏汤方治，既不言脉象之异，又无兼证可辨，则仲师同病异治，究属何因……惟桂枝一味，不得其解。按近世《吴氏咽喉秘集》中，有寒伏喉痹一证，略言此证肺经脉缓寒重，色紫不甚肿，若误用凉药，久必烂。其方治有用细辛、桂枝、麻黄者，甚至有呛食音哑六脉迟细之阴证，用麻黄三钱、桂枝一钱、细辛二钱者，然则此咽中痛证，脉必迟细而缓，其色当紫，其肿亦必不甚。然则仲师之用桂枝，亦所以宣通阳气耳。以其寒在血分，故用桂枝而不用麻黄，且缘少阴不宜强责其汗故也（咽痛用桂枝，近世无人能解）。

【半夏散及汤原方原量】半夏（洗），桂枝（去皮），甘草（炙）。

上三味等分，各别捣筛已，合治之。白饮和服方寸匕，日三服。若不能服散者，以水一升，煎七沸，内散两方寸匕，更煮三沸，下火令小冷，少少咽之。半夏有毒，不当散服。

【医案选录】冯世纶医案

张某，男，51岁，河北灵寿县中学工友，1968年11月26日初诊。咽痛3个多月，曾以清热解毒、养阴清咽等法治疗无效，医院认为是喉癌。视其咽喉，双扁桃体及咽后壁皆有多处脓点，常头痛，汗出，恶寒，口中和，不思饮，舌苔白腻，脉沉细，两寸浮。

此为太阳表虚，邪久伤津，呈太阳太阴合病，治以半夏散及汤加减：清半夏12g，桂枝10g，炙甘草10g，桔梗6g，诃子肉6g。

结果：服药当天即感咽痛减轻，原方服半月，诸症消，咽及双侧扁桃体已无脓点。

医案选自：《经方传真——胡希恕经方理论与实践》。

【第三百一十四条】

少阴病，下利，白通汤主之。

【浅述】本条叙证简略，当属少阴阴盛格阳之戴阳证。少阴病，里阳虚极，阴寒独盛，可见下利滑脱不禁、恶寒蜷卧、手足厥逆，脉微细或沉微。格阳于上，面部可见娇嫩之赤色，且游移不定，此谓之戴阳证。治宜回阳救逆，通阳举陷。

成无己：少阴主水。少阴客寒，不能制水，故自利也。白通汤温里散寒。

【白通汤原方原量】葱白（四茎），干姜（一两），附子（生，去皮，破八片，一枚）。

上三味，以水三升，煮取一升，去滓，分温再服。

【常用剂量】葱白4根，干姜15g，生附子15g。

【医案选录】林某，男，60岁。因食冷物病泻，每日四五次，腹中冷痛幽幽，脉沉而伏，极不易辨，而手足亦厥冷。先给四逆汤方，服后腹痛似稍减而脉仍如故，泻未止。因想仲景有"少阴病，下利，白通汤主之"之说，想正为此证而设。处方：附子15g，干姜15g，葱白5茎。服一剂，即脉起手温；再服一剂，则泻止而病愈。

医案选自：《伤寒论讲义》第2版（刘渡舟. 伤寒论十四讲［M］. 天津：天津科学技术出版社，1982.）

【第三百一十五条】

少阴病，下利，脉微者，与白通汤；利不止，厥逆无脉，干呕，烦者，白通加猪胆汁汤主之。服汤，脉暴出者死，微续者生。

【浅述】 若服白通汤后，病情反见加重，即利不止，厥逆无脉，此为阴寒独盛，不受热药之故。阴阳格拒，热药独留于胃，可见干呕而烦，此时，当反佐以取之，即《素问·至真要大论》"甚者从之"之义。猪胆汁、人尿药性属阴，可引领热药以消除格拒。

服药后，脉若突然暴出者，为浮阳将散之兆，预后不良；脉弱缓缓续出，为阳回之象，可望有较好的预后。

由此可见，即使辨证准确，也可能出现不良之后果，提示医者应戒骄戒躁，一切从病者的临证表现出发，当视具体病情而论预后。

成无己：少阴病，下利，脉微，为寒极阴胜，与白通汤复阳散寒。服汤利不止，厥逆无脉，干呕烦者，寒气太甚，内为格拒，阳气逆乱也，与白通汤加猪胆汁汤以和之。《内经》曰：逆而从之，从而逆之。又曰：逆者正治，从者反治。此之谓也。服汤脉暴出者，正气因发泄而脱也，故死；脉微续者，阳气渐复也，故生。

【白通汤加猪胆汁汤原方原量】 葱白（四茎），干姜（一两），附子（生，去皮，破八片，一枚），人尿（五合），猪胆汁（一合）。

上五味，以水三升，煮取一升，去滓，内胆汁、人尿，和令相得，分温再服。若无胆，亦可用。

【第三百一十六条】

少阴病，二三日不已，至四五日，腹痛、小便不利、四肢沉重疼痛，自下利者，此为有水气。其人或咳，或小便利，或下利，或呕者，真武汤主之。

【浅述】 少阴病，里阳虚衰，阳不制水，水气泛滥为害，水气流行变动不居，故有或然证。

成无己：少阴病二三日，则邪气犹浅，至四五日邪气已深。肾主水，肾病不能制水，水饮停为水气。腹痛者，寒湿内甚也；四肢沉重疼痛，寒湿外甚也；小便不利，自下利者，湿胜而水谷不别也。《内经》曰：湿胜则濡泻。与真武汤，益阳气散寒湿。

【医案选录】 1. 李某，男，32岁。患头痛病，每在夜间发作，头痛剧烈，必以拳击头始能缓解。血压正常，心肺正常。西医检查未明确诊断，头痛不耐烦时，只好服止痛药片。问：如何得病？答：夏日开车苦热，休息时先痛饮冰冻汽水或啤酒，每日无间，至秋即觉头痛。问：头痛外尚有何症？答：两目视物有时黑花缭乱。望面色黧黑、舌淡质嫩、苔水滑、脉沉弦而缓。此证乃阳虚水泛上蔽清阳所致，以其色脉之诊可以确定。为疏：附子四钱，生姜四钱，桂枝二钱，茯苓八钱，白术三钱，炙甘草二钱，白芍三钱。其服六剂获安，继服苓桂术甘汤四剂巩固疗效而愈。

医案选自：《伤寒论讲义》第 2 版（刘渡舟. 伤寒挈要 [M]. 北京：人民卫生出版社，1983.）

2. 经方大师胡希恕医案

陈某，男性，41 岁，病历号 189395，初诊日期为 1966 年 2 月 8 日。头晕，左肩背疼 3 个月余，经 X 线摄片提示第 6 颈椎增生。近来头晕，心悸，左肩背疼，左手拘急疼，肘上下部亦酸痛，夜尿较频，苔白根腻，脉沉滑。

此属少阴太阴合病，寒湿痹阻，阳虚水气上犯，为真武汤方证：茯苓 12g，白芍 10g，生姜 10g，白术 10g，炮附子 6g。

结果：上药服 3 剂，头晕减，他症变化不明显。前方加桂枝 10g，炙甘草 10g，增炮附子为 10g。服 1 周，肩背疼减。继渐增附子用量至 15g，服 2 个月诸症皆消。

医案选自：《经方传真——胡希恕经方理论与实践》。

【第三百一十七条】

少阴病，下利清谷，里寒外热，手足厥逆，脉微欲绝，身反不恶寒，其人面色赤。或腹痛，或干呕，或咽痛，或利止脉不出者，通脉四逆汤主之。

【浅述】本条进一步论述少阴病阴盛格阳的证治。

下利清谷，手足厥逆，脉微欲绝，是少阴阳衰的表现。腹痛为火不暖土，寒邪内盛所致。干呕为中焦气逆所致，咽痛为浮阳灼络所致。利止为利久阴虚已极，无物所下所致。

通脉四逆汤为四逆汤加大附子、干姜用量而成，功效破阴回阳，救逆通脉，故可用于阴盛格阳之证。

成无己：下利清谷，手足厥逆，脉微欲绝，为里寒；身热，不恶寒，面色赤为外热。此阴甚于内，格阳于外，不相通也，与通脉四逆汤，散阴通阳。

【通脉四逆汤原方原量】甘草（炙，二两），附子（生用，去皮，破八片，大者一枚），干姜（三两，强人可四两）。

上三味，以水三升，煮取一升二合，去滓，分温再服，其脉即出者愈。面色赤者，加葱九茎；腹中痛者，去葱，加芍药二两；呕者，加生姜二两；咽痛者，去芍药，加桔梗一两；利止脉不出者，去桔梗，加人参二两。病皆与方相应者，乃服之。

【常用剂量】炙甘草20g，干姜20g，附子15g，两次治疗量。

【方歌】
四逆原方量不同，通脉四逆更其名；
十五附子甘姜草，脉若微细阳回生。

【医案选录】喻嘉言治徐国珍，伤寒六七日，身寒目赤，索水到前，复置不饮，异常大躁，门牖洞启，身卧地上，辗转不快，更求入井。一医急治承气将服。喻诊其脉，洪大无伦，重按无力，乃曰：是为阳虚欲脱，外显假热，内有真寒。观其得水不欲咽，而尚可咽大黄、芒硝乎？天气燠蒸，必有大雨。此证顷刻一身大汗，不可救矣。即以附子、干姜各五钱，人参三钱，甘草二钱，煎成冷服。服后寒战戛齿有声，以重绵和头覆之，缩手不肯与诊，阳微之状始著。再与前药一剂，微汗，热退而安。

医案选自：俞震《古今医案按·伤寒》。

【第三百一十八条】

少阴病，四逆，其人或咳、或悸、或小便不利、或腹中痛、或泄利下重者，四逆散主之。

【浅述】本条虽冠以少阴病，却并没有少阴病阳虚阴盛之见证，虽曰四逆，却治以四逆散，以方测证。此四逆之病机为少阴阳郁不伸，阳气不能通达四末，故可见四逆。少阴阳气为一身阳气之根，若阳郁于肺，肺失阳气之温煦作用，则肺寒，寒则咳，阳郁于心可见悸，阳郁太阳之腑则小便不利，阳郁于脾则腹痛或下利，皆为或然证。

曹颖甫《伤寒发微》：少阴病手足厥逆，原属水寒血败之证，故有恶寒蜷卧腹痛下利诸兼证。若四逆而不见恶寒蜷卧腹痛下利，其不为水寒血败，要无可疑，故不宜四逆汤之辛温，而宜四逆散之疏泄。所以然者，阳气不达四肢。

【四逆散原方原量】甘草（炙），枳实（破，水渍，炙干），柴胡，芍药。

上四味，各十分，捣筛，白饮和服方寸匕，日三服。咳者，加五味子、干姜各五分，并主下利；悸者，加桂枝五分；小便不利者，加茯苓五分；腹中痛者，加附子一枚，炮令坼；泄利下重者，先以水五升，煮薤白三升，煮取三升，去滓，以散三方寸匕，内汤中，煮取一升半，分温再服。

【常用剂量】炙甘草、枳实、柴胡、芍药各20g。

【方歌】

甘枳柴芍变作汤，各用二十相等量；

随证施治可加味，旨在少阴伸其阳。

【医案选录】经方大师胡希恕医案

薛某，男，38岁，病历号142788，1965年10月13日初诊。患阳痿不举已2年，服滋补之品甚多，不见效应。常有胸闷太息，少腹拘挛痛，小便急迫，下肢酸软，精神不佳，小劳则两眼发酸，视物昏花，苔白微黄，脉弦细。

证属气郁血瘀，宗筋失养。治以疏气行血，予四逆散加味：

柴胡12g，白芍12g，枳实12g，生牡蛎15g，生龙骨10g，桂枝10g，炙甘草6g，生姜6g，大枣4枚，川芎6g。

结果：上药连进9剂，诸症均减，阳事已举，但尚不坚。上方加川附子6g、苍术10g，又服6剂而痊愈。

医案选自：《经方传真——胡希恕经方理论与实践》。

【第三百一十九条】

少阴病，下利六七日，咳而呕、渴，心烦、不得眠者，猪苓汤主之。

【浅述】本条论述少阴阴虚水热互结的证治。

少阴病有阳虚阴盛者，亦有阴虚阳盛者，阴虚阳盛则邪从热化，虚热与水相结，从而导致下利、咳呕、心烦、不得眠等症。治当清热育阴利水，方选猪苓汤。

少阴水气证，若阳虚阴寒盛者，当选真武汤。由此可见，临证审病机而辨证是治疗疾病的法宝。

成无己《注解伤寒论》：下利不渴者，里寒也。经曰：自利不渴者，属太阴，以其脏寒故也。此下利呕渴，知非里寒；心烦不得眠，知协热也。与猪苓汤渗泄小便，分别水谷。经曰：复不止，当利其小便。此之谓欤？

柯韵伯《伤寒来苏集》：少阴病，但欲寐，心烦而反不得卧，是黄连阿胶汤证也。然二三日心烦，是实热；六七日心烦，是虚烦矣。且下利而渴，是下焦虚，不能制水之故，非芩、连、芍药所宜。咳呕烦渴者，是肾水不升；下利不眠者，是心火不降耳。凡利水之剂，必先上升而后下降，故用猪苓汤主之，以滋阴利水而升津液。斯上焦如雾而咳渴除，中焦如沤而烦呕静，下焦如渎而利自止矣。

【猪苓汤原方原量】 猪苓（去皮），茯苓、阿胶、泽泻、滑石（各一两）。

上五味，以水四升，先煮四物，取二升，去滓，内阿胶烊尽。温服七合，日三服。

【常用剂量】 猪苓10g，茯苓10g，泽泻10g，滑石10g，阿胶10g（烊化），两次治疗量。

【方歌】

十克猪胶茯泻滑，脉浮发热消渴家；

育阴利水可清热，阳明而渴须变法。

【医案选录】 崔某，女，35岁。因产后患腹泻，误认为虚，屡进温补，并无实效。切其脉沉而略滑，视其舌色红绛，而苔薄黄。初诊以其下利而又口渴，作厥阴下利治之，投白头翁汤不甚效。一日又来诊治，自述睡眠不佳，咳嗽而下肢浮肿，小便不利，大便每日三四次，口渴欲饮水。倾听之后，思之良久，乃恍然而悟，此乃猪苓汤证。《伤寒论》第三百一十九条说："少阴病，下利六七日，咳而呕渴，心烦不得眠者，猪苓汤主之。"今呕咳下利主证已见，治当无疑。遂处方：猪苓10g、茯苓10g、泽泻10g、滑石10g、阿胶10g。此方服五剂，而小便利，腹泻止，诸症悉蠲。

医案选自：《伤寒论讲义》第2版（刘渡舟. 新编伤寒论类方［M］. 太原：山西人民出版社，1984.）

【第三百二十条】

少阴病，得之二三日，口燥咽干者，急下之，宜大承气汤。

【第三百二十一条】

少阴病，自利清水，色纯青，心下必痛，口干燥者，可下之，宜大承气汤。

【第三百二十二条】

少阴病，六七日，腹胀、不大便者，急下之，宜大承气汤。

【浅述】 此三条被后世医家称为"少阴急下三证"。

既言少阴病，当有少阴病之见证，即脉微细、但欲寐等。从第三百二十二条来看，病人腹胀、不大便，说明病人有阳明里实热证，阳明里热，耗伤少阴之阴，故须急下泄热以存阴，这也体现了泄阳明以救少阴的辨证治疗思想。

曹颖甫：第三百二十一条，"可下之"为"急下之"。

曹颖甫：少阴之证，多死于阴寒，不死于阳热，故黄坤载以少阴负趺阳为顺释全篇大旨，见地特高。

成无己：第三百二十条：伤寒传经五六日，邪传少阴，则口燥舌干而渴，为邪渐深也。今少阴病得之二三日，邪气未深入之时，便作口燥咽干者，是邪热已甚，肾水干也，急与大承气汤下之，以全肾也。

第三百二十一条：少阴，肾水也。青，肝色也。自利色青，为肝邪乘肾。《难经》曰：从前来者为实邪。以肾蕴实邪，必心下痛，口干燥也，与大承气汤以下实邪。

第三百二十二条：此少阴入腑也，六七日，少阴之邪入腑之时，阳明内热壅甚，腹满，不大便也。阳明病，土胜肾水则干，急与大承气汤下之，以救肾水。

【医案选录】孙兆治东华门窦太朗，患伤寒经十余日，口燥舌干而渴，心中疼，自利清水，众医皆相守，但调理耳，汗下皆所不敢。窦氏亲故相谓曰："伤寒邪气，害人性命甚速，安可以不次之疾投不明之医乎？"召孙至，曰："明日即已不可下，今日正当下。"遂投小承气汤，大便通，得睡，明日平复。众人皆曰："此证因何下之而愈？"孙曰："读书不精，徒有书尔。口燥舌干而渴，岂非少阴证耶？少阴证固不可下，岂不闻少阴一证，自利清水，心下痛，下之而愈。（少阴急下有三条。）仲景之书明有是说也。"众皆钦服。

医案选自：江瓘《名医类案·伤寒》。

【第三百二十三条】

少阴病，脉沉者，急温之，宜四逆汤。

【浅述】本条"以脉代证"，说明病及少阴，少阴阳虚，便当以四逆汤急温，以防进一步耗伤阳气。此条含有"既病防变"的"治未病"思想。

成无己：既吐且利，小便复利，而大汗出，下利清谷，内寒外热，脉微欲绝者，不云急温。此少阴病脉沉而云急温者，彼虽寒甚，然而证已形见于外，治之则有成法。此初头脉沉，未有形证，不知邪气所之，将发何病，是急与四逆汤温之。

【医案选录】经方大师胡希恕医案

刘某，女性，50岁，1976年4月23日初诊。近月来食则昏冒，甚则休克，下肢瘦弱不能站立，静静卧少许时可复常。自觉胃中冷，脉沉细，苔薄白。

此属里虚寒甚，治以温中祛寒，予四逆汤。

处方：炙甘草10g，干姜10g，制附片15g。

结果：服3剂，诸症已，迄今未再发。

医案选自：《经方传真——胡希恕经方理论与实践》。

【第三百二十六条】

厥阴之为病，消渴，气上撞心，心中疼热，饥而不欲食，食则吐蛔，下之利不止。

【浅述】 此条为厥阴病上热下寒证的提纲。

厥阴为风火之脏，木郁化火，灼伤津液，故消渴。肝为刚脏，喜调达而恶抑郁。肝气横逆故患者自觉气上撞心，肝火犯胃则心中疼热，胃火炽盛则易饥，脾失健运则不欲食。若患者素有蛔虫证，则易吐蛔。若用苦寒攻下，则中气更伤而下寒愈甚，故可出现下利不止之变证。

柯韵伯：太阴、厥阴，皆以里证为提纲。太阴主寒，厥阴主热，太阴为阴中之至阴，厥阴为阴中之阳也。太阴腹满而吐食不下，厥阴饥不欲食，食则吐蛔。同是不能食，而太阴则满、厥阴则饥；同是一吐，而太阴吐食、厥阴吐蛔，此又主脾、主肝之别也。太阴病，则气下陷，故腹时痛而自利。厥阴病，则气上逆，故心疼热而消渴，此湿土、风木之殊也。太阴主开，本自利而下之，则开折，胸下结硬者，开折反阖也。厥阴主阖，气上逆，而下之，则阖折，利不止者，阖折反开也。按两阴交尽，名曰厥阴，又名阴之绝阴，又名阴之绝阳，则厥阴为病，宜无热矣。以厥阴脉络于少阳，厥阴热证，皆相火化令耳。厥阴经脉，上贯膈，肝气旺，故上撞于心。气有余即是火，故消渴而心中疼热。火能消物，故饥。肝脉挟胃，肝气旺，故胃口闭塞而不欲食也。虫为风化，厥阴病则生蛔，蛔闻食臭，则上入于膈而从口出也。病发于阴而反下之，则气无所止息，而利不止矣。乌梅丸主之，可以除蛔，亦可以止利。

【第三百二十七条】

厥阴中风，脉微浮为欲愈，不浮为未愈。

【第三百二十九条】

厥阴病，渴欲饮水者，少少与之愈。

【浅述】 此两条论述厥阴病欲愈之候。

阴病见阳脉则生，阳病见阴脉则死。

成无己：经曰：阴病见阳脉而生，浮者阳也。厥阴中风，脉微浮，为邪气还表，向汗之时，故云欲愈。

厥阴病，阳气来复，故渴欲饮水。

成无己：邪至厥阴，为传经尽，欲汗之时，渴欲得水者，少少与之，胃气得润则愈。

【第三百二十八条】

厥阴病欲解时，从丑至卯上。

【浅述】丑、寅、卯三个时辰，即1时至7时。

【第三百三十条】

诸四逆厥者，不可下之；虚家亦然。

【浅述】阳微阴盛之逆厥者，不可攻下，更虚阳气故耳。

成无己：四逆者，四肢不温也。厥者，手足冷也。皆阳气少而阴气多，故不可下，虚家亦然。下之是为重虚，《金匮玉函》曰：虚者十补，勿一泻之。

【第三百三十一条】

伤寒先厥后发热而利者，必自止；见厥复利。

【浅述】伤寒厥阴病，先厥，为阴盛阳虚；若见发热则阳复，阳复者利自止；若又见厥，则阴寒内盛，阳复不及。

成无己：阴气胜，则厥逆而利；阳气复，则发热，利必自止。见厥，则阴气还胜而复利也。

【第三百三十三条】

伤寒脉迟六七日，而反与黄芩汤彻其热。脉迟为寒，今与黄芩汤复除其热，腹中应冷，当不能食；今反能食，此名除中，必死。

【浅述】脉迟为寒，当厥阴热复之时，会出现假热之象。若误与黄芩汤以寒益寒，则进一步损伤阳气，当中阳将亡之时，会出现"反能食"等回光返照的现象，名"除中"，属危候。

成无己：伤寒脉迟，六七日，为寒气已深，反与黄芩汤寒药，两寒相搏，腹中当冷，冷不消谷，则不能食；反能食者，除中也。四时皆以胃气为本，胃气已绝，故云必死。

【第三百三十七条】

凡厥者，阴阳气不相顺接，便为厥。厥者，手足逆冷者是也。

【浅述】 本条论述厥证发生的机理。

厥证的发生涉及"阴"和"阳"两个方面。阴盛阳虚者可发生厥证，阳热内盛，阳气被郁，不能通达四末，也可以发生厥证。其他如痰饮、水气等皆可导致厥证，临证宜详辨。

成无己：手之三阴三阳，相接于手十指；足之三阴三阳，相接于足十趾。阳气内陷，阳不与阴相顺接，故手足为之厥冷也。

【第三百三十八条】

伤寒脉微而厥，至七八日肤冷，其人躁，无暂安时者，此为脏厥，非蛔厥也。蛔厥者，其人当吐蛔。今病者静，而复时烦者，此为脏寒。蛔上入其膈，故烦，须臾复止；得食而呕，又烦者，蛔闻食臭出，其人常自吐蛔。蛔厥者，乌梅丸主之。又主久利。

【浅述】 本条论述"脏厥"和"蛔厥"的鉴别，以及"蛔厥"的证治。

《医宗金鉴》："此为脏寒"之"此"字，当是"非"字。若是"此"字，即是脏厥，与辨蛔厥之义不属。

《医宗金鉴》：首条总论厥阴阳邪化热，此条详辨厥阴阴邪化寒，以明藏厥、蛔厥之不同，而出其治也。伤寒脉微而厥，厥阴脉证也。至七、八日不回，手足厥冷，而更通身肤冷，躁无暂安之时者，此为厥阴阳虚阴盛之藏厥，非阴阳错杂之蛔厥也。若蛔厥者，其人当吐蛔，今病者静而复时烦，不似藏厥之躁无暂安时，知非藏寒之躁，乃蛔上膈之上也，故其烦须臾复止也，得食吐又烦者，是蛔闻食臭而出，故又烦也。得食蛔动而呕，蛔因呕吐而出，故曰：其人当自吐蛔也。蛔厥主以乌梅丸，又主久利者，以此药性味酸苦辛温，寒热并用，能解阴阳错杂，寒热混淆之邪也。藏厥者，宜吴茱萸汤。兼少阴者，宜四逆、通脉、附子等汤，临证者，酌而用之可也。

成无己：脏厥者死，阳气绝也。蛔厥，虽厥而烦，吐蛔已则静，不若脏厥而躁无暂安时也。病患脏寒胃虚，蛔动上膈，闻食臭出，因而吐蛔，与乌梅丸，温脏安虫。

【乌梅丸原方原量】乌梅（三百枚），细辛（六两），干姜（十两），黄连（十六两），当归（四两），附子（炮，去皮，六两），蜀椒（四两），桂枝（去皮，六两），人参（六两），黄柏（六两）。

上十味，异捣筛，合治之。以苦酒渍乌梅一宿，去核，蒸之五斗米下，饭熟捣成泥，和药令相得。内臼中，与蜜杵二千下，丸如梧桐子大。先食饮服十丸，日三服，稍加至二十丸。禁生冷、滑物、臭食等。

【常用剂量】（做汤剂）：乌梅30g，细辛6g，干姜15g，当归6g，黄连15g，附子6g，蜀椒6g，桂枝6g，党参6g，黄柏6g，两次治疗量。

【方歌】

辛附桂柏蜀当归，各取六克卅乌梅；

十五姜连药十味，清上温下可安蛔。

【医案选录】1. 经方大师胡希恕医案

索某，男性，57岁，初诊日期为1965年7月16日。胃脘疼，心下痞满，腹疼腹泻2年余，西医诊断为过敏性结肠炎，长期服中西医药物皆罔效。近服香砂六君子汤加减，诸症加重。近1周来每日大便2~3次，质溏，伴见肠鸣、头疼、口苦、咽干、思饮、四肢逆冷，苔白腻，脉沉弦细。

证属半表半里虚寒证，寒热交错，为乌梅丸的适应证，给予汤剂：乌梅15g，细辛6g，干姜6g，黄连6g，当归6g，制附片10g，川椒10g，桂枝10g，党参10g，黄柏6g。

结果：上药服6剂，口苦减，四肢觉温，大便日1~2行。上药继服14剂，胃腹疼消除。

医案选自：《经方传真——胡希恕经方理论与实践》。

2. 老医李骏伯者，病旬日，舌黑如煤，唇焦声哑，躁烦下利，不省人事，群医却走，遑遑治木。壁沉思良久，审为汗多亡阳，下多亡阴，阴阳欲绝，邪火内炽，因以乌梅丸三钱与之，神稍清，舌稍润。再进三钱，遂能言视听，连四五服，而危困复苏矣。可见大法无定，经权在人，学者需细心体认，方不视人命为草芥也。

医案选自：《伤寒论讲义》第2版（周杨俊. 伤寒论三注［M］. 北京：北京出版社，1998.）

【第三百三十九条】

伤寒，热少微厥，指头寒，嘿嘿不欲食，烦躁，数日小便利，色白者，此热除也，欲得食，其病为愈。若厥而呕，胸胁烦满者，其后必便血。

【浅述】 此条论述了热厥轻证的两种转归。

热深厥亦深，热微厥亦微，阳热内郁，不得外达，在外则指寒，在里则不欲食、烦躁。"数日"后，若小便利而色白者，为热邪已解，故欲食而疾病向愈。若由指寒变为厥冷，且胸胁烦满，为阳郁加重，热邪不得向外透达，则会出现"厥而呕"，热邪灼络，在下则会便血。

成无己：指头寒者，是厥微热少也；默默不欲食烦躁者，邪热初传里也；数日之后，小便色白，里热去，欲得食，为胃气已和，其病为愈。厥阴之脉，挟胃贯膈，布胁肋。厥而呕，胸胁烦满者，传邪之热，甚于里也。厥阴肝主血，后数日热不去，又不得外泄，迫血下行，必致便血。

【第三百四十条】

病者手足厥冷，言我不结胸，小腹满，按之痛者，此冷结在膀胱关元也。

【浅述】 手足厥冷，不结胸即上焦、中焦无病。结胸包括热实结胸（第一百三十七条）、寒实结胸（第一百四十一条）及小结胸病（第一百三十八条）。小腹满、按之痛者，为阳衰阴盛，寒凝下焦所致。"冷结在膀胱关元"言本条之病因病机，虽未出方治，但据其病机，四逆汤、当归四逆加吴茱萸生姜汤、白通汤等可酌情选用。

曹颖甫：此承上节胸胁满言之。凡见厥者，中阳不能外达，胸中必见抑郁，若病者自言胸中舒泰如常，则手足之冷，不起于脾胃虚寒可知。但手足之厥冷，究属何因，此正不可以无辨。厥逆之原有二，不在中脘，即在下焦，但验其少腹满痛拒按，即可决为冷结膀胱关元，而为寒伤血海。按少阴篇云："少阴病，八九日，一身手足尽热者，以热在膀胱，必便血也。"盖血得热则行，故知其必便血。得寒则凝，故可断为血结。正不难比例而得之也。

【第三百四十一条】

伤寒发热四日，厥反三日，复热四日。厥少热多者，其病当愈；四日至七日热不除者，必便脓血。

【第三百四十二条】

伤寒厥四日，热反三日，复厥五日，其病为进。寒多热少，阳气退，故为进也。

【浅述】伤寒以阳气之存亡作为判断预后的重要依据之一。寒少热多，阳气胜阴，故曰病愈；寒多热少，阳不胜阴，故曰病进。

第三百四十一条，阳热太过，灼伤络脉可出现便血。

曹颖甫：厥阴之名义，原以阴寒过甚，手足逆冷为标准，为其水寒血败，胆胃之阳热，有时而不继也。病愈之期，当以寒尽阳回为验，是故厥少热多，则为将愈。寒多热少，则为病进。

【第三百四十三条】

伤寒六七日，脉微、手足厥冷、烦躁，灸厥阴。厥不还者，死。

【浅述】病至厥阴日久，脉微、手足厥冷是阴盛阳微之故，烦躁为阴盛格阳，虚阳浮越扰其心神之故。灸之，阳不回者，病重，预后不佳。

成无己：伤寒六七日，则正气当复，邪气当罢，脉浮身热为欲解。若反脉微而厥，则阴胜阳也。烦躁者，阳虚而争也。灸厥阴，以复其阳；厥不还，则阳气已绝，不能复正而死。

【第三百四十四条】

伤寒发热，下利、厥逆、躁不得卧者，死。

【第三百四十五条】

伤寒发热，下利至甚，厥不止者，死。

【第三百四十六条】

伤寒六七日不利，便发热而利，其人汗出不止者，死，有阴无阳故也。

【第三百四十八条】

发热而厥，七日下利者，为难治。

【第三百六十二条】

下利、手足厥冷、无脉者，灸之不温，若脉不还，反微喘者，死；少阴负趺阳者，为顺也。

【浅述】厥阴病，阴盛阳亡者、独阴无阳者、阳亡阴竭者，预后不佳。

若阳气来复，必厥回利止而向愈。

【第三百四十七条】

伤寒五六日，不结胸，腹濡，脉虚，复厥者，不可下；此亡血，下之死。

【浅述】 本条论述血虚致厥者不可使用下法。

腹软者，里无实邪，脉虚而厥者为血虚，血虚者，不可下。

成无己：伤寒五六日，邪气当作里实之时。若不结胸，而腹濡者，里无热也；脉虚者，亡血也；复厥者，阳气少也。不可下，下之为重虚，故死。《金匮玉函》曰：虚者重泻，真气乃绝。

【第三百五十条】

伤寒脉滑而厥者，里有热，白虎汤主之。

【浅述】 本条论述热厥的证治。

脉滑属阳，主内热，里热郁滞，阳气不达四末，故现厥象。本条以脉代证，当还有里热之其他见症，如身热、恶热、口渴、汗出、舌红苔黄等。

曹颖甫：脉滑属阳明，《金匮·腹满寒疝宿食篇》云："脉数而滑者，此有宿食，下之愈，宜大承气汤。"《呕吐哕下利篇》云："下利脉迟而滑者，实也。利未欲止，急下之，宜大承气汤。""下利，脉反滑者，当有所去，下乃愈，宜大承气汤。"此可证脉滑之属阳明矣……而手足之厥，实为阳盛格阴，故宜阳明证之白虎汤以清里热，但使中阳外达四肢，而厥逆自和矣。

【医案选录】 真定府赵吉夫年三旬余，至元夏间，因劳役，饮食失节，伤损脾胃，时发烦躁而渴。又食冷物过度，遂病身体困倦，头痛，四肢逆冷，断不在臂膝，呕吐而心下痞。此厥冷乃热深厥亦深，何也？以有头痛可辨。若厥阴头痛，当吐痰沫，不当呕吐。盖呕吐属半表半里者居多，或太阴少阴亦有，断无头痛之症。医者不审，见其四肢冷、呕吐、心下痞，乃用桂末三钱匕，热酒调服，仍以棉衣覆之，作阴毒伤寒治之。汗大出，汗后即添口干舌涩，眼白睛红，项强硬，肢体不柔和，小便淋赤，大便秘涩，循衣摸床，如发狂状。问之，则言语错乱，视其舌则赤而欲裂，朝轻暮剧，凡七八日，家人辈自谓危殆。罗诊脉七八至，知其热证也，遂用大承气汤苦辛大寒之剂一两，作一服服之，利下三行，折其胜势。翌日，以黄连解毒汤大苦寒之剂二两，使徐徐服之，以去其热。三日后，病十减五六，更与白虎加人参汤约半斤服之，泻热补气，前症皆退。戒以慎起居，节饮食，月余渐平复。

医案选自:《名医类案·伤寒》。

【第三百五十一条】

手足厥寒,脉细欲绝者,当归四逆汤主之。

【浅述】 厥为阴寒,脉细欲绝主血虚,血虚寒凝致厥治以当归四逆汤。当归四逆汤为桂枝汤去生姜,倍大枣加细辛、通草、当归而成,功效养血散寒,温通经脉。

成无己:手足厥寒者,阳气外虚,不温四末;脉细欲绝者,阴血内弱,脉行不利。与当归四逆汤,助阳生阴也。

【当归四逆汤原方原量】 当归(三两),桂枝(去皮,三两),芍药(三两),细辛(三两),甘草(炙,二两),通草(二两),大枣(擘,二十五枚。一法,十二枚)。

上七味,以水八升,煮取三升,去滓,温服一升,日三服。

【常用剂量】 当归30g,桂枝30g,芍药30g,细辛3g,甘草20g,通草20g,大枣16枚,两次治疗量。

【方歌】

脉细欲绝手足寒,当归四逆汤可痊;

三辛三十归芍桂,十六枚枣廿通甘。

【医案选录】 经方大师胡希恕医案:

郝某,女性,30岁,华北无线电厂工人,初诊日期为1965年12月6日。四肢关节疼10余年,遇冷即发,近三四年来发作较频。常有头晕、四肢逆冷,天气刚冷手足即出现冻疮,口中和不思饮,苔白润,舌质暗红,脉沉细。

此属外寒内饮、寒凝血滞之证,治以调荣和卫、温通气血,予当归四逆汤:当归10g,桂枝10g,白芍10g,细辛10g,炙甘草6g,通草6g,大枣5枚。

结果:上药服3剂,四肢觉温,继服20余剂四肢冷及关节痛消除。

医案选自:《经方传真——胡希恕经方理论与实践》。

【第三百五十二条】

若其人内有久寒者,宜当归四逆加吴茱萸生姜汤。

【浅述】 此承接上条,从"内有久寒"可知,本条所述外有血虚寒凝之厥寒,内有里虚之脏寒,故属厥阴经脏同病。

厥阴四逆,病位在肝,肝主藏血而内寄相火,虽有久寒,亦不宜干姜、附子等大辛大热之品，恐助相火，但用吴茱萸、生姜以暖其肝。少阴厥逆为阳虚阴盛，少阴属肾，为寒水之脏，故宜干姜、附子等。

【当归四逆加吴茱萸生姜汤原方原量】 当归（三两），芍药（三两），甘草（炙，二两），通草（二两），桂枝（去皮，三两），细辛（三两），生姜（切，半斤），吴茱萸（二升），大枣（擘，二十五枚）。

上九味，以水六升，清酒六升和，煮取五升，去滓，温分五服。

【常用剂量】 当归18g，桂枝18g，芍药18g，细辛3g，甘草12g，通草12g，大枣10枚，吴茱萸10g，生姜20g，两次治疗量。

【方歌】

厥阴血虚内久寒，当归四逆加味痊；

二十生姜萸十克，原汤减量水酒煎。

【医案选录】 经方大师胡希恕医案

李某，女性，36岁，病历号1915，初诊于1966年5月6日。产后所患左偏头痛，已3年未愈，时心下痛，左上下肢酸胀，口干不思饮，有时恶心吐清水，苔白润，脉弦细。

证属表虚饮盛，治以建中和荣固卫，更以温中化饮，予当归四逆加吴茱萸生姜汤：当归10g，桂枝10g，芍药10g，生姜15g，炙甘草6g，细辛10g，通草6g，大枣6枚，吴茱萸10g。

结果：上药服4剂，头痛明显减轻，心下痛未作，左上下肢酸胀亦减。上方增吴茱萸为12g，继服7剂，已自感无不适。

医案选自：《经方传真——胡希恕经方理论与实践》。

【第三百五十三条】

大汗出，热不去，内拘急，四肢疼。又下利厥逆而恶寒者，四逆汤主之。

【浅述】 大汗出，而热不去，知邪不在太阳，下文又有恶寒之证，知邪不在阳明，由"内拘急、四肢疼、下利、厥逆"综合分析，当知其证为阳虚阴盛之寒厥。阳虚不能统摄津液，故大汗出而热不去，寒主收引则可见内拘急、四肢疼，下利、厥逆、恶寒均为阴盛阳虚之故，此证外热是假，内寒是真，属真寒假热证，故治以四逆汤回阳救逆。

成无己：大汗出，则热当去；热反不去者，亡阳也。内拘急下利者，寒甚于里。四肢疼，厥逆而恶寒者，寒甚于表。与四逆汤，复阳散寒。

【第三百五十四条】

大汗，若大下利而厥冷者，四逆汤主之。

【浅述】阳虚不能固外，故大汗，中阳虚衰则大下利，阳衰阴盛则寒厥；另一层意思是，大汗、大下利是亡阳之因，因阳气随津液而脱。

此有亡阳之虞，故予四逆汤回阳救逆。

成无己：大汗，若大下利，内外虽殊，其亡津液、损阳气则一也。阳虚阴胜，故生厥逆，与四逆汤，固阳退阴。

【第三百五十五条】

病患手足厥冷，脉乍紧者，邪结在胸中，心下满而烦，饥不能食者，病在胸中，当须吐之，宜瓜蒂散。

【浅述】此条论述痰食厥的证治。

痰食阻于胸中，阳气不得外达，故手足厥冷。《金匮要略·腹满寒疝宿食病脉证治》："脉乍紧如转索无常者，有宿食也。"又云："脉紧，头痛风寒，腹中有宿食不化也。"故知，脉乍紧主宿食。《内经》："其高者，因而越之。"故采用吐法，邪去则阳气通达而厥愈。

曹颖甫：病人手足厥冷，阳气不达于四肢，此正无可疑者，然阳气何以不达，此不可以不辨也。夫阳气之不达，大致阻于水湿，但有水分过多，充溢内藏，阳气消亡而手足厥冷者，亦有水分不多，湿痰阻于上膈，阳气内伏而手足厥冷者。阳气消亡，则独存不化气之寒水，故其脉沉弦，或微细。阳气内伏者，阳气与湿痰相持不下，故其脉乍紧，故其为病，属邪结胸中。阳气郁于上膈，故心中满而烦。湿痰渗入胃中，故饥不能食。此与太阳篇"气上冲咽喉，不得息"似异而实同。惟其湿痰阻于胸中，故吸气不得入，亦惟湿痰阻于胸中，故阳气不得出。此其所以并宜吐之，且并宜瓜蒂散也。

【第三百五十六条】

伤寒厥而心下悸，宜先治水，当服茯苓甘草汤，却治其厥，不尔，水渍入胃，必作利也。

【浅述】此条论述水厥的证治。

水停中焦，阳气不伸，故寒厥，水气凌心，故心下悸，宜先治水，水去再治其厥。《金匮要略·痰饮咳嗽病脉证治》："水停心下，甚者则悸。"又云："甚者则悸，微者短气。"

柯韵伯：心下悸，是有水气。今乘其未及溃胃时，先治之，不致厥利相连，此治法有次第也。

【第三百五十七条】

伤寒六七日，大下后，寸脉沉而迟，手足厥逆，下部脉不至，喉咽不利，唾脓血，泄利不止者，为难治，麻黄升麻汤主之。

【浅述】本条上热下寒，正虚阳郁，治热则碍寒，治实则碍虚，故曰难治。

柯韵伯认为麻黄升麻汤非张仲景方。《伤寒来苏集》："寸脉沉迟，气口脉平矣。下部脉不至，根本已绝矣。六府气绝于外者，手足寒；五藏气绝于内者，利下不禁。咽喉不利，水谷之道绝矣。液不化而成脓，血不濡而上逆。此为下厥上竭，阴阳离决之候，生气将绝于内也。旧本有麻黄升麻汤主之，其方味数多而分量轻，重汗散而畏温补，乃后世粗工之伎俩，非仲景方也。此证此脉，急用参、附以回阳，尚恐不救，以治阳实之品，治亡阳之证，是操戈下石矣，敢望其汗出而愈哉？绝汗出而死，是为可必，仍附其方，以俟识者。"

【麻黄升麻汤原方原量】麻黄（去节，二两半），升麻（一两一分），当归（一两一分），知母（十八铢），黄芩（十八铢），葳蕤（一作菖蒲，十八铢），芍药（六铢），天门冬（去心，六铢），桂枝（去皮，六铢），茯苓（六铢），甘草（炙，六铢），石膏（碎，绵裹，六铢），白术（六铢），干姜（六铢）。

上十四味，以水一斗，先煮麻黄一两沸，去上沫，内诸药，煮取三升，去滓，分温三服。相去如炊三斗米顷，令尽，汗出愈。

【第三百五十八条】

伤寒四五日，腹中痛，若转气下趣少腹者，此欲自利也。

【浅述】本条辨欲作自利的征兆。

"趣"通"趋"，腹痛若转气，为肠胃气机不利，若向下趋于少腹，是欲作自利的征兆。究竟是太阴寒性下利或阳明热性下利，抑或属虚属实，尚须视具体病情而辨之。

曹颖甫：此一节见寒湿下利之证，同于太阴、少阴者也。厥阴病厥不过五日，则当四五日间，正寒尽阳回之候。若寒湿趋于足太阴部分而见腹中痛，此时不遽下利，或将水寒血败而见下脓血之桃花汤证。设或腹中痞塞之气，忽然冲动，漉漉有声，直下而痛及少腹，必将转为寒湿自利之四逆汤证。试观病悬饮内痛者，服十枣汤后，始而痛在中脘，继而痛及腹部，迨后痛至少腹，乃不逾时而大下之矣。又如病阳明证者服大承气汤后，亦必气走少腹而后下，此大便欲行，气必下趋少腹之明证也。非用下药而转气自趋少腹，故知其欲自利也。

【第三百五十九条】

伤寒本自寒下，医复吐下之，寒格，更逆吐下。若食入口即吐，干姜黄芩黄连人参汤主之。

【浅述】本条论述寒热格拒，上热下寒的证治。

伤寒后，本素有中阳不足下利之证，误吐误下后，非但伤其阳气，且引邪入里化热，火性炎上，故食入即吐，下寒则有下利之证，此属寒热格拒，治宜清上温下，方选干姜黄芩黄连人参汤。

柯韵伯《伤寒来苏集》：治之小误，变证亦轻，故制方用泻心之半。上焦寒格，故用参、姜；心下蓄热，故用芩、连；呕家不喜甘，故取甘枣。不食则不吐，是心下无水气，故不用姜、夏。要知寒热相阻，则为格证；寒热相结，则为痞证。

【干姜黄连黄芩人参汤原方原量】干姜、黄芩、黄连、人参（各三两）。

上四味，以水六升，煮取二升，去滓，分温再服。

【常用剂量】干姜、黄连、黄芩、人参各15g，两次治疗量。

【方歌】

参姜芩连合成方，四药平均等同量；

清上温下止吐利，水煎一次分温尝。

【医案选录】于某，男，29岁。夏月酷热，贪食寒凉，因而吐泻交作，但吐多于泻，且伴有心烦、口苦等症。脉数而滑，舌苔虽黄而润。辨证：为火热在上而寒湿在下，且吐利之余，胃气焉能不伤，是为中虚而寒热错杂之证。处方：黄连6g，黄芩6g，人参6g，干姜3g。嘱另捣生姜汁一盅，兑入药汤中服之。一剂即吐止病愈。

医案选自：《伤寒论讲义》第2版（刘渡舟. 伤寒论十四讲［M］. 天津：天津科技出版社，1982.）

【第三百六十条】

下利有微热而渴，脉弱者，今自愈。

【浅述】下利为阳虚阴盛，微热而渴，为阳气来复，阴寒消退之象，故自愈。

成无己：下利阴寒之疾，反大热者逆。有微热而渴，里气方温也。经曰：诸弱发热，脉弱者，阳气得复也，今必自愈。

【第三百六十一条】

下利脉数，有微热汗出，今自愈；设复紧，为未解。

【浅述】 虚寒下利，阳复则愈。若脉紧，则主寒胜，寒属阴邪，故难自愈。

成无己：下利，阴病也；脉数，阳脉也。阴病见阳脉者生，微热汗出，阳气得通也，利必自愈。诸紧为寒，设复脉紧，阴气犹胜，故云未解。

【第三百六十二条】

下利、手足厥冷、无脉者，灸之不温，若脉不还，反微喘者，死；少阴负趺阳者，为顺也。

【浅述】 厥阴病，下利、手足厥冷为阴寒内盛之象，久之不温，脉不还为无阳之象。若微喘，是肾不纳气，气脱于上之象，其下阳绝，其上气脱，故曰"死"。少阴负趺阳者，少阴即太溪脉，趺阳即冲阳脉，太阴脉小于趺阳脉，意即后天胃气不绝，故曰"顺"。

成无己：下利，手足厥逆无脉者，阴气独胜，阳气大虚也。灸之，阳气复，手足温而脉还，为欲愈；若手足不温，脉不还者，阳已绝也，反微喘者，阳气脱也。

【第三百六十三条】

下利，寸脉反浮数，尺中自涩者，必清脓血。

【浅述】 厥阴虚寒下利，病性属阴，若见阳脉，此为佳候；若阳复太过则化热，热盛灼伤络脉而致便脓血。

成无己：下利者，脉当沉而迟，反浮数者，里有热也。涩为无血，尺中自涩者，肠胃血散也，随利下，必便脓血。"清"与"圊"通，《脉经》曰：清者厕也。

【第三百六十四条】

下利清谷，不可攻表，汗出必胀满。

【浅述】 下利清谷属阳虚阴盛，即使与表证同时存在，亦当先顾其里，后攻其表。若不顾里而攻表，则阳随汗泄，中阳更伤，易并发胀满之证。

【第三百六十八条】

下利后，脉绝，手足厥冷，晬时脉还，手足温者生，脉不还者死。

【浅述】下利后，脉绝，手足厥冷，为津液与阳气暴脱。晬时，即周时，指一昼夜，若一昼夜脉还者，为阳回，阳回则生，脉不还者，预后欠佳。

成无己：下利后，脉绝，手足厥冷者，无阳也。晬时，周时也。周时厥愈，脉出，为阳气复则生；若手足不温，脉不还者，为阳气绝则死。

【第三百六十九条】

伤寒下利日十余行，脉反实者，死。

【浅述】下利属虚寒证，脉当见沉微无力之虚象。若见实脉，主邪气盛，为脉证不符，预后欠佳。

第三百一十五条，少阴病下利有"服汤，脉暴出者死，微续者生"，亦提示脉证相符者为顺。

【第三百七十条】

下利清谷，里寒外热，汗出而厥者，通脉四逆汤主之。

【浅述】此条论述阴盛格阳下利的证治。里寒阳微则下利清谷，阴盛格阳于外则见外热、汗出，此属危重证候，故宜通脉四逆汤，破阴回阳。

曹颖甫将本条订正为："下利清谷，里寒外热，脉微欲绝，汗出而厥者，通脉四逆汤主之。"

【第三百七十一条】

热利下重者，白头翁汤主之。

【第三百七十三条】

下利欲饮水者，以有热故也，白头翁汤主之。

【浅述】热利，高度概括了下利的病性，当见下利脓血、红多白少、肛门灼热、大便臭秽、发热、口渴、尿赤、舌红、苔黄、脉数等症。下重指里急后重，主之以白头翁汤。

曹颖甫：何以知为热利？手足不寒而脉数，秽气逼人者是。下重者，湿与热并而下气不通也。气不通，则秽物不得宣泄。白头翁汤方治，白头翁、秦皮以清凉破血分之热，黄连、黄柏以苦燥除下焦之湿，然后热湿并去，而热利当止。盖下重之由，出于气阻，气阻之由，根于湿热，不更用疏气药者，所谓伏其所主也。

【白头翁汤原方原量】白头翁（二两），黄柏（三两），黄连（三两），秦皮（三两）。

上四味，以水七升，煮取二升，去滓，温服一升；不愈，更服一升。

【常用剂量】白头翁20g，黄连30g，黄柏30g，秦皮30g，两次治疗量。

【方歌】

三十秦皮黄连柏，白头汤用二十白；

原方剂量求比例，量多量少可更改。

【医案选录】陈氏，温邪经旬不解，发热自利，神识有时不清。此邪伏厥阴，恐致变痉：白头翁、川连、黄芩、北秦皮、黄柏、白芍。

医案选自：叶天士《临证指南医案》。

【第三百七十二条】

下利腹胀满，身体疼痛者，先温其里，乃攻其表。温里宜四逆汤，攻表宜桂枝汤。

【浅述】表里同病，即使有里实，亦宜先解表，表解方可攻里。若少阴阳虚下利，则应先顾其里，待里阳恢复后，方可攻表。若先解表，不但表不解，且更虚其阳，阳益虚不但无力鼓邪外出，且有亡阳之变，此临证尚须详辨。

本条可与第九十一条互参。

【医案选录】一人冒雪进凉食，病内外伤，恶寒头痛，腹心痛而呕。（两感。）诊之脉沉且紧，时伏而不见。（死脉。）曰：在法下利清谷，当急救里；清便自调，当急救表。今所患内伤冷饮食，外受寒疹，清便自调，急救表里，以桂枝汤力微，遂为变法，与四逆汤服之，晬时服附子一两，明日则脉在肌肉，唯紧自若。外症已去，内伤独存，乃以丸药下去宿食，（诸紧为寒，紧自若，寒未去也，乌得用丸药下法。以理中丸下，方妥。）后调中气，数日即安。

医案选自：江瓘《名医类案·伤寒》。

【第三百七十四条】

下利谵语者，有燥屎也，宜小承气汤。

【浅述】 阳明燥屎内结而下利，邪热逼迫津液从其旁而下，此属"热结旁流"。结者自结，可有脐腹疼痛，按之硬等症。利者自利，可见下利色青。谵语者，阳明内热上扰心神所致。下利有寒热虚实之分，此属阳明实热下利，故治以小承气汤。

成无己：经曰：实则谵语。有燥屎为胃实，下利为肠虚，与小承气汤以下燥屎。

【第三百七十五条】

下利后更烦，按之心下濡者，为虚烦也，宜栀子豉汤。

【浅述】 本条承接上条，若下后虚烦，心下按之软者，此为无形热邪留扰胸膈所致，故治以栀子豉汤。

成无己：下利后更烦，按之心下濡者，为虚烦也，宜栀子豉汤。下利后不烦，为欲解；若更烦而心下坚者，恐为谷烦。此烦而心下濡者，是邪热乘虚，客于胸中，为虚烦也，与栀子豉汤，吐之则愈。

【第三百七十六条】

呕家有痈脓者，不可治呕，脓尽自愈。

【浅述】 内痈致呕，当治痈而不可治呕，热腐成脓，呕为邪热腐秽之去路，故不可治呕。

曹颖甫：厥阴一证，常以中见之少阳为病。少阳之证善呕，故呕亦为厥阴之正病。厥阴寒尽阳回之后，阳热太甚伤及血分，下行则便脓血，上出则呕痈脓。所以病延血分者，以胆火伤及血络故也。予按厥阴篇中便脓血与呕痈脓皆无方治。以鄙意测之，便脓血者，当用排脓散以攻而去之。呕痈脓者，当用排脓汤，以开而泄之。按此证蓄血而成脓，病出于肝脏之热，而表证当见于目，以肝开窍于目故也。《金匮要略·百合狐惑阴阳毒篇》云："病者脉数无热，微烦，默默但欲卧，汗出。初得三四日，目赤如鸠眼，七八日目四眦黑。若能食者，脓已成也。赤小豆当归散主之。"疑即此证也。但此证不当止呕，当令毒从口出，脓尽而血自和，否则强欲止呕，毒留于中，有内溃而死耳。

【第三百七十七条】

呕而脉弱,小便复利,身有微热,见厥者,难治,四逆汤主之。

【浅述】 中焦虚寒,故呕而脉弱,下焦阳虚,不能制水,故小便复利,身有微热,非阳气来复,因阳复者厥必回,此热属阴盛格阳、虚阳外浮所致。若再见"厥",说明里阳益弱,阴寒益盛,故曰"难治"。若治疗,当用四逆汤,以期阳回阴退。

曹颖甫:胃中虚寒,则呕而脉弱。下焦虚寒,故小便自利。阳气浮于外,故身有微热。阴寒据于里,故手足见厥。外阳而内阴,其象为否,为阴长阳消,故曰难治。张隐庵独指身有微热为阴阳之气通调,殊不可通。四逆汤温肾而暖胃,故以为主治之方也。

【第三百七十八条】

干呕吐涎沫,头痛者,吴茱萸汤主之。

【浅述】 寒邪直中厥阴,或肝阳不足,寒邪内生,均可导致肝寒,肝寒犯胃,则见干呕;阴与阴结,寒饮内盛,或阳虚寒饮不化,可见吐涎沫;足厥阴肝经与督脉会于颠顶,且连目系,肝气主升,寒邪上犯,故可见头痛,当以颠顶疼痛为甚,或痛连目系为特征。

第二百四十三条,第三百零九条,亦见吴茱萸汤证。

【医案选录】 1. 经方大师胡希恕医案

李某,女性,43 岁,东北锦州人,头痛呕吐已六七年,近两年来视物模糊,到处求医,诊断为青光眼,而服中西药罔效。近 1 个月左眼失明,专程来京求治,自感有物覆于眼上,常头痛如裂,伴呕吐、目干涩,心中发热,手足心热,口干不欲饮,苔薄白,脉弦细。

证属血虚饮盛,治以补血除饮,与吴茱萸汤合柴胡桂姜汤、当归芍药散:吴茱萸 10g,党参 10g,干姜 6g,大枣 4 枚,柴胡 12g,黄芩 10g,桂枝 10g,花粉 12g,当归 10g,白芍 10g,川芎 10g,泽泻 18g,生龙骨 15g,生牡蛎 15g,茯苓 12g,苍术 10g,炙甘草 6g。

结果:上方服 3 剂,诸症即见好转;连服 21 剂,视物渐清。治疗 2 个月未易一药,左眼视物清晰,头痛等症消失。

医案选自:《经方传真——胡希恕经方理论与实践》。

2. 某积劳伤阳,先已脘痛引背,昨频吐微眩,脉弱汗出。胃中已虚,肝木来乘，防有呃忒吐蛔，仿仲景食入则呕者，吴茱萸汤主之：

吴萸、半夏、茯苓、姜汁、粳米。

医案选自：叶天士《临证指南医案》。

【第三百七十九条】

呕而发热者，小柴胡汤主之。

【浅述】 厥阴寒郁化热，或热复太过，病由厥阴转出少阳，脏病还腑，出现少阳热证，故主以小柴胡汤。

【医案选录】 同庄张月楼，少愚八岁，一方之良医也。其初习医时，曾病少阳伤寒，寒热往来，头疼发热，心中烦而喜呕，脉象弦细，重按有力。愚为疏方调治，用柴胡四钱，黄芩、人参、甘草、半夏各三钱，大枣四枚，生姜三大片，生石膏一两，俾煎汤一大盅服之……煎服一剂，诸病皆愈。

医案选自：张锡纯《医学衷中参西录》。

【第三百八十条】

伤寒，大吐、大下之，极虚，复极汗者，其人外气怫郁，复与之水，以发其汗，因得哕。所以然者，胃中寒冷故也。

【浅述】 伤寒，误治以大吐、大下后，阳气已虚，再予极汗，因汗不得法，致"外气怫郁"，表阳郁遏，可见恶寒、无汗、体表郁热感等症。医者以为表证未解，复以饮水之法取汗，中阳已虚，寒湿不化，因致"哕"，张仲景自释病机，即胃中寒冷故也。

成无己：大吐大下，胃气极虚，复极发汗，又亡阳气。外邪怫郁于表，则身热，医与之水，以发其汗，胃虚得水，虚寒相搏成哕也。

曹颖甫将本条订正为：伤寒，大吐、大下之，极虚。复极汗者，其人外气怫郁，复与之水，因得哕。所以然者，胃中寒冷故也。并注解：伤寒大吐大下之，则津液内损，极虚而复极汗，则津液外损。外气怫郁者，阳气因极汗外浮，而表热不彻也。津液内损则渴，若以发热而渴之故，而误为实热，复以冷水与之，既病寒呃，此无他，汗吐下之后，胃本虚寒，复与之水，以益胃中之寒，必且呃而愈逆，盖"以发其汗"四字，实为衍文。遍考古方，未闻有以水发汗者，即服五苓散后，有多服暖水发汗之条。要其所以发汗者，在五苓散而不在水。况按之本文，初未尝言暖水乎。向来注家，含糊读过，可笑亦可叹也。

【第三百八十一条】

伤寒哕而腹满，视其前后，知何部不利，利之即愈。

【浅述】 哕有虚有实，本条论述哕逆实证的治疗方法。

视其前后，前指小便，后指大便。本条因有腹满，故为实证，若大便不通，但通其大便，如此，腑气得通，胃气得降，哕逆可愈；若小便不通，但通其小便，小便得通，水去气畅，哕逆可愈。

成无己：哕而腹满，气上而不下也。视其前后部，有不利者即利之，以降其气。前部，小便也；后部，大便也。

【第三百八十二条】

问曰：病有霍乱者何？答曰：呕吐而利，此名霍乱。

【第三百八十三条】

问曰：病发热、头痛、身疼、恶寒、吐利者，此属何病？答曰：此名霍乱。霍乱自吐下，又利止，复更发热也。

【浅述】 此两条论述霍乱的概念和主症。

中医学所说的霍乱和西医学所说的霍乱不是一个概念，中医学所说的霍乱包括多种急性胃肠病变。

霍乱为外邪直犯中焦，邪自里发，故以吐利为主，里邪外犯肌表，可有肌表失和之表现，即发热、头痛、身痛、恶寒等症。此易与太阳伤寒相混淆，太阳伤寒为风寒束表，故以肌表症状为主，表气失和，邪气传里，可见太阴之利与少阳之呕。另外，霍乱发病急，变化快，甚或有挥霍缭乱之势，临证应注意鉴别。

第三百八十二条，成无己：三焦者，水谷之道路。邪在上焦，则吐而不利；邪在下焦，则利而不吐；邪在中焦，则既吐且利。以饮食不节，寒热不调，清浊相干，阴阳乖隔，遂成霍乱。轻者，止曰吐利；重者，挥霍扰乱，名曰霍乱。

第三百八十三条，曹颖甫：前节既以呕吐而利为霍乱之定名，此为不兼他证者言之，犹易辨也。若见发热头痛身疼恶寒而仍兼吐利者，则易与太阳伤寒相混，仲帅恐人不辨其为霍乱，而漫以麻黄、葛根二汤为治，故设问答以明之，使人知施治之缓急，此亦太阳篇"先救其里，后身疼痛"之例也。故无论表里同病，及吐利止而表证仍在者，皆当后救其表，此伤寒霍乱之所同，不可以混治者也。所谓"利止更复发热"者，谓先治其里，吐利止而表证仍在也，此即先本后标之例也……

【第三百八十五条】

恶寒、脉微而复利，利止，亡血也，四逆加人参汤主之。

【浅述】 四逆加人参汤，即四逆汤原方加人参一两。

恶寒，脉微而复利，为阳随利脱，利止，看似佳兆，其实不然。此为阴液大亏之象，已无物可下，故见利止。此证为阳亡液脱，故以四逆加人参汤为治，四逆汤回阳救逆，人参补气生津。

成无己：恶寒脉微而利者，阳虚阴胜也，利止则津液内竭，故云亡血。《金匮玉函》曰："水竭则无血，与四逆汤温经助阳，加人参生津液益血。"

【四逆加人参汤原方原量】 甘草（炙，二两），附子（生，去皮，破八片，一枚），干姜（一两半），人参（一两）。

上四味，以水三升，煮取一升二合，去滓，分温再服。

【常用剂量】 炙甘草20g，干姜15g，附子10g，党参10g，两次治疗量。

【方歌】

脉微恶寒利虽止，无物可下心下知；

四逆加参用十克，回阳固脱须益气。

【医案选录】 裴某，男，58岁。夏令因饮食不洁，患急性胃肠炎，初起发热恶寒，头痛脘闷，继则吐利交作，腹痛烦躁不安。曾服导滞分利止呕药2剂，吐利不止。渐至四肢厥逆，心烦身出冷汗，口干舌燥，饮食不思，脉象微细欲绝。证属阴阳两伤，津液内竭。治宜扶阳救逆，益气生津。处方：甘草18g，炮附子10g，干姜10g，吉林参6g。服药1剂后，四肢回暖，吐利不作，心不躁烦，能安然入寐。3剂后，症状消失，精神安静，食欲渐展，脉象虚缓。后以和胃化滞之剂，调理而愈。

医案选自：《伤寒论讲义》第2版（邢锡波. 邢锡波医案集［M］. 北京：人民军医出版社，1991.）

【第三百八十六条】

霍乱，头痛、发热、身疼痛、热多欲饮水者，五苓散主之；寒多不用水者，理中丸主之。

【浅述】 既言霍乱，必见吐利之证，头痛、发热、身疼痛是兼肌表失和之表证。热多欲饮水者，热多指发热之症状，欲饮水是中阳不足，寒湿不化，津液不能上承之故，故治以五苓散，化气行水，兼治表邪。此处热多欲饮水，不可误认为热盛伤津而误治。寒多不用水者，是中阳不足明显，寒湿内盛，除吐利、恶寒明显外，尚可见腹中冷痛、喜温喜按、舌淡苔白、脉弱等表现，中焦阳虚较重，故治以理中汤。

曹颖甫：凡物冷热相搀，则味变而质败。近人于饱食之后，饮冰冻汽水，或冰激淋，往往发霍乱之证。所以然者，冷与热参杂腹中，中气淆乱而吐利作也。气上冲，则头痛而发热。表有寒，则身疼痛。惟霍乱当先治里，前于"发热头痛"条下已详言之。治里有热多寒多之辨，热多则标阳在上而渴欲饮水，寒多则寒湿在下而不用水。饮水者患其停水，故用五苓散以泄之。不用水者，患其里寒，故用理中丸汤以温之，而表证从缓焉。

【理中丸原方原量】（下有作汤加减法。）人参、干姜、甘草（炙）、白术（各三两）。

上四味，捣筛，蜜和为丸，如鸡子黄许大。以沸汤数合，和一丸，研碎，温服之，日三四、夜二服。腹中未热，益至三四丸，然不及汤。汤法：以四物根据两数切，用水八升，煮取三升，去滓，温服一升，日三服。若脐上筑者，肾气动也，去术加桂四两；吐多者，去术加生姜三两；下多者，还用术；悸者，加茯苓二两；渴欲得水者，加术，足前成四两半；腹中痛者，加人参，足前成四两半；寒者，加干姜，足前成四两半；腹满者，去术，加附子一枚。服汤后，如食顷，饮热粥一升许，微自温，勿发揭衣被。

【常用剂量】人参、干姜、炙甘草、白术各30g。

【方歌】

参草术姜理中汤，各用三十量相当；

太阴吐利口不渴，寒湿可除复脾阳。

【医案选录】1. 吴亮，年六十三岁，患伤寒，发热头痛，泄泻。一日一夜，二三十度。五苓散加白术、神曲、芍药、砂仁各一钱，服之，愈。（作湿证而兼治虚。）

医案选自：《名医类案·伤寒》。

2. 江篁南治一人，于七月间得霍乱证，吐泻转筋，足冷多汗，囊缩。医以伤寒治之，增剧。江诊之，左右寸关皆伏不应，尺极微，口渴欲饮冷水，乃以五苓散与之。觉稍定，向午犹渴，以五苓加麦冬、五味、滑石投之，更以黄连香薷饮，冷进一服。次早脉稍出，按之无根，人形脱，且呃，手足厥逆，饮食不入，入则吐，大便稍不禁。为灸丹田八九壮，囊缩稍舒，手足稍温。继以理中汤，渴犹甚，咽疼热不解，时或昏沉，饮以竹叶石膏汤而愈。

医案选自:《古今医案按·霍乱》。

3. 李某,男性,58 岁,病历号 155413,1965 年 4 月 6 日初诊。受凉后腹泻已 3 个月,每日 3~4 行,便有完谷不化,胃腹胀满,食后益甚;时有嗳气、头昏,苔白润,脉细缓。证属里虚胃寒,治以温中益气,予理中汤加减:党参 10g,炙甘草 6g,炮姜 6g,苍术 10g,炒扁豆 10g,陈皮 15g。

结果:上药服 6 剂,腹泻基本已止,腹胀亦明显减轻,继服 6 剂症已。

医案选自:《经方传真——胡希恕经方理论与实践》。

【第三百八十七条】

吐利止而身痛不休者,当消息和解其外,宜桂枝汤小和之。

【浅述】 吐利止,里已和也;身痛不休者,表未解也。里和表未解,宜和解其外,宜桂枝而不宜麻黄,因先有吐利,正气虚弱故也,即使用桂枝,也宜"小和"为妥。

【第三百八十九条】

既吐且利,小便复利而大汗出,下利清谷,内寒外热,脉微欲绝者,四逆汤主之。

【浅述】 吐利后,阳气大虚,阳不制水,故小便利,阳不统液,故大汗出。此有亡阳之虞,脾肾阳虚,不能腐熟水谷,故下利清谷,内寒外热者,内真寒而外假热也,为阴盛格阳,虚阳外浮之故。脉微欲绝,为阳衰阴竭,阳衰则无力鼓动血脉,阴竭则血脉不充。此当以四逆汤急救其阳,阳回则阴固。

【第三百九十条】

吐已下断,汗出而厥,四肢拘急不解,脉微欲绝者,通脉四逆加猪胆汁汤主之。

【浅述】 吐利已止,若欲愈,必阳回而肢温,脉象缓和。此处吐利停止,属阴津已竭,已无物可吐可下,汗出而厥,为阳随津脱,阳不固汗则汗出,阳不温通则厥,阳亡阴竭,筋脉失养则四肢拘急。阴阳俱虚,则脉微欲绝。如此重症,阴阳有离决之势,当用通脉四逆加猪胆汁汤以回阳为主。加猪胆汁者,一者取其反佐,一者滋养阴液。

成无己:吐已下断,津液内竭,则不当汗出,汗出者,不当厥。今汗出而厥,四肢拘急不解,脉微欲绝者,阳气大虚,阴气独胜也。若纯与阳药,恐阴为格拒，或呕或躁，不得复入也。与通脉四逆汤加猪胆汁，胆苦入心而通脉，胆寒补肝而和阴，引置阳药不被格拒。《内经》曰："微者逆之，甚者从之。"此之谓也。

【第三百九十一条】

吐、利、发汗，脉平，小烦者，以新虚不胜谷气故也。

【浅述】 霍乱经过治疗，脉象已现和平，此属邪去正复之象，为欲愈之佳兆。若有微烦者，为病后脾胃虚弱，谷气不充故也，不可将"小烦"误作邪气不解，而应用攻伐之剂。此种情况，可饮食调理，或酌用善后调理脾胃之方，使其早日康复。

成无己：《内经》曰："食入于阴，长气于阳。"新虚不胜谷气，是生小烦。

【第三百九十二条】

伤寒阴阳易之为病，其人身体重、少气、少腹里急，或引阴中拘挛，热上冲胸，头重不欲举，眼中生花，膝胫拘急者，烧裈散主之。

【浅述】 男子患伤寒，热病初愈，邪毒未尽之际，若行房事，将邪毒传与女者，称为阳易；反之，称为阴易。

男女交媾，最耗伤精气，故阴阳易可见"身体重，少气，头重不能举，眼中生花，膝胫拘急"等精气内伤之症。

男病取女裈烧服，女病取男裈烧服。

成无己：大病新瘥，血气未复，余热未尽，强合阴阳，得病者名曰易。男子病新瘥未平复，而妇人与之交，得病，名曰阳易；妇人病新瘥未平复，男子与之交，得病，名曰阴易。以阴阳相感动，其余毒相染着，如换易也。其人病身体重，少气者，损动真气也；少腹里急，引阴中拘挛，膝胫拘急，阴气极也；热上冲胸，头重不欲举，眼中生花者，感动之毒，所易之气，熏蒸于上也。与烧裈散以道阴气。

【烧裈散原方原量】 妇人中裈，近隐处，取烧作灰。

上一味，水服方寸匕，日三服，小便即利，阴头微肿，此为愈矣。妇人病取男子裈烧服。

【医案选录】 侯国华病伤寒四五日，身微斑，渴欲饮。海藏诊之，沉弦欲绝，厥阴脉也。服温药数日不已，又以姜附等药，阳回脉生。因渴，私饮水一杯，脉复退，但头不举，目不开，问之则犯阴易。若只与烧裈散，恐寒而不济。

遂煎吴茱萸汤一大碗，调烧裈散，连进二服，作大汗两昼夜而愈。

医案选自：俞震《古今医案按·劳复、食复、女劳复、阴阳易》。

【第三百九十三条】

大病瘥后劳复者，枳实栀子豉汤主之。

【浅述】 大病，即伤寒热病。《诸病源候论》谓："大病者，中风、伤寒、热劳、温疟之类是也。"

伤寒初愈，若不加调摄，甚或妄劳妄作、损精耗气，就会导致热病复发，称为"劳复"。若余热留郁结胸膈脘腹者，可见身热、心烦或心中懊憹、心下痞闷等症，可予枳实栀子豉汤泄热除满。

曹颖甫：大病瘥后，精气消歇，静以养之，犹恐本原之难复。若夫病后劳力，则百脉张而内热易生，汗液泄而表阳不固。内热生则不思饮食，表阳虚则易感风寒。烦热在里，则中气易塞。风寒外袭，则表气不濡。枳实以降之，栀子以清之，香豉以散之，而表里自和矣。若以病后中虚，食入易停，便当从宿食治，但加大黄如博棋子大五六枚，不烦用大小承气者，则以病后胃虚，不胜重剂故也。

【枳实栀子豉汤原方原量】 枳实（炙，三枚），栀子（擘，十四个），豉（绵裹，一升）。

上三味，以清浆水七升，空煮取四升；内枳实、栀子，煮取二升；下豉，更煮五六沸，去滓，温分再服，覆令微似汗。若有宿食者，内大黄如博棋子五六枚，服之愈。

【常用剂量】 枳实30g，栀子10g，豉50g，两次治疗量。

【方歌】

三十枳实十克栀，清浆水煮五十豉；

大病瘥后劳复证，或加大黄下宿食。

【医案选录】 许某，女，28岁。患春温证，治疗将近月余，病体才得以恢复正常。初愈后，终觉腹空而索食，家人因遵医师告诫，始终给以易消化食品。后因想吃水饺，家人认为病愈近旬，脾胃已恢复而与食之。由于患者贪食不节，下午即发生胃脘膨闷，噫气不除，入夜心烦不寐，身现发热（38℃），头部眩晕，不思饮食，脉象浮大。此时家人恐慌，认为气血虚弱至此，而宿疾复发。迨余诊后，知此证由于饮食不节、停食化热、食热壅滞则心烦、食滞不化则发热。脉证相参，如为食复，宜与枳实栀子豉汤，以消滞清热。因疏加味枳实栀子豉汤：枳实 10g，生栀子 10g，淡豆豉 15g，建曲 10g，广郁金 6g，生山药 15g，生姜、甘草各 3g。一剂后热退而烦满大减，连服 2 剂，诸症消失。后以养阴清热和胃之剂调理而愈。

医案选自：《伤寒论讲义》第 2 版（邢锡波．伤寒论临床实验录［M］．天津：天津科技出版社，1984.）

【第三百九十四条】

伤寒瘥以后更发热，小柴胡汤主之。脉浮者，以汗解之；脉沉实者，以下解之。

【浅述】 伤寒愈后再次发热者，当分经论治。若脉浮，属太阳，宜发汗解表，桂枝麻黄之类也；若脉沉实，则属阳明，当以下法解之，三承气汤之类也；若邪在少阳，则宜和解，治宜小柴胡汤。

本条叙证简略，若邪在太阳者，可见发热恶寒、头痛身痛、脉浮表现；邪在阳明者，可见潮热、恶热、腹满硬痛、不大便、脉沉实等表现；邪在少阳者，可见往来寒热、默默不欲饮食、心烦喜呕、口苦咽干、脉弦细等表现。

伤寒瘥后更发热的原因有很多，如劳复、食复、余热未尽、阴虚内热、复感外邪者，临证宜详辨之。

【医案选录】 滑伯仁治潘子庸，得感冒证，已汗而愈。数日，复大发热恶寒，头痛眩晕，呕吐却食，烦满，咳而多汗。滑诊其脉，两手皆浮而紧。在仲景法，劳复证，浮以汗解。沉以下解，为作麻黄葛根汤。三进，更汗，旋调理数日愈。其时众医以病后虚惫，且图温补。伯仁曰：法当如是，因违众用之。

医案选自：俞震《古今医案按·劳复、食复、女劳复、阴阳易》。

【第三百九十五条】

大病瘥后，从腰以下有水气者，牡蛎泽泻散主之。

【浅述】 伤寒热病愈后，却出现了"腰以下有水气"，当是出现了腹水、下肢水肿、小便不利等症。此为伤寒后，脾肾两虚，不能制水故也。予牡蛎泽泻散以利水消肿，但本方以攻伐为主，应中病即止。

成无己：大病瘥后，脾胃气虚，不能制约肾水，水溢下焦，腰以下为肿也。《金匮要略》曰："腰以下肿，当利小便。"与牡蛎泽泻散，利小便而散水也。

【牡蛎泽泻散原方原量】 牡蛎（熬）、泽泻、蜀漆（暖水洗去腥）、葶苈子（熬）、商陆根（熬）、海藻（洗去咸）、栝楼根各等分。

上七味，异捣，下筛为散，更于臼中治之，白饮和服方寸匕，日三服。小便利，止后服。

【医案选录】朱某，女，53岁，患脾虚下泄缠绵月余，未经好转，后经服用健脾利水固摄之剂，20余剂下利始愈。愈后不到两周，下肢逐渐发生水肿，下肢两踝部按之有很深指凹痕，之后腹部亦肿，脘满气短，小便不畅。脉象沉伏有力，舌苔滑腻。据脉按证系脾不运化，水邪停潴。前医曾用健脾利水之剂无效，因而与牡蛎泽泻散，用补气健脾消胀之剂送服。处方：生黄芪15g，炒白术10g，厚朴6g，大腹皮10g，茯苓15g，生山药15g，木香6g，生薏苡仁15g，送服牡蛎泽泻散10g。连服三日，小便量逐渐增多，下肢水肿似见松皱，腹满减轻，食欲较好转。后黄芪加至30g，连服20剂，肿消病愈。

医案选自：《伤寒论讲义》第2版（邢锡波. 伤寒论临床实验录［M］. 天津：天津科技出版社，1984.）

【第三百九十六条】

大病瘥后，喜唾，久不了了，胸上有寒，当以丸药温之，宜理中丸。

【浅述】伤寒愈后，脾阳虚弱，不能运化水湿，聚湿成痰，故出现"喜唾"之证，治以理中丸，以温复脾阳，散寒化饮。

【第三百九十七条】

伤寒解后，虚羸少气，气逆欲吐，竹叶石膏汤主之。

【浅述】伤寒愈后，出现"虚羸少气"。虚羸指身体虚弱，形体消瘦。少气即短气不足以息，这是病后形气两伤的表现。气逆欲吐，为余热未尽，中气虚弱，胃失和降所致。治以竹叶石膏汤，以清热和胃，益气生津。

成无己：伤寒解后，津液不足而虚羸，余热未尽，热则伤气，故少气，气逆欲吐，与竹叶石膏汤，调胃散热。

【竹叶石膏汤原方原量】竹叶（二把），石膏（一斤），半夏（洗，半升），麦门冬（去心，一升），人参（二两），甘草（炙，二两），粳米（半升）。

上七味，以水一斗，煮取六升，去滓；内粳米，煮米熟，汤成去米，温服一升，日三服。

【常用剂量】竹叶6g，石膏60g，半夏10g，党参10g，麦门冬15g，炙甘草6g，粳米15g，两次治疗量。

【方歌】
十克参夏六竹草，十五冬米六十膏；
虚羸少气颇欲吐，益气养阴余热消。

【医案选录】
吕某，女性，18 岁，1965 年 6 月 17 日初诊。因高热住院治疗，半月热仍不退，用激素治疗热退亦不明显。每天体温在 38～39℃ 波动，症见身热、自汗、盗汗、恶心、呕吐，食入即吐，舌苔白，脉细数。胡老会诊，认为是津液大虚的太阳阳明合病，必以养胃生津方能抗邪外出，予竹叶石膏汤加味：淡竹叶 12g，生石膏 45g，半夏 12g，党参 10g，炙甘草 6g，粳米 15g，麦冬 15g，生姜 10g，枣仁 15g。

结果：服 3 剂，热退，呕吐止，自汗、盗汗亦止。他医用补中益气汤欲补其虚，又致大汗不止乃至虚脱，无奈输液救急。再请胡老会诊，仍给原方 6 剂，诸症渐已。

医案选自：《经方传真——胡希恕经方理论与实践》。

【第三百九十八条】

病人脉已解，而日暮微烦，以病新瘥，人强与谷，脾胃气尚弱，不能消谷，故令微烦；损谷则愈。

【浅述】 大病初愈，脾胃之气尚弱，若强与饮食，则脾胃不及运化，饮食积滞而生热，至日暮（酉时，即 17—19 点）前后微烦，此症情形，可不必服药，减少饮食即可痊愈。若饮食积滞较重，保和丸、健脾丸可酌情选用。

成无己：阳明王于申酉戌，宿食在胃，故日暮微烦，当小下之，以损宿谷。

附：《伤寒论》其余条文。

30. 问曰：证象阳旦，按法治之而增剧，厥逆，咽中干，两胫拘急而谵语。师曰：言夜半手足当温，两脚当伸，后如师言，何以知此？答曰：寸口脉浮而大，浮为风，大为虚，风则生微热，虚则两胫挛。病形象桂枝，因加附子参其间，增桂令汗出，附子温经，亡阳故也。厥逆，咽中干，烦躁，阳明内结，谵语烦乱，更饮甘草干姜汤。夜半阳气还，两足当热，胫尚微拘急，重与芍药甘草汤，尔乃胫伸，以承气汤微溏，则止其谵语，故知病可愈。

110. 太阳病二日，反躁，凡熨其背而大汗出。大热入胃，胃中水竭，躁烦必发谵语。十余日，振栗自下利者，此为欲解也。故其汗从腰以下不得汗，欲小便不得，反呕、欲失溲、足下恶风、大便硬、小便当数，而反不数及不多。大便已，头卓然而痛，其人足心必热，谷气下流故也。

111. 太阳病中风，以火劫发汗。邪风被火热，血气流溢，失其常度，两阳相熏灼，其身发黄。阳盛则欲衄，阴虚小便难，阴阳俱虚竭，身体则枯燥，但头汗出，剂颈而还，腹满微喘，口干咽烂，或不大便。久则谵语，甚者至哕、手足躁扰、捻衣摸床。小便利者，其人可治。

113. 形作伤寒，其脉不弦紧而弱。弱者必渴，被火者必谵语。弱者，发热脉浮，解之当汗出愈。

114. 太阳病，以火熏之，不得汗，其人必躁；到经不解，必清血，名为火邪。

115. 脉浮热甚，而反灸之，此为实。实以虚治，因火而动，必咽燥吐血。

116. 微数之脉，慎不可灸。因火为邪，则为烦逆，追虚逐实，血散脉中，火气虽微，内攻有力，焦骨伤筋，血难复也。脉浮，宜以汗解之，用火灸之，邪无从出，因火而盛，病从腰以下必重而痹，名火逆也。欲自解者，必当先烦，烦乃有汗而解。何以知之？脉浮，故知汗出解。

119. 太阳伤寒者，加温针必惊也。

231. 阳明中风，脉弦浮大而短气，腹都满，胁下及心痛，久按之气不通，鼻干，不得汗，嗜卧，一身及目悉黄，小便难，有潮热，时时哕，耳前后肿，刺之小瘥，外不解。病过十日，脉续浮者，与小柴胡汤。

232. 脉但浮，无余症者，与麻黄汤。若不尿，腹满加哕者，不治。

244. 太阳病，寸缓、关浮、尺弱，其人发热汗出，复恶寒，不呕，但心下痞者，此以医下之也。如不下者，病人不恶寒而渴者，此转属阳明也。小便数者，大便必硬，不更衣十日，无所苦也。渴欲饮水，少少与之，但以法救之。渴者，宜五苓散。

246. 脉浮而芤，浮为阳，芤为阴。浮芤相搏，胃气生热，其阳则绝。

268. 三阳合病，脉浮大，上关上，但欲眠睡，目合则汗。

324. 少阴病，饮食入口则吐，心中温温欲吐，复不能吐。始得之，手足寒，脉弦迟者，此胸中实，不可下也，当吐之。若膈上有寒饮，干呕者，不可吐也，当温之，宜四逆汤。

325. 少阴病，下利，脉微涩，呕而汗出，必数更衣反少者，当温其上，灸之。

332. 伤寒，始发热六日，厥反九日而利。凡厥利者，当不能食；今反能食者，恐为除中，食以索饼，不发热者，知胃气尚在，必愈，恐暴热来出而复去也。后日脉之，其热续在者，期之旦日夜半愈。所以然者，本发热六日，厥反九日，复发热三日，并前六日，亦为九日，与厥相应，故期之旦日夜半愈。后三日脉之而脉数，其热不罢者，此为热气有余，必发痈脓也。

334. 伤寒，先厥后发热，下利必自止，而反汗出，咽中痛者，其喉为痹。发热无汗，而利必自止；若不止，必便脓血。便脓血者，其喉不痹。

335. 伤寒，一二日至四五日，厥者必发热。前热者后必厥，厥深者热亦深，厥微者热亦微。厥应下之，而反发汗者，必口伤烂赤。

336. 伤寒病，厥五日，热亦五日，设六日当复厥，不厥者自愈。厥终不过五日，以热五日，故知自愈。

349. 伤寒脉促，手足厥逆，可灸之。

365. 下利，脉沉弦者，下重也；脉大者，为未止；脉微弱数者，为欲自止，虽发热，不死。

366. 下利，脉沉而迟，其人面少赤、身有微热、下利清谷者，必郁冒汗出而解，病人必微厥。所以然者，其面戴阳，下虚故也。

367. 下利，脉数而渴者，今自愈；设不瘥，必清脓血，以有热故也。

384. 伤寒，其脉微涩者，本是霍乱，今是伤寒，却四五日，至阴经上，转入阴必利。本呕下利者，不可治也。欲似大便，而反失气，仍不利者，此属阳明也，便必硬，十三日愈，所以然者，经尽故也。下利后，当便硬，硬则能食者愈。今反不能食，到后经中，颇能食，复过一经能食，过之一日当愈；不愈者，不属阳明也。

第二部分

金匮之门

脏腑经络先后病脉证第一

【原文】1. 问曰：上工治未病，何也？师曰：夫治未病者，见肝之病，知肝传脾，当先实脾，四季脾旺不受邪，即勿补之。中工不晓相传，见肝之病，不解实脾，惟治肝也。

夫肝之病，补用酸，助用焦苦，益用甘味之药调之。酸入肝，焦苦入心，甘入脾。脾能伤肾，肾气微弱，则水不行；水不行，则心火气盛，则伤肺；肺被伤，则金气不行；金气不行，则肝气盛。故实脾，则肝自愈。此治肝补脾之要妙也。肝虚则用此法，实则不在用之。经曰："虚虚实实，补不足，损有余。"是其义也。余脏准此。

【浅释】医者须做"上工"，上工者，明五行生克之道，知疾病相传之理。此条以问答的形式，以肝病传脾，当先实脾为例，说明了上工治未病的意义。

肝病传脾，脾若不虚者，即勿补之。肝实脾虚者，在治疗法则上，应当在治肝的同时，亦同时"实脾"，肝脾同治。

治病须谨记，勿犯"虚虚实实"之戒，"补不足，损有余"，才是正治。

余脏准此，即脾病传肾，肾病传心，心病传肺，肺病传肝，均以五行相克的次序相传。

曹颖甫《金匮发微》："酸入肝至要妙也"一段，述中工谬论，不着紧要，特删去之，从黄坤载悬解例也。

【原文】2. 夫人禀五常，因风气而生长，风气虽能生万物，亦能害万物，如水能浮舟，亦能覆舟。若五脏元真通畅，人即安和。客气邪风，中人多死。千般疢难，不越三条：一者，经络受邪，入脏腑，为内所因也；二者，四肢九窍，血脉相传，壅塞不通，为外皮肤所中也；三者，房室、金刃、虫兽所伤。以此详之，病由都尽。

若人能养慎，不令邪风干忤经络，适中经络，未流传脏腑，即医治之；四肢才觉重滞，即导引、吐纳、针灸、膏摩，勿令九窍闭塞；更能无犯王法，禽兽灾伤；房室勿令竭乏，服食节其冷、热、苦、酸、辛、甘，不遗形体有衰，病则无由入其腠理。腠者，是三焦通会元真之处，为血气所注；理者，是皮肤脏腑之纹理也。

【浅释】此条文意，较易理解，不再赘述。

本条的意义在于，一、大致概括了病因。曹颖甫《金匮发微》：即此三因推之，全书大纲，略尽于此。二、提出了摄生防病及早期治疗的原则。其中的吐纳之法，医者若能坚持锻炼，实能强健体魄，启迪智慧。余尝于午时静坐，行吐纳之法，每于神思空灵之际，于不知觉间悟出疑难杂症之方药，验之，果验！名医张锡纯有一篇《论医士当兼用静坐之功以悟哲学》，论述颇详，可以一读。

【原文】3. 问曰：病人有气色见于面部，愿闻其说。师曰：鼻头色青，腹中痛，苦冷者死；一云腹中冷，苦痛者死。鼻头色微黑者，有水气。色黄者，胸上有寒；色白者，亡血也。设微赤，非时者，死；其目正圆者，痉，不治。又色青为痛，色黑为劳，色赤为风，色黄者便难，色鲜明者有留饮。

【浅释】此条论述了五色见于面部的临床意义。

五色有常有变，常为五脏精气，变则为病气。正常情况下，五色深藏于里，并不外见，若一气独见，则主相应之病。不独望诊，四诊亦然。黄坤载《四圣心源》六气偏见："人之六气，不病则不见，凡一经病，则一经之气见。平人六气调和，无风、无火、无湿、无燥、无热、无寒，故一气不至独见。病则或风、或火、或湿、或燥、或热、或寒，六气不相交济，是以一气独见。如厥阴病则风盛，少阴病则热盛，少阳病则暑盛，太阴病则湿盛，阳明病则燥盛，太阳病则寒盛也。"

【原文】4. 师曰：病人语声寂然，喜惊呼者，骨节间病；语声喑喑然不彻者，心膈间病；语声啾啾然细而长者，头中病（一作痛）。

【浅释】闻声察病是闻诊的内容之一。

病人平时语声寂静，突然惊呼者，大多情况下是骨节间病，如痹证，肢体关节不利，不动则不痛，故语声如平时，偶然间动作，关节间痛剧而惊呼；语声喑喑然者（喑 yīn，喑喑然：形容语声低微不清澈），大多主心膈间疾病，如痞证、懊憹等；语声啾啾然（啾 jiū，啾啾然：形容语声细长）细而长，不敢高声者，为头中痛，因高声则脑部被震，头痛加剧，故不敢高声。

【原文】5. 师曰：息摇肩者，心中坚；息引胸中上气者，咳；息张口短气者，肺痿唾沫。

【浅释】谭日强《金匮要略浅述》："息：一呼一吸为一息。摇肩：即抬肩。"并在按语条下指出："本条根据呼吸的三种形态，分析三种不同的病情，足见其诊法之细致。联系临床，息摇肩者，可能为今之哮喘病；息引胸者，可能为今之气管炎；息张口者，可能为今之肺气肿，特为指出，以供参考。"

曹颖甫《金匮发微》：此条"心中坚"当为"心下坚"之误。

本条论述了望呼吸形态的诊法，亦属察外知内的诊法范畴。

【原文】6. 师曰：吸而微数，其病在中焦，实也，当下之即愈，虚者不治。在上焦者，其吸促；在下焦者，其吸远，此皆难治。呼吸动摇振振者，不治。

【浅释】上、中、下三焦有疾皆可导致呼吸的改变。病在中焦，其吸微数者，若因实邪导致气机升降失常，可采用下法，攻去实邪即愈；病在上焦者，肺失肃降，故其吸促；病在下焦者，肾不纳气，故其吸远；病在上焦与下焦，均难治。曹颖甫《金匮发微》："促者上焦不容，远者下焦不摄，故曰难治。"呼吸动摇者，元气将脱，故曰不治。

呼吸的改变形式即"微数、促、远、动摇"，在临床上，可判断疾病的预后。

总结：实者可治，虚者难医。

【原文】7. 师曰：寸口脉动者，因其王时而动。假令肝王色青，四时各随其色。肝色青而反色白，非其时色脉，皆当病。

【浅释】"王"通"旺"。

此条论述色脉当与四时相应，若色脉与四时相克，即属病脉。寸口包括寸关尺三部。如春时属木，肝脉当旺，脉弦，色青为正常。若出现脉毛，色白，其属金，为金克木，属病脉。推而广之，夏季属火，脉当洪，色当赤，此属正常。若出现脉沉、色黑，为水克火，属病脉。

【原文】8. 问曰：有未至而至，有至而不至，有至而不去，有至而太过，何谓也？师曰：冬至之后，甲子夜半少阳起，少阳之时阳始生，天得温和。以未得甲子，天因温和，此为未至而至也；以得甲子，而天未温和，为至而不至也；以得甲子，而天大寒不解，此为至而不去也；以得甲子，而天温如盛夏五六月时，此为至而太过也。

【浅释】《金匮要略讲义》第2版：未至而至：前面的"至"是指时令到，后面的"至"是指与时令相应的气候到。下同。

天人相应，不正常的气候可导致人体发病。冬至之后60日的第一个甲子夜半，正是雨水节。若到雨水节，气候逐渐温和，这是正常的；若未到雨水节，而气候提前温暖，此为"未至而至"；若已到雨水节，气候尚未温和，此为"至而不至"；若已到雨水节，气候仍如冬天一样寒冷，此为"至而不去"；雨水节已到，而气候像夏天一样炎热，此为"至而太过"。

【原文】 9. 师曰：病人脉浮者在前，其病在表；浮者在后，其病在里。腰痛背强不能行，必短气而极也。

【浅释】 病人脉浮在前，是说浮脉现于关前，即寸部，主病在表，表实者，必浮而有力。若浮脉现于关后，即尺部，主病在里，尺脉主肾，尺部脉浮，浮而无力，主阴虚阳浮。腰为肾之府，故腰痛背强不能行，肾主纳气，故短气。

谭日强《金匮要略浅述》："一说浮者在前，指浮脉见于病的前期，主表实；浮者在后，指浮脉见于病的后期，主里虚，亦通。"

【原文】 10. 问曰：经云"厥阳独行"，何谓也？师曰：此为有阳无阴，故称厥阳。

【浅释】 正常情况下，阴阳互根，若阴气下竭，则阳无所依，出现阳亢于上，气机有升无降，有阳无阴的"厥阳独行"的严重后果，如肝阳上亢。

【原文】 11. 问曰：寸脉沉大而滑，沉则为实，滑则为气，实气相搏，血气入脏即死，入腑即愈，此为卒厥，何谓也？师曰：唇口青，身冷，为入脏即死；如身和，汗自出，为入腑，即愈。

【浅释】 由此条可知，凡病由阳入阴即死，由阴出阳即愈。卒厥证，唇口青身冷属阴，为入脏，五脏藏而不泻，邪无出路，故死；身温和汗自出，属阳，为入腑，六腑泻而不藏，邪有出路，故愈。

本条与《素问·调经论》："血之与气并走于上，则为大厥，厥则暴死，气复反则生，不反则死。"意同。

本条但言寸脉，并不言关脉、尺脉，曹颖甫认为关后无脉，其在《金匮发微》中说："大气挟血，并而上逆，则寸口见沉大而滑之脉。但举寸口，则关后无脉可知。"而谭日强《金匮要略浅述》："寸脉沉大而滑，即寸、关、尺三部重按鼓指滑利有力的脉象。"

本条尚寓有"治未病"的思想，即病人寸脉出现沉大滑实的脉象，虽然尚未发病，亦应提高警惕，及早用药，以预防"卒厥"的发生。

【原文】 12. 问曰：脉脱入脏即死，入腑即愈，何谓也？师曰：非为一病，百病皆然。譬如浸淫疮，从口起流向四肢者，可治；从四肢流来入口者，不可治。病在外者可治，入里者即死。

【浅释】 脉脱，指脉伏而不见，即无脉。

本条承接上条，进一步阐明"脏病死，腑病愈"的道理。推而广之，百病皆然，并举例浸淫疮，从口流向四肢者，为"由内向外""由阴出阳"，易治；

从四肢流向入口者,为"由外向内""由阳入阴",故不可治。

【原文】 13. 问曰:阳病十八,何谓也?师曰:头痛,项、腰、脊、臂、脚掣痛。阴病十八,何谓也?师曰:咳、上气、喘、哕、咽、肠鸣、胀满、心痛、拘急。五脏病各有十八,合为九十病。人又有六微,微有十八病,合为一百八病。五劳、七伤、六极、妇人三十六病,不在其中。

清邪居上,浊邪居下,大邪中表,小邪中里,䅽饪之邪,从口入者,宿食也。五邪中人,各有法度,风中于前,寒中于暮,湿伤于下,雾伤于上。风令脉浮,寒令脉急,雾伤皮腠,湿流关节,食伤脾胃,极寒伤经,极热伤络。

【浅释】 本条论述了两个问题,第一段论述古人对疾病的分类,第二段论述病邪的特征。

第一段:阳病有六,即头痛,项、腰、脊、臂、脚掣痛,其病在三阳,即太阳、少阳、阳明,三六一十八,故曰阳病十八;阴病亦有六,即咳上气、喘、哕、咽、肠鸣胀满、心痛拘急。其病在三阴,即太阴、少阴、厥阴,三六一十八,故曰阴病十八。五脏感受六淫(风、寒、暑、湿、燥、火)之邪,故一脏各有六病,五脏病又有在气、在血、气血同病三种情况,故一脏各有十八病,五个十八即九十病。六微即六腑,六腑为病较五脏病为轻,故称六微。六淫中于六腑,故一腑各有六病,六腑病亦有在气、在血、气血同病三种情况,故一腑各有十八病,六个十八即一百零八病。

五劳:《素问·宣明五气篇》及《灵枢·九针论》,均以久视伤血、久卧伤气、久坐伤肉、久立伤骨、久行伤筋为五劳所伤;《巢源》《千金》,以志劳、思劳、忧劳、心劳、疲劳为五劳;《巢源》又有肺劳、肝劳、心劳、脾劳、肾劳之说。

七伤:《诸病源候论·卷三·虚劳候》以大饱伤脾,大怒气逆伤肝,强力举重、久坐湿地伤肾,形寒饮冷伤肺,忧愁思虑伤心,风雨寒暑伤形,大恐惧不节伤志为七伤。

六极:极是极度劳损之意,指气极、血极、筋极、骨极、肌极、精极。

妇人三十六病:《诸病源候论·卷三十八·带下三十六疾候》指十二症、九痛、七害、五伤、三痼。

第二段:清邪,指雾露,易伤人体的上部而侵犯皮腠。浊邪,指水湿,伤于湿者,下先受之,故易伤人体的下部而侵犯关节。大邪指风邪,属阳邪,其性轻扬开泄,易中人肌表而脉浮,多发于午前。小邪指寒邪,属阴邪,其性凝滞,易中人经络之里而脉紧,多发于午后。䅽饪之邪指饮食之邪,易病宿食而伤人脾胃。经脉在里，大而直行，属阴，寒为阴邪，同气相求，故"极寒伤经"；络脉在外，小而横行，属阳，热为阳邪，同气相求，故"极热伤络"。

【原文】14. 问曰：病有急当救里、救表者，何谓也？师曰：病，医下之，续得下利清谷不止，身体疼痛者，急当救里；后身体疼痛，清便自调者，急当救表也。

【浅释】表里同病，一般的治疗原则是先表后里。一个表证的病人或表里同病的病人，误用了下法，导致下利清谷不止的变证，此为误下，损伤脾阳，里阳不支，情势已急，急者先治。故此种情形，若再发汗救表，不但表邪不除，且有阳随汗亡之虑，故急当救里，里阳得复，大便正常后，若仍有表证存在（身体疼痛），再行救表。

《伤寒论》第91条："伤寒，医下之，续得下利清谷不止，身疼痛者，急当救里；后身疼痛，清便自调者，急当救表。救里宜四逆汤，救表宜桂枝汤。"宜互参。

【原文】15. 夫病痼疾，加以卒病，当先治其卒病，后乃治其痼疾也。

【浅释】久有旧病，复染新疾，当先治新疾，后治旧病。因旧病多属慢性病，慢性病正气多虚，宜缓治。新疾多急性病，急性病邪气偏盛，宜先治。若"卒病"与"痼疾"在病机上有所联系，那么在治疗"卒病"时，须照顾到"痼疾"，如桂枝加厚朴杏子汤。

【原文】16. 师曰：五脏病，各有得者愈；五脏病各有所恶，各随其所不喜者为病。病者素不应食，而反暴思之，必发热也。

【浅释】所得：指适合病人的饮食居处。

五脏病各有喜恶，若得其所喜，则病愈；若得其所恶，则病。所得即所喜，包括时令、气候、饮食、居处、情志等多方面。脾喜燥而恶湿，得燥则脾健，得湿则脾病。脾为湿困，在饮食方面则恶肥甘而喜辛散之味。胃喜润而恶燥，胃阴不足者在饮食方面则恶苦燥而喜凉润之品。

病者平素所不喜的食物，若突然想食，此为脏气为邪气所改变；若食之，则助长邪气，引起发热。

一说"暴思之"当作"暴食之"，意思是患者平素食欲欠佳，若突然食欲好转，此时只宜糜粥自养，切忌任意妄食，否则食入于阴，长气于阳，邪气得资，必"发热"。

【原文】17. 夫诸病在脏欲攻之，当随其所得而攻之。如渴者，与猪苓汤。余皆仿此。

【浅释】病在脏：病在里的意思。

攻：治疗的意思。

所得：邪气在里，往往与有形病理产物如痰饮、水、瘀血、宿食等相结合，此种病理状态称为"所得"。

本条的意思是说，诸病在里，应当随其所得而给予相应的治疗。如猪苓汤证，口渴而小便不利，病机为水热互结，治以猪苓汤，育阴利水清热。其余疾病，仿此类推。

痉湿暍病脉证治第二

【原文】1. 太阳病，发热无汗，反恶寒者，名曰刚痉。

【浅释】痉、湿、暍均可从太阳表证而来，故合于一篇论述。

痉，即强急也，有刚痉、柔痉之别，内伤外感均可致痉。其病机为素体津液不足，又复外感，筋脉失养，以项背强急、口噤，甚者角弓反张为主要表现，为筋脉病变。

湿病有内湿、外湿之分，外湿兼有太阳表证，以关节疼痛为主症。

暍，即伤暑，以脉虚身热为主症。

【原文】2. 太阳病，发热汗出，而不恶寒，名曰柔痉。

【浅释】此两条为刚痉、柔痉之定义，痉从太阳表证而来，发热、恶寒、无汗者，阳气内郁，为太阳表实，名为刚痉；发热、汗出、不恶寒，阳气外泄，为太阳表虚，名为柔痉。

【原文】3. 太阳病，发热，脉沉而细者，名曰痉，为难治。

【浅释】太阳病，本当脉浮，今反见少阴之沉细脉，此属太少两感，为邪盛正虚，故曰难治。

曹颖甫《金匮发微》：发热为标阳，脉沉细则为本寒。里气不温，则水寒不能化气，是当用瓜蒌桂枝以解表，加熟附以温里。

【原文】4. 太阳病，发汗太多，因致痉。

【浅释】太阳病，当以汗解。若发汗过多，虚其津液，可致痉。

【原文】5. 夫风病，下之则痉，复发汗，必拘急。

【浅释】太阳中风，本自有汗，当予桂枝汤，滋阴和阳。若误下，不但伤其中阳，更伤其阴津。若再误汗，会再伤其津液，因致痉。一说风病是指风温，亦通。曹颖甫《金匮发微》："……独发汗致痉之证，为中风所希见，则所谓风病者，其为风温无疑。其受病与中风同，所以别于中风者，独在阴液之不足，故脉浮自汗心烦脚挛急者，不可与桂枝汤，得汤便厥……"

【原文】6. 疮家，虽身疼痛，不可发汗，汗出则痉。

【浅释】此条见《伤寒论》第85条。

久患疮疡，经常流脓失血，阴液已亏。若再发汗，重虚其阴，汗出过多，则可致痉。

【原文】7. 病者身热足寒，颈项强急，恶寒，时头热，面赤目赤，独头动摇，卒口噤，背反张者，痉病也。若发其汗者，寒湿相得，其表益虚，即恶寒甚。发其汗已，其脉如蛇。

【浅释】此条"若发其汗者……其脉如蛇"25字属衍文，宜删除。

此条论述痉病之症状，从症状描述来看，属太阳阳明合病。身热足寒、恶寒、颈项强急，为邪在太阳之表；头热、面赤目赤（化热）、口噤（阳明脉夹口入齿中）、头摇、背反张（热盛动风）为邪在阳明，且已化热化燥生风。

曹颖甫《金匮发微》："'身热'至'恶寒'，为葛根汤证；'时头热'至'背反张'，为大承气汤证。"

【原文】8. 暴腹胀大者，为欲解，脉如故，反伏弦者，痉。

【浅释】痉病发作，项背强急，腹部则凹陷如舟。若突然腹部胀大，说明痉病筋脉拘急之势有所缓解，为欲愈。若其脉仍如先前那样弦紧，或沉而弦者，为未解，仍将发痉。

【原文】9. 夫痉脉，按之紧如弦，直上下行。

【浅释】痉病之脉，寸、关、尺三部均弦长而紧。

【原文】10. 痉病，有灸疮，难治。

【浅释】火灸成疮，易耗伤津血，痉为风病，以存津血为要，故曰难治。

本条未出方治，曹颖甫《金匮发微》："窃意先用芍药、甘草加生地以舒筋，加黄芪、防风以散风，外用圹灰年久者，调桐油以清热毒而生肌，其病当愈。陈修园浅注谓借用风引汤去桂枝、干姜一半，研末煮服，往往获效。"

【原文】11. 太阳病，其证备，身体强，几几然，脉反沉迟，此为痉，栝蒌桂枝汤主之。

【浅释】此条论述柔痉的症状与治法。太阳病，系太阳中风。其证备，即症见发热、汗出、头痛、恶风等。身体强，几几然，即身体强直，筋脉不舒，俯仰不能自如。脉沉迟，此为柔痉。太阳中风证脉当浮缓，而柔痉之脉沉迟，提示体内津液不足。此处脉沉迟与《伤寒论》第50条"假令尺中迟者，不可发汗。何以知然？以荣气不足，血少故也"，义同。

谭日强《金匮要略浅述》："方中栝蒌根，当依古本用三两，桂枝依古本去皮为宜。"

临证中，典型的柔痉已不多见，但津液亏虚者不乏其人。若素体津液亏虚，又病筋脉拘紧者（如颈椎病、腰椎病等），可参照本条予以治疗。本条提出的滋液舒筋一法，是治疗此类疾病的又一重要法门。

临床上，对于内伤引起的风病，用药应忌刚燥之品，应养阴滋液、柔肝熄风，如大定风珠、三甲复脉汤等。

【原方原量】栝蒌桂枝汤方

栝蒌根二两，桂枝三两，芍药三两，甘草二两，生姜三两，大枣十二枚。

上六味，以水九升，煮取三升，分温三服，取微汗。汗不出，食顷，啜热粥发之。

【常用剂量】栝蒌根20g，桂枝30g，芍药30g，甘草20g，生姜30g，大枣8枚，两次治疗量。

【方歌】

桂枝汤加甘花粉，太阳柔痉脉迟沉；

伤寒解肌加干葛，此证津伤须润筋。

【医案选录】Jayme，女，24岁，菲律宾人。

2010-09-16

下肢无力四年。

下肢肌肉紧张痉挛，时有颤动，小便频，大便不畅，下肢感觉正常，偶有下肢疼痛，腰痛。舌淡红，苔白薄腻，左脉细滑，右脉沉细。

此属痉病，予栝蒌桂枝汤。

天花粉30g，桂枝45g，赤芍45g，炙甘草30g，生姜45g，大枣30g。以水9杯，煎剩3杯，分三次服，服药后喝热粥、盖被子出微汗。

2010 - 09 - 17

上药服后,不用盖被亦能汗出,觉体内有流动感,肢体活动好转,舌脉如前。

再予上方 5 剂,因无赤芍,改用白芍。

2011 - 09 - 24

上药服后,下肢可稍伸而无痛感,仍僵硬震颤,大便一周 2 次。舌淡红,苔白,脉寸浮尺弱。

再予上方 4 剂,用赤芍。

行针灸肾俞、居髎、风市、右阳陵泉、太冲、左阴陵泉、脑三针。

因义诊服务结束,未能继续跟进。

医案选自:李宇铭《原剂量经方治验录》。

【原文】12. 太阳病,无汗而小便反少,气上冲胸,口噤不得语,欲作刚痉,葛根汤主之。

【浅释】太阳表实,故无汗;津液内虚,或邪干太阳之腑,气不布津,故小便少;在外表实无汗,气不外达,在里则小便反少,气不下行,是故气逆而上,所以气上冲胸;津液不足,筋脉强急,故口噤不得语,此为"欲作刚痉",当治以葛根汤。若病情进一步发展,则会出现胸满口噤、卧不着席、脚挛急、齘齿等。葛根汤方见《伤寒论》,此不赘述。

【医案选录】马左,形寒畏冷,遍身骨楚,头项强痛,泛泛作恶,小溲短少,脉紧急,苔薄腻,太阳、阳明两经同病,急与葛根汤散其寒邪,不致缠绵是幸。

粉葛根(一钱五分),云苓(三钱),炒谷芽(三钱),川桂枝(五分),姜半夏(三钱),陈佩兰(一钱五分),净麻黄(五分),陈广皮(一钱五分),炒香豉(三钱),煨姜(两片)。

医案选自:《丁甘仁医案》。

【原文】13. 痉为病(一本痉字上有"刚"字),胸满口噤,卧不着席,脚挛急,必齘齿,可与大承气汤。

【浅释】本条论述阳明痉病的证治。

邪入阳明,热盛津伤,筋脉失养而筋脉挛急,故出现胸满口噤、卧不着席、脚挛急、齘齿等症。阳明致痉,化燥动风,较太阳痉病为急为重,故治以大承气汤,急下泄热存阴。另外,本条"大承气汤"曰"可与",而不曰"主之",与

《伤寒论》同一笔法，义同。

本条尚给我们如下提示：误汗误下，可伤津伤液而致病；汗下得宜，则邪去正安而病愈。辨证论治，实存乎一心。

【医案选录】李××，女，7岁，患流行性乙型脑炎。其症高热汗出，口噤龂齿，项背反张，手脚痉挛，大便七日未解，曾经灌肠，排除粪便不多，指纹青紫，脉沉弦数。此阳明燥热、腑实不通，当急下存阴，再议其他。用大承气汤：枳实3g，厚朴3g，大黄6g，玄明粉6g，水煎如法，鼻饲一剂，大便得通，高热稍退，后用羚角钩藤汤加减而愈。

医案选自：谭日强《金匮要略浅述》。

【原文】14. 太阳病，关节疼痛而烦，脉沉而细（一作缓）者，此名湿痹（《玉函》云中湿）。湿痹之候，小便不利，大便反快，但当利其小便。

【浅释】湿从太阳而来，侵袭关节筋脉，故以关节疼痛而烦为主症，外湿脉当浮缓。若脉沉细，说明有内湿的存在，内湿为阳不化饮，以小便不利为主症。

本条提出了治疗内湿的原则，即利小便，但未举出方剂。曹颖甫主张用五苓散倍桂枝，其在《金匮发微》："大便有日三四行，而饮食如故者，是宜五苓散倍桂枝。但得阳气渐通，而小便自畅，大便之溏泄，固当以不治治之。"

【原文】15. 湿家之为病，一身尽疼（一云疼烦），发热，身色如熏黄也。

【浅释】素有湿病之人，湿邪侵犯留着于肌肉关节，则一身尽痛，湿郁化热，则发热，湿热蒸腾脾胃，土色外现，则身黄。

湿邪兼他邪为患居多，兼风则为风湿，兼寒则为寒湿，兼热则为湿热，临证当分别之。

【原文】16. 湿家，其人但头汗出，背强，欲得被覆向火。若下之早则哕，或胸满，小便不利（一云利）。舌上如胎者，以丹田有热，胸上有寒，渴欲得饮而不能饮，则口燥烦也。

【浅释】本条论述湿病误下后的变证。

病湿之人，湿郁太阳之表，阳不外达，头为诸阳之会，阳气逆于上，阳加于阴，故但头汗出；湿邪郁于项背经俞，故背强；湿阻阳气，阳失温煦，故欲得被覆向火。此当治以除湿通阳，若病在表而误下攻其里，则伤其中阳，中阳受伤则胃气上逆，故哕（有声无物为哕）；若伤其胸阳，寒湿不去则胸上有寒而胸满，在下则湿郁化热，气化失司，故丹田有热而小便不利，舌上水滑苔，提示湿盛阳微，丹田指下焦。下有湿热，故口燥烦而欲饮，上有寒湿，又不能饮。

【原文】17. 湿家下之，额上汗出，微喘，小便利（一云不利）者死；若下利不止者，亦死。

【浅释】素有湿病之人，阳气本微，若误下，更伤其里阳，虚阳上越，故额上汗出而微喘；误下伤其阴，阴液下脱，则小便自利，或下利不止。此属阴阳离决之危证，故曰"死"。

【原文】18. 风湿相搏，一身尽疼痛，法当汗出而解，值天阴雨不止，医云：此可发汗。汗之，病不愈者，何也？盖发其汗，汗大出者，但风气去，湿气在，是故不愈也。若治风湿者，发其汗，但微微似欲出汗者，风湿俱去也。

【浅释】风湿在表，本当汗解，然对于发汗之法，颇有要求，但取微微似欲汗出为佳，亦即"细汗"，即使太阳病，亦不可使其大汗。天人相应，天雨不止，湿土内应，故病风湿者，值阴雨天其病甚。

风湿在表，其发汗主方，即后文之麻黄加术汤、麻杏苡甘汤。

【原文】19. 湿家病身疼发热，面黄而喘，头痛鼻塞而烦，其脉大，自能饮食，腹中和无病，病在头中寒湿，故鼻塞，内药鼻中则愈。（《脉经》云：病人喘，而无"湿家病"以下至"而喘"十一字。）

【浅释】伤于风者，上先受之；伤于湿者，下先受之。此言受邪之先后，并非湿邪不犯上。本条论述了寒湿在头中的证治，仲景但言纳药鼻中则愈，未出方剂，后世医家多主张用瓜蒂。有医家用鹅不食草纳鼻，亦有效果。余尝治同村人焦某，患鼻炎、头痛，教之以水煎苍耳子，趁热但用鼻吸其药气，不几日而愈。

【原文】20. 湿家身烦疼，可与麻黄加术汤发其汗为宜，慎不可以火攻之。

【浅释】素患湿病之人，出现身疼且烦，此为寒湿表实，阳郁不通所致，"可与"麻黄加术汤。太阳表实兼湿，当有恶寒、发热、无汗之症，当治以麻黄加术汤，微发其汗，寒湿俱去。

禁火攻，包括艾灸、温针、熨、熏蒸等法。

【原方原量】麻黄加术汤方

麻黄（二两去节），桂枝（二两去皮），甘草（一两炙），杏仁（七十个，去皮尖），白术（四两）。

上五味，以水九升，先煮麻黄，减二升，去上沫，内诸药，煮取二升半，去滓，温取八合，覆取微似汗。

【常用剂量】麻黄 15g，桂枝 10g，炙甘草 6g，杏仁 9g，白术 20g，两次治疗量。

【方歌】

麻黄汤加二十术，寒湿在表痛可除；

经方加减有深意，临证尚须细读书。

【医案选录】 陈××，男，46岁，运输工人。因劳动汗出遇雨，感受寒湿，发热恶寒，头痛如蒙，一身疼重无汗，舌苔薄白，脉象弦紧。此寒束肤表，湿留肌腠所致，治宜解表散寒、发汗除湿，用麻黄加术汤：麻黄3g，杏仁9g，桂枝10g，甘草3g，白术10g。服二剂，寒热已除，头身疼止，惟食欲未复，疲乏无力，后用五味异功散加姜枣三剂，调理收功。

医案选自：谭日强《金匮要略浅述》。

【原文】 21. 病者一身尽疼，发热，日晡所剧者，名风湿。此病伤于汗出当风，或久伤取冷所致也，可与麻黄杏仁薏苡甘草汤。

【浅释】 太阳风湿表实，故身疼，风湿化热，故发热。日晡为下午3—5点，阳明气旺，邪正交争，故病甚。治当取微汗而解，可给予麻黄杏仁薏苡甘草汤治之。太阳风湿表实的成因为汗出当风，或久卧湿地，或取冷伤阳所致。

【原方原量】 麻黄杏仁薏苡甘草汤

麻黄（去节，半两，汤泡），甘草（一两，炙），薏苡仁（半两），杏仁（十个，去皮尖，炒）。

【常用剂量】 麻黄8g，炙甘草15g，薏苡仁8g，杏仁4g，两次治疗量。

【方歌】

四克杏仁八苡黄，十五甘草煎成汤；

发热身疼日晡剧，风湿表实微汗良。

【医案选录】 夏某，男，50岁。晨练汗出，突遭雨淋，午后即觉恶寒，四肢酸痛。自服感冒胶囊，恶寒退而四肢酸痛仍然，历周许，两下肢踝关节肿痛、灼热、拒按，步履艰难，发热日晡尤甚，体温38.5℃，腰背酸痛。舌苔白腻，脉浮数。诊为风湿热痹，投麻杏薏甘汤加味。处方：麻黄3g，杏仁、防风各10g，生甘草6g，薏苡仁30g，防己10g，晚蚕砂15g，川萆薢15g。每日1剂，水煎温服，嘱药后应"微似汗出"。6剂后，下肢踝关节肿痛减轻，体温37.5℃。上方减去麻黄、杏仁，加独活、络石藤各10g，忍冬藤30g，继服6剂，病即痊愈。

医案选自：《金匮要略讲义》第2版［李古松. 麻杏甘石汤与麻杏薏甘汤方义辨析及临床应用. 浙江中医杂志，2007，42（3）：77］

【原文】22. 风湿，脉浮身重，汗出恶风者，防己黄芪汤主之。

【浅释】太阳风湿表虚，故脉浮、汗出、恶风，湿邪在表，故身重，当治以黄芪防己汤，益气固表而除湿。

【原方原量】防己黄芪汤

防己（一两），甘草（半两，炒），白术（七钱半），黄芪（一两一分，去芦），生姜（四片），大枣（一枚）。

【常用剂量】防己 15g，甘草 8g，白术 10g，黄芪 20g，生姜 12g，大枣 1 枚，两次治疗量。

【方歌】

黄芪二十己十五，八克甘草十克术；

风湿在表表气虚，十二生姜一枣煮。

【医案选录】王××，女，25 岁。患急性风湿病已月余，肘膝关节肿痛，西医用青霉素、维生素 B_1、阿司匹林等药，关节肿痛减轻，但汗出不止、身重恶风、舌苔白滑、脉虚浮缓。此卫阳不固，汗出太多，风邪虽去，湿气仍在之故。治宜益卫固表、除湿蠲痹，用防己黄芪汤：防己 12g，白术 10g，黄芪 15g，甘草 3g，生姜三片，大枣一枚，加防风 10g、桂枝 6g、酒芍 10g。服五剂，汗出恶风遂止，关节肿痛亦有好转。

医案选自：谭日强《金匮要略浅述》。

【原文】23. 伤寒八九日，风湿相搏，身体疼烦，不能自转侧，不呕不渴，脉浮虚而涩者，桂枝附子汤主之。若大便坚，小便自利者，去桂加白术汤主之。

【原文】24. 风湿相搏，骨节疼烦，掣痛不得伸屈，近之则痛剧，汗出短气，小便不利，恶风不欲去衣，或身微肿者，甘草附子汤主之。

【浅释】此两条详见《伤寒论》第 174 条、第 175 条。

【原文】25. 太阳中暍，发热恶寒，身重而疼痛，其脉弦细芤迟。小便已，洒洒然毛耸，手足逆冷，小有劳，身即热，口开前板齿燥。若发其汗，则其恶寒甚；加温针，则发热甚；数下之，则淋甚。

【浅释】暑伤太阳之表，故恶寒发热，暑夹湿，故身重而疼痛，暑邪耗气伤阴，阴阳两伤，故其脉弦细芤迟。小便已，阳气随小便下泄，阳气一时不得接续，故感到毫毛耸起的症状。甚者手足发冷，若稍有劳作，即出现身热、张口喘气、门牙干燥等阴虚见症。

暍病为暑热内盛，治疗宜清暑益气养阴。若见发热恶寒而误认为太阳伤寒，而采用了汗法治疗，卫阳更伤，则会导致其恶寒加重；若见其身重疼痛而误认为太阳风湿，而误用温针治疗，则阴虚更甚而加重其发热；若将口开齿燥误认为阴虚内燥而采用了下法，则更伤其阴津，阴津内竭，小便则淋涩。

曹颖甫《金匮发微》："此证忌汗、下、被火，与太阳温病略同，但彼为实证，故汗、下、被火后，多见实象。此为虚证，故汗、下、温针后，多见虚象。要之为人参白虎、竹叶石膏诸汤证，固不当以形如伤寒，妄投热药也。"

【原文】26. 太阳中热者，暍是也。汗出恶寒，身热而渴，白虎加人参汤主之。

【浅释】暑热内蒸，故汗出；阳随汗泄，故恶寒；热蒸肌肤，故身热；暑热伤津，故口渴。暑热内盛，气津两伤，故治以"白虎加人参汤"。

中暍之汗出恶寒与太阳病之汗出恶寒，其病机不同，临证当以审病机为主，不得以"见症"而妄作论断。徐灵胎："凡汗出多之病，无不恶寒者，以其恶寒汗出而误认伤寒，妄用热剂，则立危矣。"

【医案选录】江应宿治其岳母，年六十余。六月中旬，劳倦中暑，身热如火，口渴饮冷，头痛如破，脉虚豁，二三至一止。投人参白虎汤三帖，渴止热退。唯头痛，用白萝卜汁吹入鼻中，良愈。

医案选自：《古今医案按·暑》。

【原文】27. 太阳中暍，身热疼重而脉微弱，此以夏月伤冷水，水行皮中所致也。一物瓜蒂汤主之。

【浅释】本条论述湿重暑轻的证治。伤暑则身热，伤湿则身疼且重，暑湿伤阳则脉微弱，当治以瓜蒂汤。

谭日强《金匮要略浅述》："瓜蒂一物，一般用于催吐，似与本条脉证不合；《伤寒论》、《玉函》、《脉经》，并无一味瓜蒂汤主之七字，古本作猪苓加人参汤主之，可参。"

百合狐惑阴阳毒病脉证治第三

【原文】1. 论曰：百合病者，百脉一宗，悉致其病也。意欲食复不能食，常默默，欲卧不能卧，欲行不能行，饮食或有美时，或有不用闻食臭时，如寒无寒，如热无热，口苦，小便赤，诸药不能治，得药则剧吐利，如有神灵者，身形如和，其脉微数。

每溺时头痛者，六十日乃愈；若溺时头不痛，淅然者，四十日愈；若溺快然，但头眩者，二十日愈。其证或未病而预见，或病四五日而出，或病二十日，或一月微见者，各随证治之。

【浅释】百合病，是以主治之药命名的病证，心主血脉，肺朝百脉，故心肺为百脉之宗，病机为心肺阴虚，虚热内生。

百合病的症状分为两组，一组为变换不定的症状，如精神恍惚、意欲食复不能食，常默默，欲卧不能卧，欲行不能行，饮食或有美时，或有不用闻食臭时，如寒无寒，加热无热等。其病机为心肺阴虚，神魄失养所致。另一组为阴虚内热的症状，如口苦、小便赤、脉微数等。

《医宗金鉴》："然愈必以每溺时头痛不头痛，恶风不恶风，快然不快然辨者，以经脉之邪，莫不由太阳而愈也。头痛恶风，是其经之候也；溺时快然，是其腑之征也。"

关于百合病愈合的时间的推测，不是确数，只是约略之数。

【原文】2. 百合病，发汗后者，百合知母汤主之。

【浅释】百合病，证属心肺阴虚，治当补虚清热。因无邪可攻，故不可行汗、吐、下之法。若将百合病误作太阳表证，妄用汗法，则更伤其阴液，治当仍以百合为主，配以知母，以加强其滋阴清热之效。

【原方原量】百合知母汤方

百合七枚（劈），知母三两（切）

上先以水洗百合，渍一宿，当白沫出，去其水，更以泉水二升，煎取一升，去滓；别以泉水二升，煎知母，取一升，去滓；后合和煎，取一升五合，分温再服。

【常用剂量】百合30g，知母20g，两次治疗量。

【方歌】

三十百合廿知母，两药泉水分开煮；

取滓取汤两相合，养阴清热日二服。

【原文】3. 百合病下之后者，滑石代赭汤主之。

【浅释】百合病有意欲食复不能食、口苦、小便赤等虚热之症，若将上述之症误作里实热证，而误用下法，是谓"虚虚"。下后不仅伤气，更伤其津，中焦既伤，则胃气上逆，当见呕哕之症；虚热下迫太阳之腑，故亦当有小便短赤之症，此当治以滑石代赭汤。

【原方原量】滑石代赭汤方

百合（七枚，擘），滑石（三两，碎，绵裹），代赭石（如弹丸大枚一，碎，绵裹）

上先以水洗百合，渍一宿，当白沫出，去其水，更以泉水二升，煎取一升，去滓；别以泉水二升煎滑石、代赭，取一升，去滓；后合和重煎，取一升五合，分温服。

【常用剂量】百合30g，滑石20g，代赭石15g，两次治疗量。

【方歌】

水洗百合白沫出，称取三十泉水煮；

二十滑石十五赭，煎汤相合重煎服。

【原文】4. 百合病吐之后者，百合鸡子汤主之。

【浅释】若将百合病误作宿食内停而误用吐法，救逆当选用百合鸡子汤治疗，吐伤胃气胃阴，当见虚烦之症。

【原方原量】百合鸡子汤方

百合（七枚，擘），鸡子黄（一枚）

上先以水洗百合，渍一宿，当白沫出，去其水，更以泉水二升，煎取一升，去滓，内鸡子黄，搅匀，煎五分，温服。

【常用剂量】百合30g，鸡子黄一枚，两次治疗量。

【方歌】

误吐伤中虚烦生，三十百合煎汤成；

后入鸡子黄一枚，滋阴润燥有奇功。

【原文】5. 百合病不经吐、下、发汗，病形如初者，百合地黄汤主之。

【浅释】百合病未经吐、下、发汗误治，病形如第一条所言者，当给予百合地黄汤正治。

【原方原量】百合地黄汤方

百合（七枚，擘），生地黄汁（一升）

上以水洗百合，渍一宿，当白沫出，出其水，更以泉水二升，煎取一升，去滓，内地黄汁，煎取一升五合，分温再服。中病，勿更服，大便当如漆。

【常用剂量】百合30g，生地黄40g，两次治疗量。

【方歌】

百合病用百地汤，三十百合四十黄；

水洗百合泉水煮，生地取汁后入良。

【原文】6. 百合病一月不解，变成渴者，百合洗方主之。

【浅释】百合病本属心肺阴虚，日久水津不布，故渴，外用百合洗其毛孔，以利百脉。

【原方原量】百合洗方

上以百合一升，以水一斗，渍之一宿，以洗身。洗已，食煮饼，勿以盐豉也。

【换算成现代剂量】百合洗方

百合88g，水煎，药浴。

【常用剂量】百合洗方

百合88g，水煎，药浴。

【原文】7. 百合病渴不差者，栝蒌牡蛎散主之。

【浅释】百合病经过外洗内服等治疗，口渴仍不愈者，当治以栝蒌牡蛎散。

【原方原量】栝蒌牡蛎散方

栝楼根、牡蛎（熬）等分

上为细末，饮服方寸匕，日三服。

【常用剂量】栝楼根、牡蛎（熬）等分，共为细末，一次服6~9g，日三服。

【方歌】

百合为病苦口渴，栝楼牡蛎共研末；

吞服六克日三服，损阳助阴义平和。

【原文】8. 百合病变发热者（一作发寒热），百合滑石散主之。

【浅释】百合病属阴虚内热，本如寒无寒，如热无热。若变发热者，属里热外达肌肤，当治以百合滑石散，以方测证，当兼有小便不利之症。

【原方原量】百合滑石散方

百合（一两，炙），滑石（三两）

上为散，饮服方寸匕，日三服。当微利者，止服，热则除。

【常用剂量】百合15g，滑石45g，为末。每次服6g，温开水送服，一日三次。

【医案选录】谢××，女，23岁。患神经官能症，主诉经常头晕、失眠、眼冒金星、口干口苦、手足心烧、食欲有时好有时不好、月经提前量少、小便短赤、大便秘结。若问其有无其他不适，则恍惚去来疑似有无之间。其人营养中等,面色如常,舌润无苔、边尖俱赤,脉象弦细而数。病已年余,西药如谷维素、安定片、利眠宁、维磷补汁之类,中药如丹栀逍遥散、天王补心丹、六味地黄丸之类,遍尝不效。此《金匮》所谓"百脉一宗,悉致其病",治宜滋养心肺之阴,佐以清热镇静,用百合地黄汤、百合知母汤、栝蒌牡蛎散、百合滑石汤合为一方:百合23g、生地15g、知母10g、滑石10g、花粉12g、生牡蛎20g,加淮小麦15g、生白芍10g、炙甘草6g、大枣三枚。服十剂,口干口苦已好,小便转清,于原方去知母、滑石、花粉,加沙参15g、麦冬10g、枣仁10g、阿胶10g(蒸兑)、鸡子黄二枚(冲服)。连进二十余剂,诸证悉平。

医案选自:谭日强《金匮要略浅述》。

【原文】 9. 百合病见于阴者,以阳法救之;见于阳者,以阴法救之。见阳攻阴,复发其汗,此为逆;见阴攻阳,乃复下之,此亦为逆。

【浅释】 百合病,本属虚证,若以阴性症状为主要表现,多属阳虚,当温其阳以和阴;若以阳性症状为主要表现,多属阴虚,当滋阴以和阳。若病见于阳,不滋阴以配阳,反发汗而攻其阴,则阴更伤而阳无所制,此属错误的治疗;若病见于阴,不温阳而配阴,反予下法而损中阳,则阳更伤而阴无所制,此亦是错误的治疗。

《御纂医宗金鉴》:"徐彬曰:《内经》所谓用阴和阳,用阳和阴,即是此义。故诸治法,皆以百合为主。至病见于阳,加一二味以和其阴;病见于阴,加一二味以和其阳。"

【原文】 10. 狐惑之为病,状如伤寒,默默欲眠,目不得闭,卧起不安,蚀于喉为惑,蚀于阴为狐。不欲饮食,恶闻食臭,其面目乍赤、乍黑、乍白。蚀于上部则声喝(原注:一作嗄),甘草泻心汤主之。

【浅释】 本条论述"狐惑病"的证治,狐惑病的病机为湿热虫毒内蕴脾胃。湿为阴邪,热为阳邪,其表现可有如伤寒之恶寒发热;湿热之邪,内扰心神,可出现欲眠而不得眠,甚则烦躁而卧起不安,其面乍赤乍黑乍白;湿热困脾,则不欲饮食,恶闻食臭;湿热上蒸,则其病在喉;湿热下注,则其病在前后二阴。针对上述病机,当与甘草泻心汤治之。

《医宗金鉴》:"狐惑、牙疳、下疳等疮之古名也。近时惟以疳呼之,下疳即狐也,蚀烂肛阴;牙疳即惑也,蚀咽腐龈,脱牙穿腮破唇。每因伤寒病后,余毒与湿热之为害也。或生斑疹之后,或生癖疾下利之后,其为患亦同也。"

【原方原量】 甘草(四两)、黄芩(三两)、人参(三两)、干姜(三两)、

半夏（半升），黄连（一两），大枣（十二枚）

上七味，水一斗，煮取六升，去滓再煎，温服一升，日三服。

【常用剂量】 生甘草 40g，黄芩 30g，党参 30g，干姜 30g，半夏 15g，黄连 10g，大枣 8 枚，两次治疗量。

【方歌】

甘草泻心伤寒方，狐惑为病服之康；

伤寒甘草须炙用，金匮甘草生用良。

【原文】 11. 蚀于下部，则咽干，苦参汤洗之。

苦参汤方：

苦参一升。

以水一斗，煎取七升，去滓，熏洗，日三服。

【原文】 12. 蚀于肛者，雄黄熏之。

雄黄熏方：

雄黄

上一味为末，筒瓦二枚合之，烧，向肛熏之。（原注：《脉经》云：病人或从呼吸上蚀其咽，或从下焦蚀其肛阴，蚀上为惑，蚀下为狐。狐惑病者，猪苓散主之。）

【浅释】 此二条论述狐惑病蚀于肛阴的外治之法。

【医案选录】 穆××，女，30 岁。患狐惑病，其症如下阴无病，则口腔咽喉溃烂疼痛；如口腔病好，则阴道阴唇溃烂疼痛。如此交替发作已一年余，颇似眼、口、生殖器综合征，但未见有眼科疾患。因按狐惑病处理，用甘草泻心汤：甘草 15g、党参 10g、黄芩 10g、黄连 6g、法夏 10g、大枣三枚，水煎内服。口腔溃烂时，用锡类散吹之；下阴溃烂时，用苦参汤洗之。经反复治疗半年之久，其病始愈。后以此案告之同事张某，其邻妇有患此症者，用上法治之亦效。

医案选自：谭日强《金匮要略浅述》。

【原文】 13. 病者脉数，无热微烦，默默但欲卧，汗出，初得之三四日，目赤如鸠眼，七八日目四眦（一本此有黄字）黑。若能食者，脓已成也，赤小豆当归散主之。

【浅释】 此条当为"疮痈篇"脱文而误录于此。

曹颖甫《金匮发微》："目四眦黑，为内痈已腐，而败血之色外见，此当是疮痈篇诸痈肿节后脱文，传写者误录于此……可见本条与狐惑病阴阳毒绝不相干，特标出之。"

另《惊悸吐衄下血胸满瘀血病脉证治第十六》："下血，先血后便，此近血也，赤小豆当归散主之。"可与本条互参。

【原方原量】赤小豆当归散方

赤小豆三升（浸令芽出，曝干），当归三两

上二味，杵为散，浆水服方寸匕，日三服。

【常用剂量】做汤剂：赤小豆45g，当归10g，两次治疗量。

【方歌】

疮痈脓成上下伤，目如鸠眼或黑黄；

赤豆称取四十五，十克当归配良方。

【医案选录】Tena，男，63岁，菲律宾人。

2011-08-17

便血一年。

每天大便带血，色红或咖啡色，大便硬而难下，无疼痛，有痔疮。舌淡红，苔薄白。脉紧数有力。

《金匮要略》第十六篇："下血，先血后便，此近血也，赤小豆当归散主之。"

赤小豆150g，当归15g，共研细末，每服6g，每日三次。

2011-08-24

上药服后，大便仍有出血，但血量减少。大便较前不硬，每日一行，大便时肛门处有灼热感觉。上方仍有3天剂量，嘱咐其继续服完。

医案选自：李宇铭《原剂量经方治验录》。

【原文】14. 阳毒之为病，面赤斑斑如锦文，咽喉痛，唾脓血。五日可治，七日不可治，升麻鳖甲汤主之。

【原文】15. 阴毒之为病，面目青，身痛如被杖，咽喉痛。五日可治，七日不可治，升麻鳖甲汤去雄黄、蜀椒主之。

【浅释】邪之中于人，可据症以分阴阳。以面赤、咽喉痛、唾脓血等阳性症状为主要表现者，称为"阳毒"；以面目青、身痛如被杖、咽喉痛等阴性症状为主要表现者，称为"阴毒"。

关于阴毒、阳毒的治疗，《金匮要略浅述》："雄黄苦平解毒，用于阳毒，尚无不可。蜀椒辛温刺激，用于阳毒，恐非所宜，医者慎之。"《医宗金鉴》："况阴毒反去雄黄、蜀椒，必传写之讹。"可供参考。

【原方原量】升麻鳖甲汤方

升麻二两，当归一两，蜀椒（炒去汗）一两，甘草二两，雄黄半两（研），鳖甲手指大一片（炙）

上六味，以水四升，煮取一升，顿服之，老小再服取汗。（《肘后》《千金方》阳毒用升麻汤，无鳖甲有桂；阴毒用甘草汤，无雄黄）。

【常用剂量】升麻20g，当归10g，甘草20g，鳖甲10g。蜀椒、雄黄可以他药代之。

【方歌】

面赤咽痛血分伤，阳毒升麻鳖甲汤；

面青咽痛身如杖，阴毒须去椒与黄。

【医案选录】次女赛男，于1956年患猩红热，初起恶寒发热、头痛咽痛、下颌淋巴结肿大、舌苔薄白、脉象浮数。服银翘散二剂，恶寒已罢，仍发热咽痛。服普济消毒饮去升麻、柴胡三剂，另用冰硼散吹喉，咽痛减轻，热仍不退，颈面出现红色斑疹，唯口唇四周苍白，舌绛无苔，脉象滑数，印象为猩红热。为了避免传染给其他孩子，急送长沙市医院，经化验室检查，血细胞计数增高，中性增高，符合猩红热诊断，一面肌注青霉素，一面用升麻鳖甲汤：升麻3g、鳖甲10g、当归3g，去雄黄、蜀椒，加银花10g、连翘10g、牛子10g、生地12g、丹皮10g、赤芍6g、桔梗3g、甘草3g，服三剂，红疹遍及四肢，压之可渐退色。继用原方去升麻、当归、桔梗，加元参、麦冬、大青叶，三剂，皮疹消退，体温正常，痊愈出院。

医案选自：谭日强《金匮要略浅述》。

疟病脉证并治第四

【原文】1. 师曰：疟脉自弦，弦数者多热，弦迟者多寒，弦小紧者下之差，弦迟者可温之，弦紧者可发汗、针灸也。浮大者可吐之，弦数者风发也，以饮食消息止之。

【浅释】《医宗金鉴》：弦小紧者之"小"字，当是"沉"字，则有可下之理。弦紧者，当是"弦浮紧"，则有可发汗之理。弦浮大者，当是"弦滑大"，则有可吐之理，且不遗本文疟脉自弦之意。

疟属少阳，故脉自弦，数热迟寒。弦沉紧者，为邪在里，可下；弦浮紧者，邪在表，可发汗或针灸；脉弦滑者，多夹食，可采用吐法；弦数者，属风发，即风热之谓也，可清之。

丹波元简："弦数者多热，即白虎加桂枝汤、柴胡去半夏加瓜蒌汤证；弦小紧者下之差，鳖甲煎丸是也；弦迟者可温之，柴胡桂枝干姜汤是也；弦紧者可发汗，牡蛎汤是也；浮大者可吐之，蜀漆散是也。"可参考。

【原文】2. 病疟，以月一日发，当以十五日愈；设不差，当月尽解；如其不差，当云何？师曰：此结为癥瘕，名曰疟母，急治之，宜鳖甲煎丸。

【浅释】中医认为，五日为一候，三候为一气，故十五日为一节气。一个节气，气节为之更移，人受气于天，天人相应，故病疟当十五日愈。若十五日不愈，再过十五日，正气胜邪，疟病当愈。若一月不愈，则结为癥瘕，名为"疟母"，当急治，用鳖甲煎丸。

【原方原量】鳖甲煎丸方

鳖甲十二分（炙），乌扇三分（烧），黄芩三分，柴胡六分，鼠妇三分（熬），干姜三分，大黄三分，芍药五分，桂枝三分，葶苈一分（熬），石韦三分（去毛），厚朴三分，牡丹五分（去心），瞿麦二分，紫葳三分，半夏一分，人参一分，䗪虫五分（熬），阿胶三分（炙），蜂窠四分（炙），赤硝十二分，蜣螂六分（熬），桃仁二分

上二十三味为末。取锻灶下灰一斗，清酒一斛五斗，浸灰，候酒尽一半，着鳖甲于中，煮令泛烂如胶漆，绞取汁，内诸药，煎为丸，如梧子大，空心服七丸，日三服。（《千金方》用鳖甲十二片，又有海藻三分、大戟一分、䗪虫五分，无鼠妇、赤硝二味，以鳖甲煎和诸药为丸。）

【常用剂量】当依原方配伍比例配制丸剂。

【医案选录】郭某，女，52岁，脾肿大四五年。五年前曾患定期发寒热，经县医院诊断为疟疾，运用各种抗疟疗法治疗症状缓解，而遗留经常发低热。半年后，经医生检查发现脾脏肿大2～3cm，给予各种对症疗法，效果不佳，脾脏继续肿大。近一年来逐渐消瘦，贫血，不规则发热腹胀如釜，胀痛绵绵，午后更甚，食欲不振，消化迟滞，胸满气促，脾大至肋下10cm，肝未触及，下肢浮肿，脉数而弱，舌胖有齿痕。据此脉证，属《金匮要略》所载之疟母，试以鳖甲煎丸治之：鳖甲120g，黄芩30g，芍药45g，葶苈15g，厚朴30g，牡丹皮45g，凌霄花30g，半夏15g，人参15g，阿胶30g，蜂房（炙）45g，芒硝90g，桃仁15g，射干20g，桂枝30g，鼠妇（地虱）30g，瞿麦15g，䗪虫60g，蜣螂60g。以上诸药，蜜制为丸，每丸重10g，日服2丸。服完一剂后，各种症状有不同程度的好转，下肢浮肿消失。此后又服一剂，诸症悉平，脾脏继续缩小，至肋下有6cm，

各种自觉症状均消失,故不足为患。遂停药,自己调养。

医案选自:《金匮要略讲义》第 2 版(赵明锐. 经方发挥 [M]. 太原:山西人民出版社,1982:153-154.)

【原文】3. 师曰:阴气孤绝,阳气独发,则热而少气烦冤,手足热而欲呕,名曰瘅疟。若但热不寒者,邪气内藏于心,外舍分肉之间,令人消铄脱肉。

【浅释】瘅,热也。瘅疟,指但热不寒的一种疟病。

邪热耗气伤阴,故令阴衰、阳胜、少气、烦冤,手足热欲呕,提示内外俱热,此名"瘅疟"。

若只出现发热而不出现恶寒,即无寒热往来,此为邪热内藏于心胸之间,在外则充斥于分肉之间,则令人肌肉消损。

曹颖甫认为是阳明里热,《金匮发微》:"邪气内藏于心,外舍于分肉之间,不过形容表里俱热,非谓心脏有热,各脏各腑无热也。予谓胃主肌肉,观下文肌肉消铄,此证当属阳明。"

【原文】4. 温疟者,其脉如平,身无寒但热,骨节疼烦,时呕,白虎加桂枝汤主之。

【浅释】但热不寒,时呕,是阳明里热,胃气上逆所致;骨节疼烦,是兼太阳表证;其脉如平,即脉象不弦,说明邪不干少阳。

表证未解,邪已入里化热,对于此种温疟,治疗用白虎汤清阳明之热,加桂枝以外解太阳之表。

【原方原量】白虎加桂枝汤方

知母六两,甘草二两(炙),石膏一斤,粳米二合,桂枝(去皮)三两。上锉,每五钱,水一盏半,煎至八分,去滓,温服,汗出愈。

【常用剂量】依上方比例缩减,配制汤剂,水煎服。

【方歌】

温疟脉平脉不弦,阳明热胜太阳兼;

白虎桂枝治表里,热清疼消可除烦。

【医案选录】丁,脉右数,左小弱,面明,夏秋伏暑,寒露后发,微寒多热,呕逆身痛。盖素有痰火,暑必夹湿,病自肺经而起,致气不宣化,不饥不食,频溺短缩。乃热在气分,当与温疟同例,忌柴、葛、足六经药。

桂枝白虎汤加半夏。

医案选自:《临证指南医案》。

【原文】 5. 疟多寒者，名曰牝疟，蜀漆散主之。

《医方考》："牝，阴也，无阳之名，故多寒名牝疟。"

牝疟之病机为痰湿内胜，阻遏阳气，阳不外达所致，故有"无痰不成疟"之说。方中之蜀漆为常山之幼苗，治疟疗效肯定，但服用后每有呕吐之副反应，酒煎或姜汁炒熟后使用，或适当配伍半夏、陈皮等药，可减轻其副反应。另外，服药的时间亦有讲究，须注意。方后，温疟加蜀漆半分，当是湿疟之误，云母当为云实。

【原方原量】 蜀漆散方

蜀漆（烧去腥），云母（烧二日夜），龙骨等分。

上三味，杵为散，未发前以浆水服半钱，温疟加蜀漆半分。临发时，服一钱七。（一方云母作云实）

【医案选录】《丁甘仁医案》：屠（右），但寒不热，名曰牝疟。间日而作，已有月余，汗多淋漓，纳谷减少，脉沉细而弦，舌中剥边薄白而腻。是阳虚失于外护，不能托邪外出，痰湿困于中宫，脾胃运化失职。高年患此，勿轻视之，亟拟助阳达邪，和中化湿：潞党参三钱，熟附块二钱，川桂枝一钱，陈广皮一钱，姜半夏三钱，云茯苓三钱，鹿角霜三钱，煨草果八分，清炙草五分，生姜二片，红枣四枚。

医案选自：谭日强《金匮要略浅述》。

附：《外台秘要》方

牡蛎汤，治牝疟。

牡蛎四两（熬），麻黄（去节）四两，甘草二两，蜀漆三两

上四味，以水八升，先煮蜀漆、麻黄，去上沫，得六升，内诸药，煮取二升，温服一升。若吐，则勿更服。

柴胡去半夏加栝蒌汤，治疟病发渴者，亦治劳疟。

柴胡八两，人参三两，黄芩三两，甘草三两，栝蒌根四两，生姜二两大枣十二枚

上七味，以水一斗二升，煮取六升，去滓，再煎取三升，温服一升，日二服。

柴胡桂姜汤，治疟寒多微有热，或但寒不热。（服一剂如神）

柴胡半斤，桂枝三两（去皮），干姜二两，黄芩三两，栝蒌根四两，牡蛎三两（熬），甘草二两（炙）

上七味，以水一斗二升，煮取六升，去滓，再煎取三升，温服一升，日三服。初服微烦，复服汗出，便愈。

【医案选录】 1. 柴胡去半夏加栝蒌根汤医案

伍××，女，40岁，患劳疟已半年，每日下午开始畏冷，旋即头痛发烧，汗出口渴，小便短赤，舌红苔薄，脉弦细数。每次服奎宁可止，但遇劳即发。此体质虚弱，正不胜邪，拟扶正祛邪，用柴胡去半夏加栝蒌汤：党参15g，柴胡10g，黄芩10g，栝蒌根12g，甘草5g，生姜三片，大枣三枚，加醋炒常山10g。服三剂疟止，继用秦艽鳖甲汤（秦艽、鳖甲、地骨皮、柴胡、青蒿、当归、知母、乌梅）加首乌、党参、甘草，服七剂后未再发。

2. 柴胡桂姜汤医案

李××，男，45岁，患牝疟，发作时畏冷发抖，虽盖厚被两床，仍然寒战不已，头痛身疼、恶心、呕吐、面色苍白，持续约五小时。后微热汗出而解，渴喜热饮，舌苔白滑，脉象弦细而濡。此寒湿久羁，阴盛阳衰，拟温寒散湿、助阳抗疟，先用熟料五积散，寒战时间缩短，诸症相应减轻，继用柴胡桂姜汤：柴胡10g、酒芩6g、桂枝10g、干姜6g、牡蛎15g、甘草3g、栝蒌根10g，加醋炒常山10g、槟榔10g、草果5g，服三剂疟止。后用四兽饮（党参、白术、法夏、茯苓、陈皮、草果、乌梅、甘草、生姜、大枣）以巩固疗效。

以上两则医案选自：谭日强《金匮要略浅述》。

中风历节病脉证并治五

【原文】 1. 夫风之为病，当半身不遂，或但臂不遂者，此为痹。脉微而数，中风使然。

【浅释】 本条论述中风和痹证的鉴别。中风的主症是半身不遂，若仅仅上肢屈伸不利，则为痹。痹为阴病，脉当沉涩，风为阳病，脉当浮缓。若脉微而数，微为正虚，数为邪胜，其为阳脉，其为中风可知。本条同时揭示了中风的发病机理，即正虚邪胜。

【原文】 2. 寸口脉浮而紧，紧则为寒，浮则为虚，寒虚相搏，邪在皮肤；浮者血虚，络脉空虚；贼邪不泻，或左或右；邪气反缓，正气即急，正气引邪，喎僻不遂。邪在于络，肌肤不仁；邪在于经，即重不胜；邪入于府，即不识人；邪入于脏，舌即难言，口吐涎。

【浅释】 寸口，指寸、关、尺三部。脉浮而紧，脉浮主虚、主风，紧主寒。正气虚衰，外邪乘虚而入，络脉空虚，贼邪不去，或中于左，或中于右，此即虚处受邪也。一侧病而一侧不病，则正常一侧牵引受病一侧，出现口眼歪斜之症。

络脉虚，则邪在络，络脉瘀阻，营气不达肌表，则肌肤麻木不仁；经脉虚，则邪在经，气血不达肢体，则肢体重滞难举；脏腑里虚，邪气可直中脏腑，出现神志不清、昏不识人、舌强难言、口吐涎沫等危重之症。

【原文】 3. 侯氏黑散，治大风，四肢烦重，心中恶寒不足者。（《外台》治风癫。）

菊花四十分，白术十分，细辛三分，茯苓三分，牡蛎三分，桔梗八分，防风十分，人参三分，矾石三分，黄芩五分，当归三分，干姜三分，芎䓖三分，桂枝三分

上十四味，杵为散，酒服方寸匕，日一服，初服二十日，温酒调服，禁一切鱼肉大蒜，常宜冷食，六十日止，即药积在腹中不下也。热食即下矣，冷食自能助药力。

【浅释】 由第2条可知，内虚邪中是中风发病的病因。脾主四肢，脾虚则内生痰湿。心主血脉，心阳虚则血行失于阳气之推动而瘀阻，失于阳气之温煦则心中恶寒。内有心脾两虚，则风邪乘虚而入，与痰湿合而为病，进一步瘀阻血脉，故病大风，四肢烦重，心中恶寒。

依仲景体例，每条先有证而后有方，此先有方，后列主治，似显不妥。

【常用剂量】 依上方比例，可做汤剂。

【医案选录】 谭××，男，71岁。患高血压病史十多年，因晚上起床小便，猝倒于地，昏不识人，痰涎壅盛，右侧手足偏瘫，舌苔黄腻，脉象弦滑。此痰热内蕴，风阳上扰，拟清热涤痰，镇痉熄风，用涤痰汤去人参、枳实、半夏，加钩藤、菊花、牛膝、地龙、水牛角等味，服五剂痰涎减少，神志渐清。仍用原方去半夏、远志，加川贝、白芍，再服五剂，舌苔已去，脉象弦缓。后用侯氏黑散加减：党参10g、白术10g、茯苓10g、当归10g、川芎3g、菊花10g、黄芩6g、防风10g、生牡蛎30g，去细辛、矾石、桂枝、干姜，加钩藤15g、白芍10g、牛膝12g、杜仲12g、桑寄生15g，作汤剂服。调理半年，言语运动恢复，能任一般轻活。

医案选自：谭日强《金匮要略浅述》。

【原文】 4. 寸口脉迟而缓，迟则为寒，缓则为虚；荣缓则为亡血，卫缓则为中风。邪气中经则身痒而瘾疹，心气不足，邪气入中，则胸满而短气。

【浅释】 脉迟主寒，缓主虚，若脉沉而缓，是邪在营分，营虚则为亡血。若脉浮而缓者，是邪在卫分，为中风。卫虚，肌腠疏松，则风寒客之，中于肌肉经

络，则身痒而瘾疹。心主血，营虚则邪入，故胸满而短气。

《医宗金鉴》："'寸口脉迟而缓，迟则为寒'，两'迟'字当是'浮'字，'寒'字当是'风'字，始得字义了然。且迟、缓二脉不能并见，必是传写之讹。"

【原文】5. 风引汤，除热瘫痫。

大黄、干姜、龙骨各四两，桂枝三两，甘草、牡蛎各二两，寒水石、滑石、赤石脂、白石脂、紫石英、石膏各六两

上十二味，杵，粗筛，以韦囊盛之，取三指撮，井花水三升，煮三沸，温服一升。（治大人风引，少小惊痫瘛疭，日数十发，医所不疗，除热方。巢氏云：脚气宜风引汤。）

【浅释】风引汤体现的证治为：阳热内盛，肝风内动。

除热瘫痫，热指病性，除热言其治法；瘫指瘫痪，痫指癫痫。

本方在大队寒凉药中配伍了两味温热药，体现了顾护人体阳气的精神。

【医案选录】我曾一度制作该药用于治疗难治性癫痫，很有效，感到惊奇。患者癫痫频繁发作，多方治疗无效，于是想用迄今患者尚未服用过的药物，找到风引汤，如条文所示制作，使服用后患者症状大为好转……

余尝治洛西一士人，年弱冠余，患此症已久。头面歪斜，手足挛缩，其状异形奇态恰如傀儡，二三年来群医尽其技而未瘥。最后请余诊治，即予此汤。十余日其制引半减，四五十日，诸症尽去，恢复如常，人皆惊叹。用此方救活小人惊痫、瘛疭日数十次发者不知几何人矣……

医案选自：大塚敬节《金匮要略研究》。

【原文】6. 防己地黄汤，治病如狂状、妄行、独语不休，无寒热，其脉浮。

防己一分，桂枝三分，防风三分，甘草二分。

上四味，以酒一杯，浸之一宿，绞取汁，生地黄二斤，㕮咀，蒸之如斗米饭久，以铜器盛其汁，更绞地黄汁，和分再服。

【浅释】防己地黄汤所治诸症，其病机为阴虚血热受风，故用大剂生地黄养阴凉血，并寓有治风先治血之意。徐大椿："此方他药轻而生地独重，乃治血中之风也。"

【原文】7. 头风摩散方

大附子一枚（炮），盐等分

上二味为散，沐了，以方寸匕，已摩疢上，令药力行。

【浅释】头风指发作性头痛、头晕、头重之类的疾患。以方测证，头风摩散当为阳虚感寒所致之头痛而设，因感寒邪多疼痛剧烈。

【原文】8. 寸口脉沉而弱，沉即主骨，弱即主筋，沉即为肾，弱即为肝。汗出入水中，如水伤心，历节黄汗出，故曰历节。

【浅释】内有肝肾不足，外有汗出之太阳表虚。若汗出时入水，则伤寒湿，寒湿乘虚而入，侵犯关节，导致历节病的发生。

【原文】9. 趺阳脉浮而滑，滑则谷气实，浮则汗自出。

【浅释】此条论述了历节病的成因，即胃热素盛，外感风湿。

趺阳脉内候脾胃，趺阳脉浮滑，浮主风盛，滑主胃热，风性开泄，加之里热蒸腾，故汗自出。

【原文】10. 少阴脉浮而弱，弱则血不足，浮则为风，风血相搏，即疼痛如掣。

【浅释】此条论述了历节病的又一成因，即阴血不足，外感风邪。

少阴脉主候心肾，少阴脉浮而弱，浮主风，弱主血虚，内有血虚，复感风邪，故疼痛剧烈。

【原文】11. 盛人脉涩小，短气，自汗出，历节疼，不可屈伸，此皆饮酒汗出当风所致。

【浅释】本条论述了气虚湿盛之人，易患历节病。

肥胖之人，若出现涩小之脉，主形盛气衰，气虚故短气，气虚失其卫外之职，故自汗出。肥人多湿，若嗜酒而感风，则病历节，出现关节疼痛，不可屈伸。

【原文】12. 诸肢节疼痛，身体魁羸，脚肿如脱，头眩短气，温温欲吐，桂枝芍药知母汤主之。

【浅释】本条论述内有气血不足，外有风湿历节的证治。

诸肢节疼痛，诸是"多"的意思，多部位关节疼痛；身体尪羸，指身体瘦弱，关节肿大；脚肿如脱，《说文解字·肉部》："脚者，胫也。"指小腿肿胀，且有麻木不仁，如同和身体脱离了一般。

头眩短气，阳气虚于上也；温温欲吐，湿阻中焦也。

【原方原量】桂枝芍药知母汤方

桂枝四两，芍药三两，甘草二两，麻黄二两，生姜五两，白术五两，知母四两，防风四两，附子二枚（炮）

上九味，以水七升，煮取二升，温服七合，日三服。

【常用剂量】桂枝 20g，芍药 15g，甘草 10g，麻黄 10g，生姜 25g，白术 25g，知母 20g，防风 20g，附子 10g（先煎 30 分钟），两次治疗量。

【方歌】
甘五姜术十五芍，十克附子麻黄草；
二十桂枝防风母，风湿历节疼痛消。

【医案选录】Cuballes，女，74 岁，菲律宾人。

2011-08-01

关节疼痛两年。

手足关节疼痛，足部麻木，踝关节稍有肿胀，身体瘦弱，偶有头晕、欲吐，气短，口渴。舌紫暗，脉紧。

属桂枝芍药知母汤证。

桂枝 60g，赤芍 45g，炙甘草 30g，麻黄 30g，生姜 75g（切），白术 75g，知母 60g，防风 60g，炮附子 30g。2 剂。以水 10 杯，先煎麻黄去上沫，减少 2 杯，后下诸药，煎剩下 3 杯，分 3 次服，一天服 2 次。

2011-08-06

上药服后，手足关节疼痛减轻，足部已无肿胀，药后大便增多，排气增多，睡眠佳，头晕减轻五成，欲呕减，咯痰色黄，气短。服药时稍有胃部不舒，排便后则缓解。舌暗红，苔薄白，脉略紧。

再予上方 4 剂，可翻煎，以水 7 杯，煎剩下 3 杯，次日服。

2011-08-20

上药服后，关节疼痛已除，大便畅，每于服药后即欲大便。心悸、胃胀与少腹胀除，头晕减，气短发生频次减少，咯痰容易。舌暗红，苔薄白，左脉细略紧，右脉濡，两尺弱。

症情缓解，改以散剂调养。

当归 45g，吴茱萸 30g，党参 60g，阿胶 60g，川芎 45g，白芍 100g，白附片 15g，炙甘草 45g，黄芪 45g，防风 60g，白术 45g，茯苓 100g。

上药共研细末，每服 4~6g，每日 3 次。

医案选自：李宇铭《原剂量经方治验录》。

【原文】13. 味酸则伤筋，筋伤则缓，名曰泄。咸则伤骨，骨伤则痿，名曰枯。枯泄相搏，名曰断泄。荣气不通，卫不独行，荣卫俱微，三焦无所御，四属断绝，身体羸瘦，独足肿大，黄汗出，胫冷。假令发热，便为历节也。

【浅释】本条重申第4条之义，从另一个侧面说明了肝肾亏虚在历节病的发生中的重要意义。

酸入肝，味过酸则伤肝，肝主筋，故味过酸则伤筋。筋伤则弛缓不收，名为"泄"。咸入肾，味过咸则伤肾。肾主骨，骨味过咸则伤骨，骨伤则痿弱无力，名为"枯"。肝肾俱虚，则精少血亏，水不生木，此即"枯泄相搏，名曰断泄"之意。肝主藏血，肝虚则血少，血少则营气虚涩不通，卫气出下焦，为血之帅，营气不通，则卫气不独行，最终导致营卫俱虚。营卫俱虚则失其濡养温煦之职，进一步则三焦受病，气化失司，此即为"四属断绝"。四属断绝，气血不足，则肌体无所养，故身体消瘦。三焦失司，湿邪下注，故两脚肿大。若黄汗出而腿冷，则为"黄汗"；若小腿发热，则为"历节"。

【原文】14. 病历节不可屈伸，疼痛，乌头汤主之。

【浅释】本条论述寒湿历节的证治。

寒湿留滞筋骨关节，痹阻血脉，气血不畅，不通则痛，故关节疼痛剧烈，不可屈伸。不可屈伸其病在筋，疼痛剧烈其病在骨，总是内属肝肾，主治以乌头汤。

乌头汤亦治脚气疼痛，不可屈伸，属异病同治，其病机亦为寒湿为患。

【原方原量】乌头汤方，治脚气疼痛，不可屈伸。

麻黄、芍药、黄芪各三两，甘草（炙）三两，川乌五枚（㕮咀，以蜜二升，煎取一升，即出乌头）。

上五味，㕮咀四味，以水三升，煮取一升，去滓，内蜜煎中更煎之，服七合。不知，尽服之。

【常用剂量】麻黄10g，芍药10g，黄芪10g，炙甘草10g，川乌6～10g（乌头有毒，用之当慎，若使用，当依仲景蜜煎法炮制）。

【方歌】

寒湿历节乌头汤，麻芍芪草量相当；

谨记乌头须蜜煎，用量多少亦须商。

【医案选录】徐××，男，35岁。患类风湿性关节炎，四肢关节冷痛，屈伸不利，舌苔薄白，脉象沉细。此寒邪偏胜之痛痹，拟温经散寒、通阳宣痹，用乌头汤：麻黄3g、芍药10g、黄芪10g、甘草3g、川乌10g（用白蜜30g久煮乌头取汁兑服）。服三剂，四肢已温，关节疼痛减轻，仍用原方去麻黄加桂枝10g。

再服三剂，关节痛已止，唯屈伸仍不灵活。后用独活寄生汤多剂，调理月余，运动恢复出院。

医案选自：谭日强《金匮要略浅述》。

【原文】15. 矾石汤，治脚气冲心。

矾石二两

上一味，以浆水一斗五升，煎三五沸，浸脚良。

【浅释】本条论述脚气病的外治方法。

脚气：由湿热下注所致的腿脚肿胀痛重或软弱无力、麻木不仁，严重者可发展为脚气冲心，出现心悸、喘急、胸中胀闷、呕吐等症。

曹颖甫《金匮发微》："方用矾石二两，以浆水一斗五升煎三五沸，浸脚良，陈修园以为疼痛不可屈伸，以乌头汤主之，至于冲心重证，似难以外治幸功，似也……辛未八月，乡人庄姓病此，两足肿大，气急心痛易饥。此证气分居多，而寒湿不甚，长女昭华投以加味鸡鸣散，方用：吴茱萸五钱，木瓜五钱，槟榔三钱，黑豆五钱，桔梗三钱，青、陈皮各三钱，苍、白术各三钱，生甘草一钱，生芪五钱，紫苏六两，生姜一大块。浓煎服之，一夕而足肿全消。此八月十四日事也，附录之以为临证之一助。"

【原文】16.《古今录验》续命汤，治中风痱，身体不能自收，口不能言，冒昧不知痛处，或拘急不得转侧。（姚云：与大续命同，兼治妇人产后去血者，及老人、小儿。）

麻黄、桂枝、当归、人参、石膏、干姜、甘草各三两，芎䓖一两，杏仁四十枚

上九味，以水一斗，煮取四升，温服一升，当小汗，薄覆脊，凭几坐，汗出则愈；不汗，更服。无所禁，勿当风。并治但伏不得卧，咳逆上气，面目浮肿。

【浅释】《灵枢·热病》："痱之为病也，身无痛者，四肢不收；智乱不甚，其言微知，可治；甚则不能言，不可治也。"

风痱，即中风偏枯证，以手足痿废不用而命名。

续命汤所治之中风偏证，其证当为气血两虚夹风寒痰热证。

方后"并治但伏不得卧，咳逆上气，面目浮肿"，可知续命汤可治疗气血两虚夹风寒痰热所致之哮喘。

大塚敬节《金匮要略研究》："十年前开始看病的一位近八十岁的老太太，说孙子去了美国，她一定要活到看见孙子回来。因有高血压、关节炎和哮喘病，

给予续命汤加大黄，持续服药。于是喘息治愈，血压下降，大便也正常了。"

【原文】17.《千金》三黄汤，治中风，手足拘急，百节疼痛，烦热心乱，恶寒，经日不欲饮食。

麻黄五分，独活四分，细辛二分，黄芪三分，黄芩三分

上五味，以水六升，煮取二升，分温三服，一服小汗，二服大汗。心热加大黄二分，腹满加枳实一枚，气逆加人参三分，悸加牡蛎三分，渴加栝蒌根三分，先有寒加附子一枚。

【浅释】本条论述了中风偏枯者表虚外感风寒湿，兼内有郁热的证治。本方亦可据证用于关节疼痛的治疗。

【原文】18.《近效方》术附汤：治风虚头重眩苦极，不知食味，暖肌补中，益精气。

白术二两，附子一枚半（炮，去皮），甘草一两（炙）

上三味，锉，每五钱匕，姜五片，枣一枚。水盏半，煎七分，去滓温服。

【浅释】阳虚则寒湿内生，寒湿中阻，清阳不升故头眩，不知食味，当治以《近效方》术附汤。

《近效方》术附汤与"痉湿暍病"篇之白术附子汤药味相同，只是药量不同，白术附子汤用生姜一两半、大枣六枚。

【原文】19. 崔氏八味丸，治脚气上入，少腹不仁。

干地黄八两，山茱萸、薯蓣各四两，泽泻、茯苓、牡丹皮各三两，桂枝、附子（炮）各一两

上八味，末之，炼蜜和丸，梧子大。酒下十五丸。日再服。

【浅释】本条论述肾虚脚气的证治。

【原文】20.《千金方》越婢加术汤，治肉极，热则身体津脱，腠理开，汗大泄，厉风气，下焦脚弱。

麻黄六两，石膏半斤，生姜三两，甘草二两，白术四两，大枣十五枚

上六味，以水六升，先煮麻黄，去上沫，内诸药，煮取三升，分温三服。恶风加附子一枚（炮）。

【浅释】越婢加术汤可治疗肉极，肉极即汗出津脱，肌肉极度消瘦的疾病。

血痹虚劳病脉证并治第六

【原文】1. 问曰：血痹病从何得之？师曰：夫尊荣人骨弱肌肤盛，重因疲劳汗出，卧不时动摇，加被微风，遂得之。但以脉自微涩，在寸口、关上小紧，宜针引阳气，令脉和，紧去则愈。

【浅释】本条论述了血痹的成因以及血痹轻证可用针灸治疗的道理。

尊荣人，指养尊处优的人。此类人生活条件较好，很少参与劳动或体育锻炼，虽然外表肌肉丰盛，可内在却筋骨虚弱，多属阳虚之体。此类人偶因劳作则汗出，汗出则腠理开泄，易感风邪。人睡眠时，阳气相对不足，亦易感风邪。脉微主阳气不足，脉涩为血行不畅之象，关上小紧为风邪外束之象。治疗宜针引阳气，气行则血行，脉和则愈合。可见，血痹的治疗原则是通阳行痹。

【原文】2. 血痹，阴阳俱微，寸口关上微，尺中小紧，外证身体不仁，如风痹状，黄芪桂枝五物汤主之。

【浅释】本条论述了血痹重证的脉象和主治方剂。

血痹的脉象，阴阳俱微，指无论沉取浮取，俱得微象，提示营卫气血俱不足，尺中小紧，为少阴感受风寒之象。血痹的主症是麻木不仁，风痹的主症是疼痛，此为血痹与风痹的区别。治以黄芪桂枝五物汤，通阳行痹。黄芪桂枝五物汤是桂枝汤之加减方，即桂枝汤倍生姜去甘草加黄芪而成。

【原方原量】黄芪桂枝五物汤方

黄芪三两，芍药三两，桂枝三两，生姜六两，大枣十二枚。

上五味，以水六升，煮取二升，温服七合，日三服。（一方有人参）

【常用剂量】黄芪30g，芍药30g，桂枝30g，生姜60g，大枣8枚，两次治疗量。

【方歌】

血痹脉微体不仁，黄芪桂枝五物循；

八枣三十芪芍桂，六十生姜或加参。

【医案选录】经方大师胡希恕医案：马某，女，65岁，1965年10月31日初诊。1965年8月1日跌倒1次，出现四肢不能活动，10多天后恢复活动，但右臂无力，两手麻木不能紧握，口干不思饮，舌苔白少津，脉弦数。

证属荣卫气血俱虚之血痹，与黄芪桂枝五物汤：生黄芪15g，桂枝10g，生姜10g，白芍10g，大枣4枚，生石膏30g。

结果：上药服 6 剂，两手麻木减轻，但仍握不紧。上方增黄芪为 24g，因脉仍数，故仍加石膏 30g。继服 6 剂，两手麻木又减，左手已能正常握拳，继续调理之。

医案选自：《经方传真——胡希恕经方理论与实践》。

【原文】3. 夫男子平人，脉大为劳，极虚亦为劳。

【浅释】平人，指外表看似无病，但阴阳气血不足之人，即《难经》所谓"脉病形不病者"。平人前冠以"男子"，是强调虚劳病与肾脏虚损有着密切的内在联系，并非是说女人没有虚劳病。

脉大即脉浮大无力，为真阴亏损，阴不敛阳，阳气外浮之象。脉极虚，为精气内损之象。由此可知，虚劳病包括阳虚、阴虚两大类。推而广之，阴阳两虚、气虚、血虚、气血两虚当亦包括在内，故阴、阳、气、血是虚劳病辨证施治的纲领。

【原文】4. 男子面色薄者，主渴及亡血，卒喘悸，脉浮者，里虚也。

【浅释】本条论述阴血不足所致之虚劳的脉证。

面色苍白，为血虚不能上荣于面所致。阴血不足则津液亦不足，故口渴。血不养心则心悸，血主载气，血虚则气少，久病及肾，肾不纳气，故动则突然气喘。脉浮者，必浮而无力，为阴不足，阳虚浮之象。

【原文】5. 男子脉虚沉弦，无寒热，短气里急，小便不利，面色白，时目瞑，兼衄，少腹满，此为劳使之然。

【浅释】本条论述虚劳病气血两虚型所见的脉证。

脉虚沉弦无力，又不见寒热等外证，是属气血两虚。面白、时目瞑（"瞑"通"眩"），即时目眩为气血两虚，不能上荣所致。衄为气不摄血所致，短气里急、小便不利、少腹满为肾阳虚衰，膀胱不能气化水液所致。

【原文】6. 劳之为病，其脉浮大，手足烦，春夏剧，秋冬瘥，阴寒精自出，酸削不能行。

【浅释】本条论述了阴虚阳浮证之虚劳的表现与季节有关。

阴虚阳浮，阴不敛阳，故脉浮大无力；阴虚则内热，故手足烦热；春夏季节，人体之阳气得天之阳气之助，阳愈胜而阴愈虚，故春夏病重；秋冬季节，人体之阴气得天之阴气之助，故秋冬病轻；阴损及阳，肾精不固，故阴寒精自出；精虚而肾虚骨弱，则双腿瘦弱乏力，行走困难，故曰酸削不能行（酸削：腰膝酸软疼痛，无力行走）。

【原文】7. 男子脉浮弱而涩，为无子，精气清冷（一作冷）。

【浅释】本条论述男子虚劳不育的脉证。

脉浮弱主阳虚，脉涩主精虚，阳虚则精寒，故无子。

【原文】8. 夫失精家，少腹弦急，阴头寒，目眩（一作目眶痛），发落，脉极虚芤迟，为清谷，亡血失精。脉得诸芤动微紧，男子失精，女子梦交，桂枝加龙骨牡蛎汤主之。

【浅释】本条论述阴阳两虚之失精的证治。

失精家：素有遗精、滑精之人。

经常失精之人，久而久之，阴损及阳，则会出现阳虚之症。如少腹弦急、前阴寒凉，即是下焦失于阳气温煦之故。肾气通于脑，虚则目眩，精血同源，发为血之余，虚则脱发。肾为水火之宅，内寓真火，命门之火不足，火不生土，则脾虚而下利清谷。

若出现芤动微紧之脉，则属肝肾虚寒。肾虚失其封藏之职，肝虚则不能藏魂，故在男子则失精，在女子则为梦交，当治以桂枝加龙骨牡蛎汤。

曹颖甫《金匮发微》："此与历节之头眩同，精神恍惚，开目则诸物旋转，闭目则略定，世传防眩汤，间有特效，录之以为救急之助，方用党参、半夏各三钱、归、芍、熟地、白术各一两，川芎、山萸各五钱，天麻三钱，陈皮一钱，轻者四五剂，可以永久不发。予早年病此，嘉定秦芍舲师曾用之，惟多川芎三钱耳，至今三十年无此病，皆芍师之赐也。"

【原方原量】桂枝加龙骨牡蛎汤方（《小品》云：虚弱浮热汗出者除桂，加白薇、附子各三分，故曰二加龙骨汤。）

桂枝、芍药、生姜各三两，甘草二两，大枣十二枚，龙骨、牡蛎各三两。

上七味，以水七升，煮取三升，分温三服。

【常用剂量】桂枝30g，芍药30g，生姜30g，炙甘草20g，龙骨30g，牡蛎30g，大枣8枚，两次治疗量。

【方歌】

桂枝加味治虚劳，龙牡三十一并熬；

少腹弦急眩发落，男子失精女梦交。

【医案选录】1. 经方大师胡希恕医案

蒲某，男，33岁，某厂会诊病例，1966年3月25日初诊。遗精已数年，常以补肾治疗无效。近年来加重，每周1~3次。常有汗出恶风，腰酸痛，舌苔白，舌尖红，脉浮而虚。予二加龙骨牡蛎汤：

桂枝10g，赤芍10g，生龙骨15g，生牡蛎15g，生姜10g，大枣4枚，炙甘草6g，川附子6g，白薇12g。

结果：4月8日复诊，上药服六剂，遗精未作。

医案选自：《经方传真——胡希恕经方理论与实践》。

2. 据我个人的经验，对于阳痿、遗精者，桂枝加龙骨牡蛎汤比八味肾气丸获效更多。一例患者，近五十岁，消瘦高个，看上去就是虚弱的人，因全然无性欲而为难，前来就诊。诊察，有少腹弦急，脐下可触及格楞格楞感觉的条索状正中芯（正中芯：大塚敬节发现的腹部体征，为位于腹正中线的纵向笔芯样条索状物，出现在脐下提示肾虚，脐上提示脾虚——译者注），于是给予桂枝加龙骨牡蛎汤。服药两周左右，患者告知："大夫，那个药还真有效呢。"但是虽然对病证有效，却出现较重的泻利。由于泻利较重，便停用桂枝加龙骨牡蛎汤，而给予半夏泻心汤。这样又经过两周，胃肠痊愈，但先前的无性欲又出现了，只好将桂枝加龙骨牡蛎汤和半夏泻心汤，每日服用一个药方，隔日交换服用，于是病情好转，后来就无须药物了。

医案选自：大塚敬节《金匮要略研究》。

【原文】9. 天雄散方

天雄三两（炮），白术八两，桂枝六两，龙骨三两。

上四味，杵为散，酒服半钱匕，日三服，不知，稍增之。

【浅释】天雄，为乌头的子根加工而成，主补命门之火。

本方为阳虚失精证而立。阳虚则精关不固，故补阳以摄阴，用天雄散。

肾阳不足的见症如下：失精、阳痿、早泄、腰痛、不育症、阴汗、阴冷、更年期综合征等。

【原文】10. 男子平人，脉虚弱细微者，喜盗汗也。

【浅释】男子平人，即外表看似无病之人。脉虚弱主阳虚、气虚，脉细微主阴虚、血虚，阳虚则不能外固，阴虚则不能内守，故易盗汗。

【原文】11. 人年五六十，其病脉大者，痹夹背行。若肠鸣、马刀侠瘿者，皆为劳得之。

【浅释】痹夹背行：指脊柱两旁有麻木感。

马刀侠瘿：结核生于腋下名马刀，生于颈旁名侠瘿，两者常相联系，二者俗称瘰疬。

脉大为劳，第6条已详述。人年五六十，精气已衰，肾阳不足或肾阳有外浮之象，则经脉失养，故脊柱两旁（足太阳经脉）有麻木之感。若出现肠鸣，是太阴虚寒，运化失职所致，属虚寒证。若出现马刀侠瘿，是阴虚阳亢，少阳之火与痰气互结所致，虚热证居多。以上三者，皆属虚劳。

【原文】12. 脉沉小迟，名脱气，其人疾行则喘喝，手足逆寒，腹满，甚则溏泄，食不消化也。

【浅释】本条论述了脾肾阳虚的脉证。

脱气指阳气虚衰，喘喝指气喘有声。

脉沉小迟，沉主里，小主虚，迟主寒，三脉并见，主里虚寒，即脾肾阳虚。肾不纳气故喘喝，脾阳虚衰则失其运化之职，故腹满、溏泄、食不化，阳虚则寒，故手足逆寒。

脾肾阳虚，临证可辨证选用附子理中汤、丁萸理中汤、四逆汤等治疗。

【原文】13. 脉弦而大，弦则为减，大则为芤，减则为寒，芤则为虚，虚寒相搏，此名为革。妇人则半产漏下，男子则亡血失精。

【浅释】本条论述虚劳病重证（精血亏损）的脉象。

弦大之脉，虽有弦象，重按却有不足之象；脉虽有大象，却大而中空，类似芤脉。脉有弦象重按则减之脉主寒，大而中空之脉主虚，这两种脉象相合，便是革脉。革脉主妇人半产漏下，主男子亡血失精。

【原文】14. 虚劳里急，悸，衄，腹中痛，梦失精，四肢酸疼，手足烦热，咽干口燥，小建中汤主之。

【浅释】本条论述虚劳阴阳两虚证的证治。

阳虚，腹部失于温煦，故腹部痉挛而疼痛，阳虚不运，四肢失于气血之濡养，故四肢酸疼。

阴血不足，心失所养则悸；阴虚内热则衄、手足烦热、咽干口燥；

阳虚不固，阴虚不守，故梦失精。

阴阳两虚证，补阴则损阳，补阳则耗阴，故立"建中"一法，以辛甘化阳，酸甘化阴，达到调补阴阳的目的。

尤在泾《金匮要略心典》："求阴阳之和者，必于中气；求中气之立者，必以建中也。"

【医案选录】陈××，女，42岁。患腹痛已年余，经常脐周隐痛，用热水袋温按可止，大便镜检无异常，四肢酸痛，饮食无味，月经愆期，色淡量少，舌苔薄白，脉象沉弦，曾服理中汤无效。此里寒中虚，营卫不足，拟辛甘温阳，酸甘养阴，用小建中汤：桂枝去皮 10g，白芍 20g，炙甘草 6g，生姜 3 片，大枣 5 枚，饴糖 30g。服五剂，腹痛四肢酸痛均减。仍用原方加当归 10g，服五剂，月经正常，食欲转佳。

医案选自：谭日强《金匮要略浅述》。

【原文】15. 虚劳里急，诸不足，黄芪建中汤主之。（于小建中汤加黄芪一两半，余依上法。气短胸满者加生姜，腹满者去枣，加茯苓一两半，及疗肺虚损不足，补气加半夏三两。）

【浅释】黄芪建中汤方证应包括小建中汤方证，但较小建中汤方证略重，以"虚劳里急"代小建中汤方证。诸不足，指阴阳气血俱不足。以方测证，黄芪建中汤方证当见气短、少气懒言、自汗、倦怠、身重或不仁等症。

黄芪建中汤亦是由桂枝汤化裁而来，尤在泾《金匮要略心典》："桂枝汤外证得之能解肌去邪气，内证得之能补虚调阴阳。"

【原方原量】于小建中汤内加黄芪一两半。

【常用剂量】黄芪 15g，桂枝 30g，芍药 60g，甘草 20g，生姜 30g，大枣 8 枚，饴糖 50~100g，两次治疗量。

【方歌】

虚劳不足兼里急，小建中内加黄芪；

方后加减有方法，依证施治效自奇。

【医案选录】王女士，初诊，经停九月，咳呛四月，屡医未效。按诊脉象虚数，舌苔薄腻，每日上午盗汗淋漓，头晕，心悸，胸闷，胁痛，腹痛喜按，食少喜呕，夜寐不安，咳则并多涎沫。证延已久，自属缠绵。拟先治其盗汗，得效再议。

川桂枝（一钱），大白芍（二钱），生甘草（八分），生姜（一片），红枣（四枚），粽子糖（四枚），全当归（二钱），花龙骨（四钱先煎），煅牡蛎（四钱先煎）。

……

二诊，三进轻剂当归建中汤加龙骨牡蛎，盗汗已除十之三四，腹痛大减，恶风已罢，胸中舒适，脉数由百四十次减为百二十次，由起伏不定转为调匀有序，大便较畅，咳嗽亦较稀，头晕心悸略瘥。前方尚合，唯量究嫌轻。今加重与之，俟盗汗悉除，续谋通经。

炙黄芪（三钱），川桂枝（钱半），肉桂心（二分），炙甘草（钱半），大白芍（三钱），全当归（四钱），生姜（二片），红枣（八枚），粽子糖（六枚），龙骨（六钱先煎），牡蛎（八钱先煎）。

……

医案选自：曹颖甫《经方实验录》。

【原文】16. 虚劳腰痛，少腹拘急，小便不利者，八味肾气丸主之。

【浅释】本条论述虚劳病肾阳虚所致腰痛的证治。

腰为肾之外府，肾阳不足则腰失所养，故腰痛。肾与膀胱相表里，肾阳亏虚则膀胱不能化气行水，故少腹拘急、小便不利。

【医案选录】王某，女性，75岁，病历号5157，初诊日期为1966年2月22日。左半身不遂已半年，近一月来尿频、遗尿、淋漓不尽，口干思饮，四肢逆冷，腰酸疼，苔白、脉沉细。

证属里虚寒兼外寒、气化不利，予肾气丸：

干地黄24g，山萸肉10g，山药10g，茯苓10g，丹皮10g，泽泻18g，桂枝3g，制附子3g。

结果：上药服1剂，诸症明显好转，继服6剂痊愈。

医案选自：《经方传真——胡希恕经方理论与实践》。

【原文】17. 虚劳诸不足，风气百疾，薯蓣丸主之。

【浅释】虚劳病，阴阳气血俱不足，兼外感风邪，用薯蓣丸治疗。

【原方原量】薯蓣丸方

薯蓣三十分，当归、桂枝、干地黄、曲、豆黄卷各十分，甘草二十八分，芎䓖、麦门冬、芍药、白术、杏仁各六分，人参七分，柴胡、桔梗、茯苓各五分，阿胶七分，干姜三分，白蔹二分，防风六分，大枣百枚（为膏）。

上二十一味，末之，炼蜜和丸，如弹子大，空腹酒服一丸，一百丸为剂。

【常用剂量】依上方比例，可做汤剂，亦可做丸剂。

【方歌】虚劳不足兼风疾，扶正祛邪在中宫。

酒服一粒薯蓣丸，服至百丸可收功。

【医案选录】何××，男，40岁。患虚劳有年，咳嗽痰少，食欲不振，体重减轻，精神倦怠，手足烦热，舌淡无苔，脉象细弱。经X线照片，诊断为浸润型肺结核，曾口服雷米封、肌注链霉素，病情得以稳定，脉证如上。此肺脾劳伤，气血虚损，拟健脾理肺、益气补血，用薯蓣丸：西党15g，白术10g，茯苓10g，干地 15g，当归 10g，白芍 10g，麦冬 10g，柴胡 10g，杏仁 10g，桔梗 6g，黄豆卷 12g，炙甘草 6g，大枣 5 枚，去麦曲、桂枝、干姜、川芎、防风、白蔹，加鳖甲 15g、百部 12g、川贝 6g、百合 10g、知母 6g、桑皮 10g，文火浓煎去滓，再下怀山末 30g、胎盘粉 30g、阿胶 10g、冰糖 30g、白蜜 30g，和匀熬膏，每服二汤匙，日三服。调理年余，X 线复查肺部病灶钙化，身体亦渐康复。

医案选自：谭日强《金匮要略浅述》。

【原文】18. 虚劳虚烦不得眠，酸枣仁汤主之。

【浅释】虚劳病，肝阴不足，虚热内生则魂不归肝，故虚烦不眠，用酸枣仁汤治疗。

尤在泾《金匮要略心典》："人寤则魂寓于目，寐则魂藏于肝。虚劳之人，肝气不荣，则魂不得藏，魂不藏故不得眠。"

【原方原量】酸枣仁汤方

酸枣仁二升，甘草一两，知母二两，茯苓二两，芎䓖二两（《深师》有生姜二两）。

上五味，以水八升，煮酸枣仁，得六升，内诸药，煮取三升，分温三服。

【常用剂量】酸枣仁 60g，炙甘草 6g，知母 10g，茯苓 10g，川芎 10g，两次治疗量。

【方歌】

虚劳虚烦不得眠，枣仁六十须先煎；

十克芎苓并知母，六克甘草入梦恬。

【医案选录】梁某，女，30 岁，中国香港人。

2013－08－30

失眠两周初诊。

难以入寐，易醒，一夜只睡 3 小时，咽干，心烦心悸，晨起尤甚，手足冷。近几次头两天痛经且月经量多，其后量少，5～7 天净，经时腰酸。舌红而瘦，舌尖红，关脉细弱，寸脉微。

阴血亏虚，虚热上炎，予酸枣仁汤。

酸枣仁 200g（包），知母 30g，川芎 30g，茯苓 30g，炙甘草 15g，3 剂。以水 8 碗，先煎酸枣仁，减少 2 碗后，后下诸药，煎剩下 3 碗，一天分 3 次温服。

2013－09－05

上药服后，睡眠时间有增，不易醒，一般半小时能入睡，一夜能睡 6 小时。咽干大减，近日无心悸，舌脉如前。

症情已缓，改以小建中汤治之。

医案选自：李宇铭《原剂量经方治验录》。

【原文】19. 五劳虚极羸瘦，腹满不能饮食，食伤、忧伤、饮伤、房室伤、饥伤、劳伤、经络营卫气伤，内有干血，肌肤甲错，两目黯黑。缓中补虚，大黄䗪虫丸主之。

【浅释】本条论述虚劳病内有干血的证治。

五劳有两种，一是指心劳、肝劳、脾劳、肾劳、肺劳，一是指久视伤血、久卧伤气、久坐伤肉、久立伤骨、久行伤筋。

食伤、忧伤、饮伤、房室伤、饥伤、劳伤、经络营卫气伤，谓之"七伤"。

肌肤甲错，指肌肤有如鳞甲交错，形容皮肤干枯粗糙的样子。

五劳七伤所致之虚劳病日久，伤及脾胃，则运化失职，故形体消瘦，腹满不能饮食；劳热煎熬，经络气血运行不畅，内有干血则新血不生，肌肤失养，故肌肤甲错；干血内停，血不上荣，故两目黯黑。治宜缓中补虚，用大黄䗪虫丸。

尤在泾《金匮要略心典》："干血不去，则足以留新血而渗灌不周，故去之不可不早也。此方润以濡其干，虫以动其瘀，通以去其闭，而仍以地黄、芍药、甘草和养其虚，攻血而不专主于血。"

【原方原量】大黄䗪虫丸方

大黄十分（蒸），黄芩二两，甘草三两，桃仁一升，杏仁一升，芍药四两，干地黄十两，干漆一两，虻虫一升，水蛭百枚，蛴螬一升，䗪虫半升。

上十二味，末之，炼蜜和丸小豆大，酒服五丸，日三服。

【常用剂量】关于大黄的用量分析，汉代一两为24铢，一分为6铢，按照一两15g计算，一分约为4g，大黄十分约为40g。

桃仁一升约80g，杏仁一升约122g，虻虫一升约16g，水蛭百枚130g，䗪虫半升约23g。

蛴螬用量视患者体质与病情而酌定。

【方歌】

五劳七伤干血劳，腹满不食人瘦消；

肌肤甲错两目黑，大黄䗪虫酒服好。

【医案选录】经方大师胡希恕医案

武某，男性，24岁，病历号13980，1961年4月6日初诊。1960年7月确诊为慢性肝炎，经服中西药治疗效果不明显。现仍肝脾肿大，两胁痛闷，左侧尤甚，倦怠乏力，四肢皮肤甲错色紫暗黑，二便如常，苔白，舌有瘀斑，脉弦细。

证属虚劳夹瘀，治以缓中补虚、活血化瘀，予四逆散合桂枝茯苓丸加减，兼服大黄䗪虫丸：

柴胡12g，白芍12g，枳实10g，炙甘草6g，桂枝10g，茯苓12g，丹皮10g，桃仁10g，茵陈15g，丹参20g，王不留行10g。大黄䗪虫丸每早1丸。

结果：上药加减服用约3个月，6月28日来诊，胁痛已无，肌肤甲错消失，继用丸药调理巩固。

医案选自：《经方传真——胡希恕经方理论与实践》。

【原文】20. 附方

《千金翼》炙甘草汤（一云复脉汤）治虚劳不足，汗出而闷，脉结悸，行动如常，不出百日，危急者十一日死。

甘草四两（炙），桂枝、生姜各三两，麦门冬半升，麻仁半升，人参、阿胶各二两，大枣三十枚，生地黄一斤。

上九味，以酒七升，水八升，先煮八味，取三升，去滓，内胶消尽，温服一升，日三服。

【浅释】虚劳病，阴阳气血俱不足，气血不足则心失所养，故心悸，阳虚不能卫外故汗出，胸中阳气（张锡纯谓之大气）不足故胸闷。

此即《伤寒论》之"炙甘草汤"，详见《伤寒论》第一百七十七条。

【医案选录】何××，男，60岁，退休老干部。患冠状动脉粥样硬化心脏病，半年前曾因心肌梗死，以急症住入某陆军医院治疗，已有好转，但仍心悸气短，心律不齐，舌淡无苔，脉象结代。此心血亏虚、心阳不足，治拟滋养心血，温通心阳，用炙甘草汤：炙甘草15g，党参12g，麦冬10g，干地黄12g，阿胶10g，桂枝10g，炒枣仁10g，大枣3枚，白酒15g（兑服）。先后就诊三次，共服此方二十余剂，心律已齐，脉象基本正常。

医案选自：谭日强《金匮要略浅述》。

【原文】《肘后》獭肝散，治冷劳，又主鬼疰一门相染。

獭肝一具，炙干末之，水服方寸匕，日三服。

【浅释】《药性论》："治上气咳嗽，劳损疾，瘦病。"

《本草经集注》："獭肝，味甘，有毒。主治鬼疰蛊毒，却鱼鲠，止久嗽，烧服之。"

肺痿肺痈咳嗽上气病脉证治第七

【原文】 1. 问曰：热在上焦者，因咳为肺痿。肺痿之病，何从得之？师曰：或从汗出，或从呕吐，或从消渴，小便利数，或从便难，又被快药下利，重亡津液，故得之。曰：寸口脉数，其人咳，口中反有浊唾涎沫者何？师曰：为肺痿之病。若口中辟辟燥，咳即胸中隐隐痛，脉反滑数，此为肺痈，咳唾脓血。脉数虚者为肺痿，数实者为肺痈。

【浅释】 本条论述了肺痿的成因及与肺痈的鉴别。

肺为娇脏，喜润恶寒恶热恶燥，津液伤则虚热生，虚热灼肺，则成肺痿，因属虚热，故脉虚数。肺痿的症状为咳、口中有浊唾涎沫。伤津液有多种原因，或汗出、或呕吐、或消渴、或便秘误下等。

肺痿亦有属于虚寒者。

若毒热壅肺，腐肉伤络，则为肺痈，症状为咳嗽、口干舌燥、胸中隐痛、咳唾脓血腥臭、脉数实。

【原文】 2. 问曰：病咳逆，脉之何以知此为肺痈？当有脓血，吐之则死，其脉何类？师曰：寸口脉微而数，微则为风，数则为热；微则汗出，数则恶寒。风中于卫，呼气不入；热过于荣，吸而不出。风伤皮毛，热伤血脉。风舍于肺，其人则咳，口干喘满，咽燥不渴，时唾浊沫，时时振寒。热之所过，血为之凝滞，蓄结痈脓，吐如米粥。始萌可救，脓成则死。

【浅释】 病咳，为之诊脉，怎么知道得的是肺痈呢？肺痈之病，当咳唾脓血，但到了吐脓吐血的地步，病情已经相当严重了，故曰"吐之则死"。肺痈的脉象如何呢？《医宗金鉴》："脉微之三'微'字，当是三'浮'字。"脉浮而数，浮为风，数主热，说明了外感风热是肺痈的成因。风性开泄，故汗出，风热尚处于表证阶段，故有发热恶寒。"风中于卫，呼气不入；热过于荣，吸而不出"，是邪干肺卫，肺失宣肃的表现。若进一步发展，表证入里，肺痈初起，则出现咳嗽、口干喘满、唾浊沫、时时振寒。若肺痈已成，则会出现吐脓如米粥，肺痈脓成主邪胜正虚，消补两难，难治，故曰"始萌可救，脓成则死"。

综上所述，肺痈的病理变化可分为三个阶段，即表证期、酿脓期、脓成期。

【原文】 3. 上气，面浮肿，肩息，其脉浮大，不治。又加利，尤甚。

【浅释】 脉浮大，是脉浮大无力，主虚阳外浮。

上气，即肺气不将，即逆喘。上气是元气无根，虚阳上浮，有升无降所致；喘息抬肩，是肾气纳摄无权所致；肾阳虚衰，水气上犯，故面浮肿。若脉浮大，主元阳无根，真阴不守，故曰"不治"。若见下利，是阳脱于上，阴竭于下，上下相失，故曰"尤甚"。

上气、面浮肿、肩息三症，实证可见，虚证亦可见。本条脉浮大，是指虚证而言。

【原文】4. 上气喘而躁者，属肺胀，欲作风水，发汗则愈。

【浅释】肺胀属实证，肺失肃降，故上气喘逆而躁。肺为水上之源，肺气上逆，不能通调水道，故欲作风水，用发汗的方法治疗，可以痊愈。

本条与上条相对，虽未言脉象，其脉象浮大有力可知。上条属虚，其病在肾，故难治。本条属实，其病在肺，故发汗则愈。

曹颖甫《金匮发微》："麻黄加术汤、越婢汤、小青龙汤，俱可随证酌用，此上气以肺实而易愈者也。"

【原文】5. 肺痿吐涎沫而不咳者，其人不渴，必遗尿，小便数，所以然者，以上虚不能制下故也。此为肺中冷，必眩，多涎唾，甘草干姜汤以温之。若服汤已渴者，属消渴。

【浅释】肺痿有虚热、虚寒之分，本条论述虚寒肺痿的证治。

虚热肺痿见症：咳，口中有浊唾涎沫。

虚寒肺痿见症：不咳，吐涎沫，遗尿，小便数。

上焦阳虚，肺中虚冷，津液不化，故吐涎沫；阳气不振，故不咳不渴；上焦阳气虚衰，清阳不升，水气上冒，故头眩。阳虚不能统摄下焦水液，故遗尿或小便频数。

虚寒肺痿主方为甘草干姜汤。

"若服汤已渴者，属消渴"，消渴属阴虚内燥，本不当服辛热之剂，此句颇令人费解，姑存疑。

【原方原量】甘草干姜汤方

甘草四两（炙），干姜二两（炮）。

上咬咀，以水三升，煮取一升五合，去滓，分温再服。

【常用剂量】炙甘草40g，干姜（炮）20g，两次治疗量。

【方歌】

肺痿虚寒小便多，不咳不渴吐涎沫；

二十干姜四十草，温肺化饮起沉疴。

【医案选录】张××，女，45岁。患慢性支气管炎，每届冬季即发，咳吐涎沫，头眩短气，小便频数自遗。其人身体白胖，平时容易感冒，舌苔薄白，脉象虚弱。此以肺气虚冷，不能制下之故，治宜温肺化饮，益气制下，先用甘草干姜汤：甘草15g，干姜10g，加黄芪12g，益智仁6g。服五剂，小便自能控制。后用六君子汤加干姜、细辛、五味，服五剂，咳吐涎沫亦止。

医案选自：谭日强《金匮要略浅述》。

【原文】6. 咳而上气，喉中水鸡声，射干麻黄汤主之。

【浅释】肺气不降，故咳而上气；寒饮上逆咽喉，故喉中痰声如蛙鸣。此属寒饮郁肺，肺气不降所致，当治以射干麻黄汤。

【原方原量】射干麻黄汤方

射干十三枚（一云三两），麻黄四两，生姜四两，细辛三两，紫菀三两，款冬花三两，五味子半升，大枣七枚，半夏大者八枚（洗）（一法半升）。

上九味，以水一斗二升，先煮麻黄两沸，去上沫，内诸药，煮取三升，分温三服。

【常用剂量】射干12g，麻黄15g，生姜15g，细辛3g，紫菀12g，款冬花12g，五味子10g，大枣2枚，半夏10g，两次治疗量。

【方歌】

十五麻姜细辛三，十二紫菀冬射干；

二枣十克五味夏，咳而上气化饮寒。

【医案选录】经方大师胡希恕医案

康某，男性，49岁，1965年12月2日初诊。1958年脊柱骨折后患喘息性支气管炎合并肺气肿，近1周受寒咳喘加重，喉中痰鸣，不能平卧，咳吐白黏痰，量多，头痛，背痛，口干不思饮，苔白腻，脉浮弦。证属外寒内饮，予射干麻黄汤：

麻黄12g，射干10g，生姜12g，大枣4枚，紫菀10g，款冬花10g，细辛10g，五味子10g，清半夏15g。

结果：上药服三剂咳喘减，稍能平卧。因口渴明显，汗出较多，上方加生石膏45g，服7剂咳喘明显减轻，可以平卧。

医案选自：《经方传真——胡希恕经方理论与实践》。

【原文】7. 咳逆上气，时时吐唾浊，但坐不得眠，皂荚丸主之。

【浅释】肺失肃降，故咳喘气逆；痰稠不化，故时时吐痰；人卧则咳喘更甚，故但坐不得眠。此属痰气为病，痰消则气顺，宜皂荚丸。

【原方原量】皂荚丸方

皂荚八两（刮去皮，用酥炙）。

上一味，末之，蜜丸梧子大，以枣膏和汤服三丸，日三夜一服。

【常用剂量】依上法做丸剂。

酥炙：酥，为用牛或羊奶所制的油。酥炙，即将酥涂于皂荚上，然后用火烘制。

【医案选录】病者必背拥叠被六七层，始能垂头稍稍得睡。倘叠被较少，则终夜呛咳，所吐之痰黄浊胶黏。此证予于宣统二年，侍先姁邢太安人病亲见之。先姁平时喜进厚味，又有烟癖，厚味被火气熏灼，因变浊痰，气吸于上，大小便不通。予不得已，自制皂荚丸进之。长女昭华煎枣膏汤，如法昼夜四服。以其不易下咽也，改丸如绿豆大，每服九丸。凡四服，浃晨而大小便通，可以去被安睡矣。后一年，闻吾乡城北朱姓老妇，以此证坐一月而死，可惜也！

医案选自：曹颖甫《经方实验录》。

【原文】8. 咳而脉浮者，厚朴麻黄汤主之。

【浅释】咳为肺气上逆，脉浮主表，亦主邪在上焦。本条叙证简略，以方测证，当属表证不解，寒饮内作，且有化热之象，故治以厚朴麻黄汤。

【原方原量】厚朴麻黄汤方

厚朴五两，麻黄四两，石膏如鸡子大，杏仁半升，半夏半升，干姜二两，细辛二两，小麦一升，五味子半升。

上九味，以水一斗二升，先煮小麦熟，去滓，内诸药，煮取三升，温服一升，日三服。

【常用剂量】厚朴15g，麻黄10g，石膏30g，杏仁10g，半夏10g，干姜6g，细辛3g，小麦30g，五味子6g。两次治疗量。

【方歌】

十克半夏杏麻黄，十五厚朴六味姜；

三十石膏三十麦，细辛三克煎成汤。

【医案选录】Tonzon，男，80岁，菲律宾人。

2011-08-09

反复咳嗽1年，近1周加重。

咳嗽有痰，色白易咯，咳嗽多则疲乏，偶有气喘，无咽痛，无胸满，口不渴。昨天起左手中指红肿疼痛。舌红，苔黄厚腻，脉浮细紧。

《金匮要略》第七篇第八条说："咳而脉浮者，厚朴麻黄汤主之。"

厚朴75g，麻黄60g（包），石膏60g，杏仁60g，生半夏45g，干姜30g，细辛30g，小麦150g，五味子45g，2剂。以水12杯，先煮小麦，待小麦熟后（约煮少2杯水时间），去渣，内麻黄，去上沫，减少2杯，后下诸药，煮剩下3杯，一天分3次服。

2011-08-12

上药已经服5次，尚有1次未服完。药后咳嗽、气喘已除，无痰，服药时无不适。左手中指红肿疼痛亦有减轻。舌暗红，苔灰腻，脉细紧而不浮。咳嗽已除，改以外洗方治其中指疼痛。

医案选自：李宇铭《原剂量经方治验录》。

【原文】9. 脉沉者，泽漆汤主之。

【浅释】尤在泾《金匮要略心典》："咳而脉沉者，泽漆汤主之。"

脉沉主水饮内停，水饮浸肺，肺失肃降，故咳喘；水饮不化，泛滥肌肤，可有身肿之症。从"泽漆汤"组成来看，本方所治之证为：水饮郁久化热，邪实正虚。

泽漆为大戟之苗，主消痰行水，有毒。

【原方原量】泽漆汤方

半夏半升，紫参五两（一作紫菀），泽漆三斤（以东流水五斗，煮取一斗五升），生姜五两，白前五两，甘草、黄芩、人参、桂枝各三两。

上九味，㕮咀，内泽漆汁中，煮取五升，温服五合，至夜尽。

【常用剂量】半夏6g，紫参9g（一作紫菀），泽漆30g，生姜9g，白前9g，甘草6g，黄芩6g，人参6g，桂枝6g，两次治疗量。

【方歌】

咳而脉沉泽漆汤，原方用量酌减商；

寒饮化热宜煎煮，正虚邪实服此康。

【原文】10. 火逆上气，咽喉不利，止逆下气者，麦门冬汤主之。

【浅释】本条论述肺胃阴虚所致咳喘的证治。

肺胃阴虚则津伤，津伤则虚火上炎，故咽喉干燥不利，逆气在肺则咳喘，逆气在胃则呕吐，治宜"止逆下气"，用麦门冬汤清养肺胃之阴。

"火逆上气"有版本作"大逆上气"。

沈明宗认为本方可治虚热肺痿，丹波元简《金匮玉函要略辑义》："〔沈〕余窃拟为肺痿之主方也。"

【原方原量】麦门冬汤方

麦门冬七升，半夏一升，人参三两，甘草二两，粳米三合，大枣十二枚。

上六味，以水一斗二升，煮取六升，温服一升，日三夜一服。

【常用剂量】麦门冬100g，半夏12g，党参6g，甘草6g，粳米10g，大枣2枚，两次治疗量。

【方歌】

大逆上气咽不利，一百麦冬十粳米；

六克参草十二夏，麦门冬汤下气逆。

【医案选录】游××，男，15岁。患支气管炎，久咳不止，口干咽燥。其家长曾疑为肺结核，经X线透视，心肺正常，膈肌平滑运动自如，饮食尚可，舌红无苔，脉虚而数。此肺胃阴液不足，虚火上炎所致。治宜生津润燥、滋养肺胃，用《金匮》麦门冬汤：麦冬12g，沙参15g，甘草6g，大枣3枚，粳米10g，去法夏，加桑叶10g、石斛12g、枇杷叶10g、冰糖30g，梨汁一杯。服五剂，其咳遂止。

医案选自：谭日强《金匮要略浅述》。

【原文】11. 肺痈，喘不得卧，葶苈大枣泻肺汤主之。

【浅释】肺痈初起邪实，故喘不得卧，治宜葶苈大枣泻肺汤。方中葶苈子泻肺下气、消痰平喘、利水消肿，配伍大枣，一方面缓和药性，一方面顾护正气，体现了张仲景攻邪不忘护正的处方思路。

【原方原量】葶苈大枣泻肺汤方

葶苈（熬令黄色，捣丸如弹子大），大枣十二枚。

上先以水三升，煮枣取二升，去枣，内葶苈，煮取一升，顿服。

【常用剂量】葶苈15g，大枣8枚，一次治疗量。

【方歌】

葶苈大枣泻肺汤，肺痈初起此方良；

痰涎壅肺喘不卧，葶苈入汤须熬黄。

【医案选录】辛未七月中旬，余治一陈姓疾。初发时，咳嗽，胸中隐隐作痛，痛连缺盆。其所吐者，浊痰腥臭，与悬饮内痛之吐涎沫，固自不同，决为肺痈之始萌。遂以桔梗汤，乘其未集而先排之。进五剂，痛稍止，诸症依然，脉滑实。因思是症确为肺痈之正病，必其肺藏壅阻不通而腐，腐久乃吐脓，所谓久久吐脓如米粥者，治以桔梗汤。今当壅塞之时，不去其壅，反排其腐，何怪其不效也。《淮南子》云："葶苈愈胀，胀者，壅极不通之谓。"《金匮》曰："肺痈，喘而不得眠，即胀也。"《千金》重申其义曰："肺痈胸满胀，故知葶苈泻肺汤非泻肺也，泻肺中壅胀。"今有此症，必用此方，乃以

葶苈子（五钱），大黑枣（十二枚）。

凡五进，痛渐止，咳亦爽。

医案选自：曹颖甫《经方实验录》。

【原文】12. 咳而胸满，振寒脉数，咽干不渴，时出浊唾腥臭，久久吐脓如米粥者，为肺痈，桔梗汤主之。

【浅释】风热蕴肺，肺气失宣发肃降，故咳而胸满。风热既久，酿成热毒，邪正交争，故振寒脉数。热在血分，营阴蒸腾，故咽干不渴。热毒腐肉败血，酿成痈脓，故时时吐脓。此肺痈已成，治宜桔梗汤。

【医案选录】施某，男，17岁。病史摘要：患者憎寒发热一周，咳嗽胸闷不畅，吐少量白色黏痰。查血：白细胞24500/mm^3，中性粒细胞85%。X线胸透并摄片报告为：左下肺脓疡。经住院治疗8天，使用大量抗生素，发热不退，遂邀中医诊治。病属肺痈血腐脓溃证，治宜排脓解毒，方用桔梗汤：桔梗60g，生甘草30g。1剂，水煎服。服1剂后，咳嗽增剧，翌晨吐出大量脓痰，夹有腥臭。二诊原方继进2剂，排出多量脓痰，发热下降。减桔梗为20g，生甘草10g，加南沙参以益其气阴，加金银花、鱼腥草以加强清热解毒排脓之功，加生薏苡仁、瓜蒌皮以增强化湿祛痰之效。服至10余剂，药尽热退，精神佳，饮食增。胸透复查，脓疡已消散吸收，血象正常。

医案选自：《金匮要略讲义》第2版［吴传铎．桔梗汤治疗肺痈的临床体会．江苏中医杂志，1981（3）：35］

【原文】13. 咳而上气，此为肺胀，其人喘，目如脱状，脉浮大者，越婢加半夏汤主之。

【浅释】咳而上气、喘、目如脱状，为肺胀。脉浮大者，浮主表，大主热，外有风热，内有水饮，饮热相合（热重饮轻），肺失肃降，故咳而上气、喘，气逆于上，故两目胀突，有如脱出一样。治宜宣肺泄热，降逆平喘，用越婢加半夏汤。

参阅本篇第4条，肺胀亦当有烦躁之见症。

【原方原量】越婢加半夏汤方

麻黄六两，石膏半斤，生姜三两，大枣十五枚，甘草二两，半夏半升。

上六味，以水六升，先煮麻黄，去上沫，内诸药，煮取三升，分温三服。

【常用剂量】麻黄 10g，石膏 15g，生姜 6g，大枣 2 枚，甘草 6g，半夏 6g。两次治疗量。

【方歌】

咳喘上气目如脱，其脉浮大名肺胀；

宣肺泄热降气逆，越婢加夏宜煎汤。

【医案选录】经方大师胡希恕医案

詹某，女，39 岁，病历号 132122，1964 年 10 月 12 日初诊。前一晚受凉，咽痛，咳喘，喉中痰鸣，服氨茶碱 2 片，喘稍缓解，但仍咳重。咳则两眼发胀、头痛，自感呼吸不畅，苔白腻，脉浮弦。

此属外寒内热、饮气上逆，治以解外化饮、清热降逆，予越婢加半夏汤加杏仁：

麻黄 12g，生石膏 45g，炙甘草 6g，大枣 5 枚，半夏 12g，杏仁 10g。

结果：上药服 2 剂，咳喘减，咽痛、目胀、头痛已；继服 2 剂，诸症皆消。

医案选自：《经方传真——胡希恕经方理论与实践》。

【原文】14. 肺胀，咳而上气，烦躁而喘，脉浮者，心下有水，小青龙加石膏汤主之。

【浅释】脉浮，心下有水，言肺胀之病机；咳而上气，烦躁而喘，言肺胀之见症。

脉浮，主风寒表证，但言脉浮，不言脉大，是里热不甚。素有水饮伏肺，复感风寒，外寒内饮，郁久化热，饮重热轻，故给予小青龙加石膏汤治之。

【原方原量】小青龙加石膏汤方（《千金》证治同，外更加胁下痛引缺盆。）

麻黄、芍药、桂枝、细辛、甘草、干姜各三两，五味子、半夏各半升，石膏二两。

上九味，以水一斗，先煮麻黄，去上沫，内诸药，煮取三升。强人服一升，羸者减之，日三服，小儿服四合。

【常用剂量】麻黄 15g，芍药 15g，细辛 3~6g，干姜 15g，甘草 15g，桂枝 15g，五味子 10g，半夏 18g，石膏 10g，两次治疗量。

【方歌】

饮重热轻病肺胀，小青龙汤原剂量；

妙入石膏药一味，咳逆上气喘烦康。

【医案选录】 陈××，女，76 岁。患肺气肿已多年，平时咳吐涎沫，动则气喘。近因感冒，恶寒发热，咳痰黏稠，呼吸困难，烦躁口干，不欲多饮，用小青龙加石膏汤：麻黄 3g，桂枝 10g，白芍 10g，法夏 10g，干姜 3g，细辛 2g，五味子 3g，甘草 3g，生石膏 10g。服二剂，寒热已罢，咳痰转清。后用六君子汤加干姜、五味子、细辛，服三剂，咳喘渐平。

医案选自：谭日强《金匮要略浅述》。

【原文】 附方

1.《外台》炙甘草汤，治肺痿涎唾多，心中温温液液者（方见虚劳）。

2.《千金》甘草汤，甘草二两。

上一味，以水三升，煮减半，分温三服。

3.《千金》生姜甘草汤，治肺痿咳唾涎沫不止、咽燥而渴。

生姜五两，人参三两，甘草四两，大枣十五枚。

上四味，以水七升，煮取三升，分温三服。

4.《千金》桂枝去芍药加皂荚汤，治肺痿吐涎沫。

桂枝三两，生姜三两，甘草二两，大枣十枚，皂荚二枚（去皮子，炙焦）。

上五味，以水七升，微微火煮，取三升，分温三服。

5.《外台》桔梗白散，治咳而胸满，振寒脉数，咽干不渴，时出浊唾腥臭，久久吐脓如米粥者，为肺痈。

桔梗、贝母各三分，巴豆一分（去皮，熬，研如脂）。

上三味，为散，强人饮服半钱匕，羸者减之。病在膈上者吐脓血，在膈下者泻出。若下多不止，饮冷水一杯则定。

6.《千金》苇茎汤，治咳有微热，烦满，胸中甲错，是为肺痈。

苇茎二升，薏苡仁半升，桃仁五十枚，瓜瓣半升。

上四味，以水一斗，先煮苇茎得五升，去滓，内诸药，煮取二升，服一升，再服，当吐如脓。

7. 肺痈胸满胀，一身面目浮肿，鼻塞清涕出，不闻香臭酸辛，咳逆上气，喘鸣迫塞，葶苈大枣泻肺汤主之。（方见上，三日一剂，可至三四剂，此先服小青龙汤一剂乃进。小青龙汤方见咳嗽门中。）

奔豚气病脉证治第八

【原文】 1. 师曰：病有奔豚，有吐脓，有惊怖，有火邪，此四部病，皆从惊发得之。

【浅释】本条论述了奔豚、吐脓、惊怖、火邪四种病，均与惊恐有关；但本篇只论述了奔豚病，其他三种病并未论及，亦未对这三种病定义。

奔豚病，在《伤寒论》中有所论及，但《伤寒论》中奔豚多从外感得之，与发汗过多或烧针被寒有密切关系。

【原文】2. 师曰：奔豚病，从少腹起，上冲咽喉，发作欲死，复还止，皆从惊恐得之。

【浅释】惊恐内伤肝肾，冲气上逆，故发奔豚。奔豚病的主症为自觉气从少腹上冲至咽喉，发作时痛苦异常，难以忍受，过一段时间，冲气渐渐平息，"复还止"则一如常人。

【原文】3. 奔豚气上冲胸，腹痛，往来寒热，奔豚汤主之。

【浅释】奔豚气有肾气上逆与肝气上逆之别，本条论述肝气上逆所致奔豚的证治。

肝气上逆，故气上冲胸；肝木乘脾，故腹痛；肝郁化火，少阳郁热，故往来寒热。主治以奔豚汤。

【原方原量】奔豚汤方

甘草、芎䓖、当归各二两，半夏四两，黄芩二两，生葛五两，芍药二两，生姜四两，甘李根白皮一升。

上九味，以水二斗，煮取五升，温服一升，日三夜一服。

【常用剂量】甘草10g，川芎10g，当归10g，半夏20g，黄芩10g，生葛25g，芍药10g，生姜20g，两次治疗量。

【方歌】

奔豚气用奔豚汤，廿五生葛甘夏姜；

十克芩芍芎归草，以桑代李效相当。

（注：方中甘李根皮可代以桑白皮、川楝子、代赭石。）

【医案选录】予尝治平姓妇，其人新产，会有仇家到门寻衅，毁物谩骂，恶声达户外。妇打惊怖，嗣是少腹即有一块，数日后，大小两块，时上时下，腹中剧痛不可忍，日暮即有寒热，予初投以炮姜、熟附、当归、川芎、白芍。二剂稍愈，后投以奔豚汤二剂而消，惟李根白皮，为药肆所无。其人于谢姓园中得之，竟得痊可，盖亦有天幸焉。

医案选自：曹颖甫《金匮要略浅述》。

【原文】4. 发汗后，烧针令其汗，针处被寒，核起而赤者，必发奔豚，气从少腹上至心，灸其核上各一壮，与桂枝加桂汤主之。

【浅释】汗后再汗，致使心阳被伤，心火不济肾寒，寒气上逆，故发奔豚。发作时，气从少腹上冲至心，宜内外合治，外灸其核上，以散外寒；内服桂枝加桂汤，以助阳散寒，平冲降逆。

【医案选录】刘右

初诊，九月十六日，始病中脘痛而吐水，自今年六月每日晨泄，有时气从少腹上冲，似有瘕块，气还则绝然不觉。此但肝郁不调，则中气凝滞耳。治宜吴茱萸汤合理中。

淡吴萸（四钱），生潞党（五钱），干姜（三钱），炙草（三钱），生白术（五钱），生姜（三片），红枣（十二枚）。

二诊，九月十八日，两服吴茱萸合理中汤，酸味减而冲气亦低，且晨泄已全痊。惟每值黄昏，吐清水一二口，气从少腹挟瘕上冲者，或见或否。

治宜从欲作奔豚例，用桂枝加桂汤，更纳半夏以去水。

川桂枝（三钱），白芍（三钱），生草（钱半），桂心（钱半），制半夏（五钱），生姜（五片），红枣（七枚）。

拙巢注：服后痊愈。

医案选自：曹颖甫《经方实验录》。

【原文】5. 发汗后，脐下悸者，欲作贲豚，茯苓桂枝甘草大枣汤主之。

【浅释】汗后伤阳，阳虚水动上冲，故欲作奔豚，当治以茯苓桂枝甘草大枣汤，温阳利水，降逆平冲。

胸痹心痛短气病脉证治第九

【原文】1. 师曰：夫脉当取太过不及，阳微阴弦，即胸痹而痛，所以然者，责其极虚也。今阳虚知在上焦，所以胸痹、心痛者，以其阴弦故也。

【浅释】脉有太过和不及，太过之脉为邪胜，不及之脉为正虚。阳微阴弦，指寸脉微弱，主上焦阳虚。尺脉弦，主下焦阴盛。寸脉不及，尺脉太过，则下焦水寒之邪上乘上焦阳虚之位，故胸痹而痛。

【原文】2. 平人无寒热，短气不足以息者，实也。

【浅释】 平人，谓看似无病之人，无寒热，指无外感。看似无病之人，又无恶寒发热，却出现短气不足以息，此为实证，或因痰、或因饮、或因食等阻其升降之气机之故，不可误认为虚。

【原文】 3. 胸痹之病，喘息咳唾，胸背痛，短气，寸口脉沉而迟，关上小紧数，栝蒌薤白白酒汤主之。

【浅释】 寸口脉沉而迟，寸主上焦，沉主里，迟主虚寒；关上小紧数，关候中焦，小主虚，紧为寒为痛。上焦阳虚，胸阳不振，寒饮上乘阳位，气机瘀滞，故胸背痛；邪居上焦，肺气宣发肃降失常，故短气、喘息咳唾。当用栝蒌薤白白酒汤，以宣阳通痹。

关于方中的白酒，李宇铭《原剂量经方治验录》："张仲景所用之白酒并不等同于现在之白酒，汉代的白酒是指'白色的酒'，并非今天透明无色的白酒抑或黄酒。当时的白酒没有经过蒸馏，酒精浓度较低，一般认为其酒精浓度在3～6度。"

【原方原量】 栝蒌薤白白酒汤方

栝蒌实一枚（捣），薤白半斤，白酒七升。

上三味，同煮，取二升，分温再服。

【常用剂量】 栝蒌实20g，薤白15g，高粱酒300ml（加水配制成3～6度），两次治疗量。

【方歌】

阳微阴弦病胸痹，喘息咳唾苦短气；

薤白十五廿瓜蒌，白酒适量煎服宜。

【医案选录】 Juntado，男，56岁，菲律宾人。

2010-09-14

胸痛、呼吸不畅1个月。

左胸痛每天皆作，每次发作约15分钟，一般每天早9时许疼痛，作时右后背觉痒、痛、麻木，时有咳喘，有痰。现测血压为130/80mmHg。面色暗黑，舌红苔少水滑，脉两关紧滑，右寸沉伏。

患者于去年8月底，自觉右侧肢体变小（萎缩）。本年4月曾经微中风，血压升高，眼前发黑，但无其他后遗症。

证属胸阳不振，阴寒内盛，予瓜蒌薤白白酒汤。

瓜蒌70g，薤白54g，棕榈酒（60%）300ml，2剂。以水6杯，加棕榈酒，煎两药，剩下2杯，一天分2次服。

2010-09-16

上药服后，晨起已无胸痛，右后背麻木已除，痒痛减轻，觉右侧肢体较前变大。刻下仍咳嗽，咳嗽时有轻微胸部不适，有痰。舌如前，脉紧滑，两寸不沉。

症已缓解，现证属寒饮内盛，改以真武汤浓缩冲剂调之。真武汤5g×6包，每次1包，每日2次。

医案选自：李宇铭《原剂量经方治验录》。

【原文】4. 胸痹不得卧，心痛彻背者，栝蒌薤白半夏汤主之。

【浅释】本条所述之症状较上一条为重，胸痹之症状由上一条之"喘息咳唾"加重为"不得卧"，由"胸背痛"加重为"心痛彻背"，说明痰饮更盛，痹阻更重了，故在栝蒌薤白白酒汤的基础上，减薤白之用量，而加半夏以逐痰化饮。

【原方原量】栝蒌薤白半夏汤方

栝蒌实一枚（捣），薤白三两，半夏半斤，白酒一斗。

上四味，同煮，取四升，温服一升，日三服。

【常用剂量】栝蒌实15g，薤白9g，半夏15g，米酒400ml，两次治疗量。

【方歌】

半夏瓜蒌各十五，九克薤白酒水煮；

心痛彻背不得卧，通阳逐饮日三服。

【医案选录】盛××，男，60岁，退休老干部。患肺源性心脏病，咳痰黏稠，胸痛背胀，心悸喘息，不能平卧，饮食二便尚可，舌红苔薄，脉象弦滑。此肺气胀满、痰结在胸，治宜宽胸理气，宣痹化痰，用栝蒌薤白半夏汤与茯苓杏仁甘草汤，合为一方：栝蒌15g，薤白10g，法夏10g，茯苓10g，杏仁10g，甘草3g，去白酒，加旋覆花10g，厚朴6g，苏子10g，干地龙10g，珍珠母15g。两年多来，每次复发，先用此方治其标，继用都气丸固其本，能收缓解症状之效。

医案选自：谭日强《金匮要略浅述》。

【原文】5. 胸痹心中痞，留气结在胸，胸满，胁下逆抢心，枳实薤白桂枝汤主之；人参汤亦主之。

【浅释】胸痹在病机上有虚实之分，但在症状表现上很相似，故临证须分别，实者治其实，虚者治其虚。首句言胸痹，当有喘息咳唾、胸背痛、短气见症。心中痞，指心胸或胃脘部有痞塞不通之感。气结在胸，则胸阳不振，故胸满。胁下逆抢心，是指胁下气逆上冲心胸。出现以上见症，若属实者，用枳实薤白桂枝汤；属虚者，用人参汤。实者病机为气滞，虚者病机为阳虚。

人参汤即理中汤，详见"伤寒论"部分。

【原方原量】 枳实薤白桂枝汤方

枳实四枚，厚朴四两，薤白半斤，桂枝一两，栝蒌实一枚（捣）。

上五味，以水五升，先煮枳实、厚朴，取二升，去滓，内诸药，煮数沸，分温三服。

【常用剂量】 枳实18g，厚朴15g，薤白30g，桂枝5g，栝蒌20g，两次治疗量。

【方歌】

十八枳实十五朴，二十瓜蒌桂枝五；

薤白称取三十克，胸痹结气一并除。

【医案选录】 Guzman，男，55岁，菲律宾人。

2011-07-25

心痛5年。

心痛间断发作，多在胸下近肋部疼痛，一周约发作1次，发作持续约1分钟，活动后能自止。无气短，偶有颈部疼痛。3年前有头痛病史，曾行针灸治愈。舌淡暗胖，苔白润而嫩，左脉涩，右脉略紧。

予枳实薤白桂枝汤：

枳实72g，厚朴60g，薤白125g，桂枝15g，瓜蒌40g，2剂。以水5杯，先煮枳实、厚朴，剩下2杯，去渣，后下其他药物，再煮5分钟，一天分3次服。

2011-08-01

上药服后，心痛大减，本周未再发作，亦无两肋不适。现两脉略紧，舌象基本如前。刻下仍有颈部疼痛，偶有胸中轻微堵塞感。

症情已缓，改以针灸治其颈痛，通其阳气。

2011-08-09

近日已无胸痛，偶有右胸胁不适。舌如前，脉略紧而左寸沉。

上焦不通，再予上方枳实薤白桂枝汤2剂，改用枳壳72g，厚朴60g，薤白125g，桂枝15g，瓜蒌40g，2剂。以水5杯，先煮枳壳、厚朴，剩下2杯，去渣，后下其他药物，再煮5分钟，一天分3次服。

2011-08-12

上药服后，右胁不适已除，诸症愈。舌淡暗胖，苔薄白，脉细紧。

医案选自：李宇铭《原剂量经方治验录》。

【原文】6. 胸痹，胸中气塞，短气，茯苓杏仁甘草汤主之，橘枳姜汤亦主之。

【浅释】本条论述饮阻气滞轻症的证治。饮阻气滞，故胸中气塞、短气。与前两条相比，本条未言胸痛，故较前两条为轻。若饮邪偏重，则用茯苓杏仁甘草汤；若气滞偏重，则用橘枳姜汤。

【原方原量】茯苓杏仁甘草汤方

茯苓三两，杏仁五十个，甘草一两。

上三味，以水一斗，煮取五升，温服一升，日三服（不差，更服）。

橘枳姜汤方

橘皮一斤，枳实三两，生姜半斤。

上三味，以水五升，煮取二升，分温再服。（《肘后》《千金》云：治胸痹，胸中愊愊如满，噎塞，习习如痒，喉中涩，唾燥沫。）

【常用剂量】茯苓杏仁甘草汤

茯苓18g，杏仁6g，甘草6g，两次治疗量。

橘枳姜汤

橘皮24g，枳实6g，生姜12g，两次治疗量。

【方歌】

胸中气塞气又短，一症二方证须辨；

苓杏草汤求比例，橘枳姜汤也亦然。

【医案选录】贺××，男，16岁。患风湿性心脏病，其症胸满咳嗽，吐黏沫痰，心悸气促，端坐呼吸，脸色苍白，小便不利，肝在肋下1.5厘米，下肢有凹陷性水肿，舌苔白滑，脉象结代。此心阳郁痹、水气内结，治宜理气宣痹、通阳利水，用枳实薤白桂枝汤合茯苓杏仁汤：枳实6g，厚朴10g，瓜蒌10g，薤白10g，桂枝10g，茯苓15g，杏仁10g，甘草3g，加法夏10g。服五剂，咳喘稍平，继用苓桂术甘汤、橘枳姜汤、栝蒌薤白半夏汤加防己，服五剂，脚肿亦消。后用归脾丸常服调理。

医案选自：谭日强《金匮要略浅述》。

【原文】7. 胸痹缓急者，薏苡附子散主之。

【浅释】胸痹急性发作者，用薏苡附子散。上焦阳虚，寒湿上乘，胸阳痹阻，故胸痛剧烈。值得注意的是，附子虽经炮制，但未经过煎煮，其毒性亦未衰减，应当严格把握单次服用的剂量。

【原方原量】薏苡附子散方

薏苡仁十五两，大附子十枚（炮）。

上二味，杵为散，服方寸匕，日三服。

【常用剂量】薏苡附子散方

薏苡仁225g，大附子250g（炮）。

上二味，为散，服3g，日三服。

【方歌】

胸痹缓急苡附散，胸痛剧烈因湿寒；

甚者独行药两味，药量宜小不宜宽。

【医案选录】Orozco，女，63岁，菲律宾人。

2010-09-13

胸痛偶作1年。

偶有胸痛发作，发则胸痛彻背，咳嗽气喘，难受非常。刻下：味觉减，口淡，口苦，视物模糊，如云雾遮阻，偶有背痛、腰痛，夜尿3次，眠差易醒。舌淡嫩，苔白薄腻，脉沉紧，两尺弱。

证属肾阳虚，寒湿停滞胸中，予薏苡附子散，改汤剂。

薏苡仁30g，炮附子30g，2剂。以水八杯，煎剩下3杯，分3次服；翻煎，以水5杯，煎剩下2杯，第二天分2次服。

2010-09-16

上药服后，胸痛背痛未再发作，呼吸畅顺，咳嗽减轻，有痰能咯，睡眠佳，味觉稍增，口苦减，无腰痛。刻下时觉喉中有痰，偶有额上疼痛。舌如前，脉沉细略紧，两尺弱。

症已缓解，改以真武汤浓缩冲剂善后。真武汤5g×6包，每次1包，每日2次。

医案选自：李宇铭《原剂量经方治验录》。

【原文】8. 心中痞，诸逆，心悬痛，桂枝生姜枳实汤主之。

【浅释】心中痞，谓胃脘部痞塞不通。

诸逆，指胃脘部之寒邪、痰饮向上冲逆。

心悬痛，即引痛、吊痛，如悬物动摇而痛。

胃气主降，胃气不降，反因寒饮阻塞中气而向上冲逆，导致心中痞，心悬痛，治以桂枝生姜枳实汤。

桂枝生姜枳实汤与橘枳姜汤只一味药之别，前者以散寒为主，后者以理气为主；前者主治心痛病，以心悬痛为主症，后者主治胸痹病，以胸中气塞、短气为主症。

【原方原量】桂枝生姜枳实汤方

桂枝三两，生姜三两，枳实五枚。

上三味，以水六升，煮取三升，分温三服。

【常用剂量】桂枝 15g，生姜 15g，枳实 30g，两次治疗量。

【方歌】

诸逆心痞心悬痛，桂枳姜汤有奇功；

十五生姜十五桂，三十枳实量最雄。

【医案选录】佟氏七十五岁，脉沉细而不调，喘满短气，心悸气上阻胸，咳嗽倚息不得卧，乃中焦痰饮，下焦浊饮为患。年老全赖阳气生活，兹阴气阴邪上僭如此，何以克当。勉与通阳降浊法……年近八旬，五饮俱备，兼之下焦浊饮，随肝上逆，逼迫心火，不得下降，以致胸满而愤愤然无奈，两用通阳降逆，丝毫不应。盖年老真阳太虚，一刻难生难长，故阴霾一时难退也。于前方内加香开一法。

半夏（一两），生姜（一两），栝蒌（三钱），降香（三钱），小枳实（一两），干姜（五钱），桂枝（六钱），薤白（三钱），沉香（二钱，研细冲），广皮（五钱），茯苓（一两，连皮）。煮三碗，分三次服。……

医案选自：吴鞠通《吴鞠通医案·痰饮》。

【原文】9. 心痛彻背，背痛彻心，乌头赤石脂丸主之。

【浅释】本条论述心痛重症的证治。

阴寒独甚，真阳衰微，故心痛彻背，背痛彻心，当治以乌头赤石脂丸。

【原方原量】乌头赤石脂丸方

蜀椒一两（一法二分），乌头一分（炮），附子半两（炮，一法一分），干姜一两（一法一分），赤石脂一两（一法二分）

上五味，末之，蜜丸如梧子大，先食服一丸，日三服。不知，稍加服。

【常用剂量】可依上方比例做汤剂，参考比例：

蜀椒：乌头（炮）：附子（炮）：干姜：赤石脂 = 2：1：1：1：2。

【方歌】

心痛彻背背彻心，真阳衰微寒为因。

乌头赤丸做汤剂，散寒回阳须急温。

【医案选录】刘××，男，73岁，退休老干部。患冠状动脉粥样硬化性心脏病，心肌梗死，住某军医院，其症：心痛彻背，背痛彻心，面色发绀，汗出肢冷，舌质紫暗，脉象沉细。此心阳衰弱，心血瘀阻，治宜回阳固脱，通瘀止痛，用乌头赤石脂丸：炮乌头5g，炮附子10g，川椒3g，干姜5g，赤石脂10g，加红参10g，苏木10g。做汤剂服，并配合西医抢救，一剂汗止肢温；再剂心痛渐止，继用柏子养心丸调理。

医案选自：谭日强《金匮要略浅述》。

【原文】附方

九痛丸，治九种心痛。

附子三两（炮），生狼牙一两（炙香），巴豆一两（去皮心，熬，研如脂），人参、干姜、吴茱萸各一两。

上六味，末之，炼蜜丸，如梧子大，酒下，强人初服三丸，日三服；弱者二丸。兼治卒中恶，腹胀痛，口不能言。又治连年积冷，流注心胸痛，并冷冲上气，落马坠车血疾等，皆主之。忌口如常法。

【浅释】生狼牙可能为生狼毒之误，疑非仲景方。

《备急千金要方》第十三卷"心痛"中有："一虫心痛，二注心痛，三风心痛，四悸心痛，五食心痛，六饮心痛，七冷心痛，八热心痛，九去来心痛。"

腹满寒疝宿食病脉证治第十

【原文】1. 趺阳脉微弦，法当腹满，不满者必便难，两胠疼痛，此虚寒从下上也，当以温药服之。

【浅释】趺阳脉微弦，趺阳主脾胃，脉微主中阳不足，弦为肝脉，主寒主痛。此肝脾同病，脾阳虚寒，运化失司，故腹满。假如不腹满，则当见大便难，两胁部疼痛，此脾不受病，肝经自病也。肝为寒凝，失其调达之性，故见上症，当服以温药，暖肝煎可酌情选用。

曹颖甫《金匮发微》："仲师但言温药服之而未出方治，窃意当用大黄附辛汤，所以然者，以腹满兼有寒痰故也。"

【原文】2. 病者腹满，按之不痛为虚，痛者为实，可下之。舌黄未下者，下之黄自去。

【浅释】腹满有虚实寒热之分。虚者多脾胃虚寒所致，内无有形积滞，多属无形气滞，故按之不痛；实者多为有形积滞，如燥屎、宿食等，故按之则痛。舌苔黄厚，多为实热，舌苔白滑，多为虚寒。若舌苔黄，又没有用过下法，可用下法，一下黄苔自去。言外之意，若舌黄已使用过下法，那么，再次使用下法，则当慎重。

曹颖甫《金匮发微》："然证情时有变迁，不当有先入之见，予曾与丁济华治肉铺范姓一证，始病喜按，既服四逆汤而愈矣。翌日剧痛，按之益甚，济华决为大承气证，书方授之，明日问其侄，愈矣。又与陈中权、黄彝鼎诊叶姓女孩，始病腹满不食，渴饮不寐，既下而愈矣。翌日病者热甚，予乘夜往诊，脉虚弦而面戴阳，乃用附子理中汤，一剂而瘥。可见腹满一证，固有始病虚寒得温药而转实者，亦有本为实证，下后阴寒乘虚而上僭者，倘执而不化，正恐误人不浅也。"

【原文】3. 腹满时减，复如故，此为寒，当与温药。

【浅释】病腹满，若属有形实邪，则腹满不减。此条为中阳虚弱，虚寒内生，无形之寒气时聚时散，故腹满有时能减，但过些时候，又腹满如故，此当予温药，以温阳散寒。

曹颖甫《金匮发微》："尝视同乡章向青腹满证，病经半载，马泽人投以熟附子，则稍减，予改用生附子三钱，佐以干姜、白术，五六剂减其大半，六月中至上海，以方示恽铁樵，以为不必再服，由恽处方服之，无效。后赴丹阳访贺医，乃用海参肠、韭菜子等味，曰'及此湿令治愈，乃不复发'。回江阴后，服至十余剂，病乃大瘥，乃知去病方治，不可太过也。"

【原文】4. 病者萎黄，躁而不渴，胸中寒实而利不止者，死。

【浅释】病者萎黄，主阳虚寒湿之象，内有寒湿，故不渴，虚阳浮越欲脱，故躁。若利不止，是真阳不固，阴液下脱，脾肾两败的重证，故曰："死。"

曹颖甫《金匮发微》："然用大剂术、附以回阳，用祛湿之赤石脂、禹余粮以止涩下焦，或亦当挽救一二也。"

【原文】5. 寸口脉弦者，即胁下拘急而痛，其人啬啬恶寒也。

【浅释】寸口脉与首条趺阳脉相对。寸口包括寸、关、尺三部，弦为肝脉，主寒主痛，肝经寒邪凝滞，故胁下拘急而痛，其人啬啬恶寒者，寒邪自外而来也。

针对上述病机，可酌选柴胡桂枝汤治疗，曹颖甫认为当选葛根汤治疗。

【原文】6. 夫中寒家，喜欠，其人清涕出，发热色和者，善嚏。

7. 中寒，其人下利，以里虚也，欲嚏不能，此人肚中寒（一云痛）。

【浅释】此两条论述阳虚感寒的轻证与重证的不同见症。

第6条：素体阳虚之人，复感寒邪，故清涕出，因阳虚不甚，尚能与寒邪抗争，故发热，阳气欲逐邪外出，故善嚏。肾为欠，肾阳虚衰则神倦，故喜欠。

第7条：阳虚较甚，则寒邪直中于里，出现下利之症，下利更伤其阳，阳虚不能鼓邪外出，故欲嚏不能。

从以上病机来看，第6条可选用麻黄附子细辛汤治疗，第7条可酌选理中、四逆、真武等方剂治疗。

【原文】8. 夫瘦人绕脐痛，必有风冷，谷气不行，而反下之，其气必冲，不冲者，心下则痞。

【浅释】瘦人系指中焦阳虚之人，中焦阳虚，复感寒邪，又饮食生冷，则寒邪直中于里，寒凝气滞，故出现绕脐痛、饮食不化、大便不通之症。若医者不查，误认为阳明实热证，采用了下法，非但病不除，反徒伤中阳。若下后，其气上冲者，寒邪尚有外出之机。若其气不上冲者，风冷乘虚入胃，则会出现心下痞。

气上冲者，可选桂枝汤治疗；若成心下痞，可选泻心汤治疗。

【原文】9. 病腹满，发热十日，脉浮而数，饮食如故，厚朴七物汤主之。

【浅释】本条论述腹满者，表里同病、表里同治的证治。

腹满属里证，发热为表证，脉浮亦主表，脉数主表热，表证未解，故发热十日，表邪有入里化热之势，热能消谷，故饮食如故。此属太阳表证不解，又见阳明腑实证，故用厚朴七物汤治之。厚朴七物汤为桂枝去芍药汤加小承气汤组合而成。

【原方原量】厚朴七物汤方

厚朴半斤，甘草三两，大黄三两，大枣十枚，枳实五枚，桂枝二两，生姜五两。

上七味，以水一斗，煮取四升，温服八合，日三服。呕者加半夏五合，下利去大黄，寒多者加生姜至半斤。

【常用剂量】厚朴40g，炙甘草18g，大黄18g，大枣4枚，枳实30g，桂枝12g，生姜30g，两次治疗量。

【方歌】

三十枳实三十姜，十八甘草十八黄；

四十厚朴十二桂，四枚大枣同煮良。

【医案选录】 潘××,男,43岁。先因劳动汗出受凉,又以晚餐过饱伤食,致发热恶寒,头疼身痛,脘闷恶心。单位卫生科给以藿香正气丸三包,不应,又给保和丸三包,亦无效,仍发热头痛,汗出恶风,腹满而痛,大便三日未解,舌苔黄腻,脉浮而滑。此表邪未尽,里实已成,治以表里双解为法。用厚朴七物汤:厚朴10g,枳实6g,大黄10g,桂枝10g,甘草3g,生姜3片,大枣3枚,加白芍10g。嘱服二剂,得畅下后即止后服,糜粥自养,上症悉除。

医案选自:谭日强《金匮要略浅述》。

【原文】 10. 腹中寒气,雷鸣切痛,胸胁逆满,呕吐,附子粳米汤主之。

【浅释】 中焦阳虚,寒饮内侵,腹中有寒的则腹痛,饮气相搏则腹中雷鸣,寒气上逆则胸胁逆满,胃失和降则呕吐,治以附子粳米汤。

附子粳米汤内,附子与半夏配伍,属十八反,临证应用宜慎。

【原方原量】 附子粳米汤方

附子一枚(炮),半夏半升,甘草一两,大枣十枚,粳米半升。

上五味,以水八升,煮米熟,汤成,去滓,温服一升,三日服。

【常用剂量】 炮附子10g,半夏15g,甘草10g,大枣6枚,粳米60g。两次治疗量。

【方歌】

腹寒呕吐胸胁满,腹中雷鸣痛不通;

甘味缓急枣草米,附夏相反可建功。

【医案选录】 经方大师胡希恕医案

周某,男性,20岁,病历号6319,1965年4月9日初诊。腹痛2年,多于受凉而激发,此次已痛作3天,左腹痛明显,呈持续性,上下移动,肠鸣时作,每见腹痛则大便秘结,手足常凉,苔薄白,舌质淡,脉沉迟。

证属沉寒在里,治以温里安中,予附子粳米汤:

半夏12g,川附子10g,粳米15g,炙甘草6g,大枣4枚,生姜10g。

结果:上药服3剂,腹痛大减,便秘改善,两手已转温,仍怕冷,继服6剂,腹痛已无发作,纳也增。

医案选自:《经方传真——胡希恕经方理论与实践》。

【原文】 11. 痛而闭者,厚朴三物汤主之。

【浅释】 本条论述里实腹胀腹痛的证治。

阳明里实,无形气滞重于有形积滞,故腹痛而大便不通,治宜厚朴三物汤。

厚朴三物汤与小承气汤的药物组成相同，均由大黄、厚朴、枳实组成。因本条气滞较重，故增加了厚朴、枳实的用量，大黄还用原量。由此可见，药量发生了变化，方剂的主治也就发生了变化。

【原方原量】厚朴三物汤方

厚朴八两，大黄四两，枳实五枚。

上三味，以水一斗二升，先煮二味，取五升，内大黄，煮取三升，温服一升，以利为度。

【常用剂量】厚朴30g，大黄15g，枳实20g，两次治疗量。

【方歌】

二十枳实三十朴，十五大黄后下煮；

药同不名小承气，用量不同称三物。

【原文】12. 按之心下满痛者，此为实也，当下之，宜大柴胡汤。

【浅释】按之则痛为实证，心下为胃脘部，实热结于心下，属里实热证，采用下法，以泄其热，宜大柴胡汤。

大柴胡汤在《伤寒论》中，用来治疗少阳阳明合病，症见"郁郁微烦、寒热往来、胸胁苦满"等，可互参。

【医案选录】吴绶治一人，伤寒未经发汗，七八日，经脉动惕，潮热来尤甚，其肉不瞤，大便秘结不行，小便赤涩，以手按脐旁硬痛，此有燥屎也，用加味大柴胡汤下之而愈。

医案选自：俞震《古今医案按》。

【原文】13. 腹满不减，减不足言，当须下之，宜大承气汤。

【浅释】本条论述阳明里实腹满的证治。

腹满时减，多属虚寒；腹满不减，多为实热。本条腹满不减，即使有减轻的时候，亦不明显。此为阳明实热与燥屎内结，腑气不通所致，当用下法，宜大承气汤。

【医案选录】李士材治韩茂远，伤寒九日以来，口不能言，目不能视，体不能动，四肢俱冷，皆曰阴证。士材诊之，六脉皆无，以手按腹，两手护之，眉皱作楚。按其趺阳，大而有力，乃知有燥屎也，与大承气汤。得燥屎六七枚，口能言，体能动矣。

医案选自：俞震《古今医案按》。

【原文】14. 心胸中大寒痛，呕不能饮食，腹中寒，上冲皮起，出见有头足，上下痛而不可触近，大建中汤主之。

【浅释】中阳不足，脾胃虚寒，寒气大甚则心胸中大痛。脾胃为中焦气机之枢纽，胃气因寒而上逆，故呕不能食，腹中寒气冲逆，可见腹部皮肤冲起，甚者腹部可见有如头足之包块，包块上下痛不可触近。治宜温中散寒，缓急止痛，用大建中汤。

【原方原量】大建中汤方

蜀椒二合（去汗），干姜四两，人参二两。

上三味，以水四升，煮取二升，去滓，内胶饴一升，微火煎取一升半，分温再服。如一炊顷，可饮粥二升，后更服。当一日食糜，温覆之。

【常用剂量】蜀椒6g，干姜12g，党参6g，胶饴60g，两次治疗量。

【方歌】

六克党参六蜀椒，十二干姜六十胶；

心胸腹中大寒痛，大建中汤煎服早。

【医案选录】患者为四十二岁妇人，主诉数年的腹痛而来诊。

脉象沉而弱，舌苔淡黄，有湿气，无口渴。全身少肉，消瘦，面色苍白。全腹部软弱无力，以下腹部为甚。腹部有数处凹凸，按压时发出咕噜的声音，凹凸也随之消失。用手指刺激回盲部时，肠的蠕动亢进，通过肠壁能观察到肠的运动。脐的上下均有振水音。腹痛阵发性增强，疼痛发生在回盲部附近，可上下左右移动。疼痛剧烈时，向上攻冲至胸，有时引起呕吐。大便时有秘结，但若服用泻药，则引起难以忍受的腹痛，所以害怕服用泻下剂。另外，腹痛遇寒则加重。

我投以大建中汤，一日量为蜀椒3g、干姜8g、人参4g、胶饴60g。服药三天后，腹痛完全消除了，食欲大增，自然便一天一次。

医案选自：大塚敬节《金匮要略研究》。

【原文】15. 胁下偏痛，发热，其脉紧弦，此寒也，以温药下之，宜大黄附子汤。

【浅释】寒凝肝脉，气滞血瘀，故胁下偏痛；阳为寒郁，故发热；脉紧弦，弦为肝脉，主寒主痛。紧亦主寒，寒结在里，阳气不运，当有便难，故治以温下，宜大黄附子细辛汤。

《医宗金鉴》：胁下偏痛之"偏"字，当是"满"字，必是传写之讹。

【原方原量】大黄附子汤方

大黄三两，附子三枚（炮），细辛二两。

上三味，以水五升，煮取二升，分温三服。若强人，煮取二升半，分温三服，服后如人行四五里，进一服。

【常用剂量】大黄 15g，附子 15g，细辛 3g，两次治疗量。

【方歌】

胁下偏痛脉紧弦，温药下之发热痊；

大黄附子各十五，三克细辛一同煎。

【医案选录】曾往诊治疗一位学习汉方的药剂师，疑似胆石症疼痛发作，自行服用大柴胡汤不能止痛，又服用大柴胡汤加石膏而出现呕吐，于是嘱其服用大黄附子汤，病情减轻，但并未完全治愈。当时的场合是搞错了阴阳。对于胆石症疼痛发作，以大柴胡汤可止者，以大黄附子汤可止者，均存在。如果在大柴胡汤无效的场合，则必须有尝试大黄附子汤的考虑……

医案选自：大塚敬节《金匮要略研究》。

【原文】16. 寒气厥逆，赤丸主之。

赤丸方

茯苓四两，乌头二两（炮），半夏四两（洗，一方用桂），细辛一两（《千金》作人参）。

上四味，末之，内真朱为色，炼蜜丸如麻子大，先食酒饮下三丸，日再夜一服，不知稍增之，以知为度。

【浅释】《医宗金鉴》："此条之文、之方，必有简脱，难以为后世法，不释。"

【原文】17. 腹痛，脉弦而紧，弦则卫气不行，即恶寒，紧则不欲食，邪正相搏，即为寒疝。绕脐痛，若发则白汗出，手足厥冷，其脉沉弦者，大乌头煎主之。

【浅释】腹痛脉弦紧，则其为寒邪可知。弦为肝脉，主阳郁，卫气为里寒所郁，失其温煦，故恶寒；紧脉主寒，寒邪入胃，则不欲食；寒邪与阳气相争，则病寒疝。病寒疝者，多素体阳虚阴盛，复感外寒所致。脐部为三阴经所过，正邪相争，阳气郁闭，故绕脐剧痛，痛则冷汗出，手足厥冷，脉沉主里，弦主寒主痛，病势猛烈，须破阴散寒通阳，用大乌头煎。

《医宗金鉴》："疝病犯寒即发，故谓之寒疝也。其病发则绕脐少腹急痛，恶寒汗出，手足厥冷，不欲饮食，脉弦而紧，主急主痛，此寒疝应有之证脉也。主之乌头煎者，是专以破邪治标为急，虚实在所不论，故曰：强人服七合，弱人服五合也。"

【原方原量】乌头煎方

乌头大者五枚（熬去皮，不咬咀）。

上以水三升，煮取一升，去滓，内蜜二升，煎令水气尽，取二升，强人服七合，弱人服五合。不差，明日更服，不可一日再服。

【常用剂量】乌头煎方

乌头 50g（熬，去皮，不咬咀），以水 600ml，煮取 200ml，去滓，内蜜 400ml，煎令水气尽，取 400ml，强人服 140ml，弱人服 100ml。不差，明日更服，不可一日再服。

乌头有毒，用量宜根据实际情况酌定，值得提出的是，炮制即煎煮方法应遵循以上所述。

【方歌】

寒疝腹痛大乌煎，大辛大热破阴寒；

妙在去滓蜂蜜入，服药多少须相权。

【医案选录】《建殊录》：一男子，年七十余，自壮年患疝瘕，十日、五日必一发。壬午秋，大发，腰脚挛急，阴卵偏大，欲入腹，绞痛不可忍。先生诊之，作大乌头煎饮之（原注：每帖重八钱），斯须，瞑眩气绝。又顷之，心腹鸣动，吐出水数升，即复故，尔后不复发。（《金匮今释》）

医案选自：谭日强《金匮要略浅述》。

【原文】18. 寒疝腹中痛，及胁痛里急者，当归生姜羊肉汤主之。

【浅释】肝经血虚，血虚则气亦虚，气不温煦，故虚寒内生，虚寒留滞肝经，故腹痛、胁痛里急。因其证属虚，故痛势绵绵，可予当归生姜羊肉汤，以养血散寒。

【原方原量】当归生姜羊肉汤方

当归三两，生姜五两，羊肉一斤。

上三味，以水八升，煮取三升，温服七合，日三服。若寒多者，加生姜成一斤；痛多而呕者，加橘皮二两，白术一两；加生姜者，亦加水五升，煮取三升二合，服之。

【常用剂量】当归 24g，生姜 40g，羊肉 120g，两次治疗量。

【方歌】

当归生姜羊肉汤，寒疝腹痛效尤良；

羊肉一百二十克，廿四当归四十姜。

【医案选录】寇宗奭："张仲景治寒疝，用生姜羊肉汤服之，无不应验。有一妇人,产当寒月,寒气入产门,腹脐以下胀满,手不敢犯,此寒疝也。师将治之以抵挡汤,谓有瘀血,非其治也;可服张仲景羊肉汤,二服遂愈。"(《本草衍义》)

医案选自:谭日强《金匮要略浅述》。

【原文】19. 寒疝腹中痛,逆冷,手足不仁,若身疼痛,灸刺诸药不能治,抵当乌头桂枝汤主之。

【浅释】寒疝腹中痛,本为阳虚内寒,复感外寒所致;逆冷,手足不仁为阳气不达四末所致;身痛为表有寒。此条为表里同病,内外俱寒,故应表里同治,单纯灸刺或服温中诸药,是不能取效的,应予乌头桂枝汤。

《医宗金鉴》:"徐彬曰:起于寒疝腹痛,而至逆冷,手足不仁则阳气大痹;加以身疼痛,营卫俱不和,更灸刺诸药不能治,是或攻其外,或攻其内,邪气牵制不服也。故以乌头攻寒为主,而合桂枝全汤以和营卫,所谓七分治里、三分治表也。"

乌头桂枝汤方内乌头缺剂量,《备急千金要方》:"秋干乌头实中者五枚,除去角。"

【原方原量】乌头桂枝汤方

乌头。

上一味,以蜜二斤,煎减半,去滓,以桂枝汤五合解之。得一升后,初服二合;不知,即取三合;又不知,复加至五合。其知者,如醉状,得吐者,为中病。

桂枝汤方

桂枝三两(去皮),芍药三两,甘草二两(炙),生姜三两,大枣十二枚。

上五味,剉,以水七升,微火煮取三升,去滓。

【医案选录】胡××,男,56岁。患慢性风湿性关节炎,四肢关节疼痛,下肢清冷,不可屈伸,前医曾用五积散、桂枝芍药知母汤、当归四逆汤等方均不效。舌质淡,中有薄黑苔,脉象沉细。此寒凝关节、营卫不行,宜温经散寒为治,用乌头桂枝汤:桂枝10g,白芍10g,甘草3g,生姜5片,大枣3枚,另用炮乌头10g、白蜜30g,加水久煎取浓汁兑服。三剂后,下肢转温,关节痛减,继用三痹汤善其后。

医案选自:谭日强《金匮要略浅述》。

【原文】20. 其脉数而紧乃弦,状如弓弦,按之不移。脉数弦者,当下其寒。脉紧大而迟者，必心下坚；脉大而紧者，阳中有阴，可下之。

【浅释】《医宗金鉴》中，本条被当作衍文。

曹颖甫《金匮发微》："仲师但言当下其寒，心中坚，阳中有阴，未出方治。陈修园以为即大黄附子汤，殆不诬也。"

【原文】附方

1.《外台》乌头汤：治寒疝腹中绞痛，贼风入攻五脏，拘急不得转侧，发作有时，使人阴缩，手足厥逆（方见上）。

【浅释】乌头汤即《外台秘要》《备急千金要方》之乌头汤。

谭日强《金匮要略浅述》将乌头汤附于该条之后，即：

乌头十五枚，芍药四两，甘草二两，大枣十枚，老姜一斤，桂心六两。

上六味，㕮咀，以水七升煮五物，取三升，去滓；别取乌头去皮四破，蜜二升，微火煎令减五六合，内汤中煮两小沸，去滓，服一合，日三，闲食，强人三合，以如醉状为知，不知增之。

2.《外台》柴胡桂枝汤方：治心腹卒中痛者。

柴胡四两，黄芩、人参、芍药、桂枝、生姜各一两半，甘草一两，半夏二合半，大枣六枚。

上九味，以水六升，煮取三升，温服一升，日三服。

3.《外台》走马汤：治中恶心痛腹胀，大便不通。

杏仁二枚，巴豆二枚（去皮心，熬）。

上二味，以绵缠，搥令碎，热汤二合，捻取白汁饮之，当下。老少量之。通治飞尸鬼击病。

【原文】21. 问曰：人病有宿食，何以别之？师曰：寸口脉浮而大，按之反涩，尺中亦微而涩，故知有宿食，大承气汤主之。

【浅释】"尺中亦微而涩"，《医宗金鉴》作"尺中亦大而涩"。

寸口脉浮且大，沉取却涩，尺中亦大且涩，此为宿食，宜大承气汤下之。

食积于内，谷气旺盛，故脉浮而大，食积既久，阻滞气机，故脉见涩象。

【原文】22. 脉数而滑者，实也，此有宿食，下之愈，宜大承气汤。

【浅释】脉数主热，脉滑主食积，食积郁久化热，故脉数而滑。下之可愈，用大承气汤。

曹颖甫《金匮发微》："凡人胸腹上下有凝滞之处，其脉必滑，是故湿痰多者其脉滑，妊娠者其脉滑，中有所阻，而气反有余也。"

【原文】23. 下利不饮食者，有宿食也，当下之，宜大承气汤。

【浅释】宿食不化，故下利，伤食恶食，故不欲饮食，治用下法，宜大承气汤。

【医案选录】冯世纶医案

孔某，男，42岁，迁西县中学体育教师，1976年11月3日初诊。平素无病，但地震后不久出现肝硬化腹水，听医生说要补充蛋白质，其妻煮一只鸡1次吃下，谁知以后1周大便不行，腹胀难忍，用开塞露不下，用生理盐水、肥皂水灌肠皆无效。患者昏昏欲睡，时说胡话，舌苔黄腻中褐，脉沉弦滑。腹大如锅，按之痛。

证属水食积聚成阳明里实热，热犯神明，治以急下阳明实热，予大承气汤：大黄12g，枳实12g，厚朴18g，芒硝15g（分冲）。

患者服1煎，大便先干后溏，泻一大盆黑便恶臭熏天，人即感清醒，腹如卸负重。后改服小柴胡合茵陈五苓散、茯苓饮等，嘱其喝鸡汤少吃肉，并多吃蔬菜水果，调理半年后腹水渐消。

医案选自：《经方传真——胡希恕经方理论与实践》。

【原文】24. 宿食在上脘，当吐之，宜瓜蒂散。

【浅释】《内经》："其高者，因而越之。"宿食在上脘，即在胃的上部。胃脘部痞闷不舒，当有噫气酸腐，欲吐不吐之见症，治当因势利导而用吐法，吐出宿食，宜瓜蒂散。

【原方原量】瓜蒂散方

瓜蒂一分（熬黄），赤小豆一分（煮）。

上二味，杵为散，以香豉七合煮取汁，和散一钱匕，温服之。不吐者，少加之，以快吐为度而止。（亡血及虚者不可与之）

【医案选录】《余听鸿医案》："常熟星桥石姓妪，晨食油条一支，麻团一枚，猝然脘中绞痛如刀刺，肢厥脉伏，汗冷神昏。余诊之曰：食阻贲门，不得入胃，阴阳之气，阻隔不通，清阳不能上升，浊阴不能下降，故挥霍撩乱，窒塞于中，宜用吐法，以通其阳。用生莱菔子三钱，藜芦一钱，橘红一钱，炒盐五分，煎之，饮后以鸡羽探喉吐之，再以炒盐汤饮之。吐二三次，痛止肢温，厥回汗收。夫初食之厥，以吐为近路，其阳可通。若以枳实、槟榔等消食攻下，其气更闭，危矣。"

医案选自：谭日强《金匮要略浅述》。

【原文】25. 脉紧如转索无常者，有宿食也。

26. 脉紧，头痛风寒，腹中有宿食不化也。（原注：一云寸口脉紧。）

【浅释】第21条云脉涩为宿食，本条论述脉紧亦主宿食不化。若内有宿食，复又外感风寒，则为夹食伤寒，其脉紧，当有头痛见症。

五脏风寒积聚病脉证并治第十一

【原文】1. 肺中风者，口燥而喘，身运而重，冒而肿胀。

【浅释】《医宗金鉴》："身运而重"当是"头运而重"，"冒而肿胀"当是"冒风而肿胀"。

风为阳邪，易伤津液，肺中风，则津液被灼，肺失宣降则气壅逆，故口燥而喘。肺为水上之源，可下调水道，肺中风则不能通调水道，水气上逆，清阳不升则头运而重（身体运转动摇而沉重）。肺主皮毛，水气泛滥肌表，欲作风水，故冒风而肿胀。曹颖甫《金匮发微》："表阳日瘴，寒水陷于皮中，乃变为一身悉肿之风水，而为越婢汤证，甚则为久咳苦冒之支饮证。"

【原文】2. 肺中寒，吐浊涕。

【浅释】寒为阴邪，肺开窍于鼻，在液为涕，肺中寒则伤阳气，肺气伤则失其宣发，鼻为之塞，是故涕从口出，故曰"吐浊涕"。

【原文】3. 肺死脏，浮之虚，按之弱如葱叶，下无根者，死。

【浅释】曹颖甫《金匮发微》："肺死脏"作"肺死脉"。

《内经》："但毛无胃。"

肺阴虚极，阴不敛阳，故脉浮而无力，软若游丝，按之即无，此为肺脉将绝，故曰"死"。

【原文】4. 肝中风者，头目瞤，两胁痛，行常伛，令人嗜甘。

【浅释】伛：驼背。

《医宗金鉴》："肝主风，外合于筋，肝中风邪，风胜则动，故头目瞤动也。两胁肝之部，肝受病故两胁痛也。风伤筋，故行常伛偻也。肝苦急，欲甘缓之，故令人嗜甘也。"

【原文】5. 肝中寒者，两臂不举，舌本燥，喜太息，胸中痛，不得转侧，食则吐而汗出也。（原注：《脉经》《千金》云：时盗汗，咳，食已吐其汁。）

【浅释】肝藏血而主筋，中寒则留滞经脉，寒邪凝血伤阳，气不温煦，血不濡养，故两臂不举。肝脉挟胃，属肝，络胆，上贯膈，布胸胁，循喉咙之后，故肝中寒则善太息、舌本燥（舌本：舌根部）、胸中痛，筋脉拘急则不能转侧。肝寒犯胃，胃气上逆，故食则吐。寒邪伤阳，吐则气随津脱，阳气不固，故食则吐而汗出也。

【原文】6. 肝死脏，浮之弱，按之如索不来，或曲如蛇行者，死。

【浅释】曲如蛇行：脉象如蛇行弯曲之状，虽左右牵引，却无畅达柔和之感。

曹颖甫《金匮发微》："肝死脏"作"肝死脉"。

肝藏血，肝血大伤，则脉浮取无力。重按如索，即重按弦紧而不来，或脉如蛇行，脉来屈曲，阻塞不前。此脉属肝之气血两败，多主危证，故曰"死"。

【原文】7. 肝着，其人常欲蹈其胸上，先未苦时，但欲饮热，旋覆花汤主之。（原注：臣亿等校诸本，旋覆花汤方，皆同。）（按："同"字系"阙"字之误。）

【浅释】肝经气血瘀滞，留着不畅名肝着。肝经贯膈，故肝着者，或胸闷不舒，或胸部胀痛，其人常常捶打或揉按胸部，促使气血流通，以减轻症状。肝着病情轻者，喜欢热饮，因气血得寒则凝，得热则行。治宜旋覆花汤，方内之新绛，可以茜草、红花、苏木等代替。

【原方原量】旋覆花汤方

旋覆花（三两），葱（十四茎），新绛（少许）。

上三味，以水三升，煮取一升，顿服之。

【常用剂量】旋覆花汤方

旋覆花30g，葱9茎，茜草10g。一次治疗量。

【方歌】

旋覆三十九茎葱，十克茜草煎汤成；

一次顿服去肝着，新绛可易苏茜红。

【医案选录】于某，男，36岁，1980年6月23日初诊。病家自诉强力负重后，出现左侧胸胁疼痛如刺，痛处不移，且入夜更甚，夜寐不安，以手揉按稍舒。咽喉略燥，喜热饮，舌质偏黯，脉沉涩。治拟活血祛瘀，疏肝通络。旋覆花（包）18g，茜草根6g，归尾、郁金各9g，青葱5支。服药3剂后，胸胁疼痛大减，夜寐随之亦转安宁。继用原方3剂，巩固治之而愈。

医案选自：《金匮要略讲义》第 2 版（何若萍．中国百年百名中医临床家丛书·何任．北京：中国中医药出版社，2001：206．）

【原文】8. 心中风者，翕翕发热，不能起，心中饥，食即呕吐。

【浅释】《医宗金鉴》："翕翕发热，中风之本证也。不能起，心中饥，食即呕吐，文义不属，必是错简，不释。"

【原文】9. 心中寒者，其人苦病心如啖蒜状，剧者心痛彻背，背痛彻心，譬如蛊注。其脉浮者，自吐乃愈。

【浅释】心中寒者，寒为阴邪，易阻气机，故其人感觉心胸间灼热辛辣一般不适。严重者，寒凝血脉，心痛彻背，背痛彻心，好像虫咬一样痛苦。若脉浮者，主表不主里，寒邪尚有外出之机，故自吐乃愈。

【原文】10. 心伤者，其人劳倦，即头面赤而下重，心中痛而自烦，发热，当脐跳，其脉弦，此为心脏伤所致也。

【浅释】心伤者，伤其阴血也，心血不足，气无所载，其人稍微劳作疲倦，即虚阳上浮，故头面赤，阳浮于上，阴盛于下，故下肢肿胀而重；心失所养，虚热内扰，故心中痛而自烦，发热；弦主水饮，阳虚水动，故当脐跳，有如奔豚欲作之症。

《金匮要略讲义》第 2 版："本条治法，高学山认为可与小建中汤加参、芪、归、麦，结合临床可加酸枣仁、柏子仁、茯神以养血安神。曹家达认为若心阳虚而肾水妄动者，可用苓桂甘枣汤。"曹家达，字颖甫，即曹颖甫。

【原文】11. 心死脏，浮之实如麻豆，按之益躁疾者，死。

【浅释】心阴将绝，心阳外浮，则脉浮取坚实如豆，重按更加躁疾不宁，为心阳涣散之象，故曰"死"。

《素问·玉机真脏论》："真心脉至，坚而搏，如循薏苡子，累累然，色赤黑不泽，毛折，乃死。"

【原文】12. 邪哭使魂魄不安者，血气少也；血气少者属于心，心气虚者，其人则畏，合目欲眠，梦远行而精神离散，魂魄妄行。阴气衰者为癫，阳气衰者为狂。

【浅释】邪哭：指精神失常的哭泣，有如邪怪支配一样。有些注家认为"哭"字恐为"人"字之误，亦可备参考。（谭日强《金匮要略浅述》）

心藏神，肺藏魄，肝藏魂。心之气血不足，伤及肝肺，故使人邪哭，魂魄不安；心气虚则神怯，常常畏惧恐怖；肝开窍于目，肝血不足则合目欲眠；阴血不足，则神不守舍，魂魄漂浮，故梦远行，而精神离散，魂魄妄行。若不加治疗，疾病进一步发展，阳虚者阴盛，阴盛则发展为癫证，阴虚者阳盛，阳盛则发展为狂证。

《难经》："重阳者狂，重阴者癫。"显然与本条"阴气衰者为癫，阳气衰者为狂"不符。若将本条之"阴""阳"易位，其义始通。

曹颖甫《金匮发微》："此证正虚为重，外邪为轻，治此者，朱砂以镇之，枣仁以敛之，熟地、潞参、当归以补之，而又加远志以化痰，半夏以降逆，秫米以和胃，或者十活四五，否则积之既久，虽不即死，为癫为狂，将成痼疾矣。"

【原文】13. 脾中风者，翕翕发热，形如醉人，腹中烦重，皮目瞤瞤而短气。

【浅释】风为阳邪，脾中风故发热；脾主运化水湿，脾中风则水湿不化，故头眩，形如醉人；脾主腹，湿盛则腹部坠胀而重；亢则害承乃制，土位之下，风气承之，风胜则动，眼胞属脾，故目瞤；湿阻气机，故气短。

曹颖甫认为本条可用桂枝汤或越婢加术汤治疗。《金匮发微》："原其始病，盖即《伤寒·太阳篇》系在太阴之之证也。翕翕发热，形如醉人，此即太阳篇'翕翕发热，鼻鸣，干呕'之桂枝汤证……窃意越婢加术汤，亦可用也。"

【原文】14. 脾死脏，浮之大坚，按之如覆杯，洁洁状如摇者，死。（原注：臣亿等详五脏各有中风中寒，今脾只载中风，肾中风、中寒俱不载者，以古文简乱极多，去古既远，无文可以补缀也。）

【浅释】脾脏死脉，浮取虽大虽坚，沉取却无，如空杯一样无物，脉来摇摆不定，或疏或数，忽上忽下。此为脾阴欲竭，虚阳外越之象，阴阳欲决，故曰"死"。

【原文】15. 趺阳脉浮而涩，浮则胃气强，涩则小便数，浮涩相搏，大便则坚，其脾为约，麻子仁丸主之。

【浅释】此条及方见"伤寒论"部分。

【原文】16. 肾着之病，其人身体重，腰中冷，如坐水中，形如水状，反不渴，小便自利，饮食如故，病属下焦，身劳汗出，衣（一作表）里冷湿，久久得之，腰以下冷痛，腰重如带五千钱，甘姜苓术汤主之。

【浅释】肾着之病，为劳作汗出，寒湿留于腰部经络间的病证。湿盛则重，故其人身体重,腰重如带五千钱;感寒则腰重冷,腰以下冷痛;不渴、小便自利,则病不关肾与膀胱;饮食如故,则病不关脾。肾着之病,但治以甘姜苓术汤,以温化祛除经络筋肉间之寒湿。

【原方原量】甘草干姜茯苓白术汤方

甘草二两,白术二两,干姜四两,茯苓四两。

上四味,以水五升,煮取三升,分温三服,腰中即温。

【常用剂量】甘草20g,白术20g,干姜40g,茯苓40g,两次治疗量。

【方歌】

肾着为病寒湿伤,主以甘姜苓术汤;

二十白术二十草,四十茯苓四十姜。

【医案选录】Almario,女,40岁,菲律宾人。

2011-07-25

腰痛9年。

2002年起腰痛,曾诊断为第四、五腰椎压缩。刻下:腰痛偶作,腰部觉冷、沉重,如坐水中,身体沉重,左腿麻木,右手臂疼痛,右胁疼痛。数年前曾汗多,现在汗出正常。舌暗红,苔薄白,脉沉紧。

证属寒湿腰痛,予甘草干姜茯苓白术汤。

炙甘草30g,干姜60g,白术30g,茯苓60g。3剂。以水5碗,煎剩下3碗,一天分三次服;翻煎如前,次日服。

2011-08-19

上药服后,腰痛已除,腰部冷与沉重感减半,周身沉重感减轻四成,左腿麻木略减,无右手臂疼痛与右胁疼痛,仍有小便难忍。

【原文】17. 肾死脏,浮之坚,按之乱如转丸,益下入尺中者,死。

【浅释】肾脉将绝,浮取坚实,沉取乱如转丸,躁动不宁,无论浮取沉取,均失柔和之象。沉取尺部尤甚者,元阴元阳将脱,故曰"死"。

【原文】18. 问曰:三焦竭部,上焦竭善噫,何谓也?师曰:上焦受中焦气未和,不能消谷,故能噫耳。下焦竭,即遗溺失便,其气不和,不能自禁制,不须治,久则愈。

【浅释】三焦竭部:三焦阳气虚竭的部位。(谭日强《金匮要略浅述》)

上焦阳气虚竭,为什么善噫(嗳气)呢?师曰:虽是上焦阳虚,因上焦受气于中焦,故病源在中焦。中焦阳虚,脾胃不和,胃气上逆,故善噫。下焦阳虚不固，即遗溺失便。

"不须治，久则愈"句，当在"故能噫耳"下，文义方通。下焦属肾，肾阳虚竭，安有不救治之理？

另外一层意思，上焦阳虚与下焦阳虚在治疗上，均可调理中焦，中焦得治，化源不绝，上焦与下焦得中焦滋养，久则愈。

【原文】19. 师曰：热在上焦者，因咳为肺痿；热在中焦者，则为坚；热在下焦者，则尿血，亦令淋秘不通。大肠有寒者，多鹜溏；有热者，便肠垢。小肠有寒者，其人下重便血；有热者，必痔。

【浅释】本条论述了上焦、中焦、下焦的热证，以及大小肠的寒证与热证。文义较易理解，不释。

【原文】20. 问曰：病有积、有聚、有䅽气，何谓也？师曰：积者，脏病也，终不移；聚者，腑病也，发作有时，展转痛移，为可治；䅽气者，胁下痛，按之则愈，复发为䅽气。诸积大法，脉来细而附骨者，乃积也。寸口，积在胸中；微出寸口，积在喉中；关上，积在脐旁；上关上，积在心下；微下关，积在少腹；尺中，积在气冲；脉出左，积在左；脉出右，积在右；脉两出，积在中央；各以其部处之。

【浅释】本条论述了积、聚、䅽气的鉴别以及关于"积"的脉诊。文义较易理解，不释。

痰饮咳嗽病脉证并治第十二

【原文】1. 问曰：夫饮有四，何谓也？师曰：有痰饮，有悬饮，有溢饮，有支饮。

2. 问曰：四饮何以为异？师曰：其人素盛今瘦，水走肠间，沥沥有声，谓之痰饮；饮后水流在胁下，咳唾引痛，谓之悬饮；饮水流行，归于四肢，当汗出而不汗出，身体疼重，谓之溢饮；咳逆倚息，短气不得卧，其形如肿，谓之支饮。

【浅释】痰饮，流动而不居，依其所停部位，共分为以下四类：

痰饮（狭义）：胃阳虚弱，津液不化精微而化为饮，故其人素盛今瘦，饮停肠胃，饮气相搏，故沥沥有声。

悬饮：悬者，悬于一处也。肝失疏泄，饮停胁下，不上不下，悬结不散，阻碍气机，故胁部胀痛，肝的支脉，贯膈注肺，故咳唾则牵引而痛。

溢饮：溢者，四溢也，即饮溢四肢也。脾主四肢，脾虚不运，饮归四肢，饮为阴邪，壅于肌腠，阳虚不能作汗，饮无出路，故曰"当汗出而不汗出，身体疼重"，此属风水。

支饮：肺气虚弱，失其宣降，在表不能宣发，在下不能通调水道，故饮停胸肺，出现咳逆倚息，短气不得卧，其形如肿的见症。

【原文】3. 水在心，心下坚筑，短气，恶水不欲饮。

【浅释】心下坚筑：胃脘部感觉坚实不舒、动悸不宁。

心阳不足，水饮凌心，故自觉心下坚实、心悸；饮阻气机，故短气；阳虚水饮不化，故恶水不欲饮。

【原文】4. 水在肺，吐涎沫，欲饮水。

【浅释】水饮在肺，不得温化，故吐涎沫；肺阳不足，气不布津，津液不足，故欲饮水。

【原文】5. 水在脾，少气身重。

【浅释】脾不运化，内生水饮，水饮困脾，中气不足，故少气。水饮属阴，故身重。

【原文】6. 水在肝，胁下支满，嚏而痛。

【浅释】水饮在肝，肝气郁滞，故胁下支满。水饮循经注肺，故嚏而痛。

【原文】7. 水在肾，心下悸。

【浅释】《医宗金鉴》："心下悸"之"心"字，当是"脐"字，必传写之讹。

水饮上冲，故脐下悸。

【原文】8. 夫心下有留饮，其人背寒冷如手大。

9. 留饮者，胁下痛引缺盆，咳嗽则辄已（一作转甚）。

10. 胸中有留饮，其人短气而渴，四肢历节痛。脉沉者，有留饮。

【浅释】此三条论述了留饮停留的部位与对应症状。

留饮停于心下，阻遏阳气，阳气不通于背俞，故其人背寒冷如手大。

饮留胁下，肝络失和，故胁下痛引缺盆（缺盆：颈下两旁锁骨上的凹陷部位），肝脉通于肺，故咳嗽则胁痛转甚。

饮停胸肺，呼吸之气受阻，故短气；饮盛则阳微，津不上承，故口渴；饮溢四肢关节，导致痰凝关节，气滞血瘀，引起局部肿胀、疼痛、变形，是为历节，治宜化痰散结、活血通络。饮为阴邪，其人多阳气不足，故脉沉。

【原文】11. 膈上病痰，满喘咳吐，发则寒热，背痛腰疼，目泣自出，其人振振身瞤剧，必有伏饮。

【浅释】内有伏饮，平素常常胸满气喘、咳唾痰涎；复加外感，邪犯太阳，引动伏饮，则恶寒发热，背痛腰痛，喘甚则涕泪自出、身瞤而动。

谭日强《金匮要略浅述》："此证在外邪引起急性发作时，可用小青龙汤散寒逐饮；外证解后，由于胃阳素虚者，可用苓桂术甘汤培土制水；由于肾阳素虚者，可用肾气丸温肾化水；由于脾肾俱虚者，可用真武汤温肾健脾，以善其后。"

【原文】12. 夫病人饮水多，必暴喘满。凡食少饮多，水停心下。甚者则悸，微者短气。脉双弦者寒也，皆大下后善虚。脉偏弦者饮也。

【浅释】中阳素虚之人，若饮水过多，水气上逆，故暴喘满；胃阳虚则不纳，脾阳虚则津液不承，故多饮。多饮则水饮愈盛，水停心下则悸，阳微则短气；下后伤阳，阳虚则寒，故双脉弦，饮亦阴邪，偏留一处，故单脉弦。

【原文】13. 肺饮不弦，但苦喘短气。

14. 支饮亦喘而不能卧，加短气，其脉平也。

【浅释】饮在胸肺，气逆不降，故咳喘短气。肺饮亦属支饮，支饮为饮停胸膈，妨碍肺气肃降，故喘不能卧、短气。

肺饮、支饮均为饮停上焦，水饮微而不关下焦，故其脉平而不弦。曹颖甫《金匮发微》："肺饮在上而不在下，故其脉不弦，此苓桂术甘汤与肾气丸之证，但利小便而即愈者也……"

【原文】15. 病痰饮者，当以温药和之。

【浅释】饮为阴邪，得寒则聚，得热则化，是故病痰饮者，当以温药和之，此为治疗痰饮病的一般法则。

曹颖甫在《金匮发微》一书里，认为干姜、细辛等热药即条文所述之"温药"，可参。

《医宗金鉴》："稠浊为痰，阳之盛也；稀清为饮，阴之盛也。有痰无饮，当以凉药治之；有饮无痰，当以热药温之。若痰而兼饮者，此不可纯凉，又不可纯热,故当以温药和之可也。"

【原文】16. 心下有痰饮,胸胁支满,目眩,苓桂术甘汤主之。

【浅释】中阳不足,饮停中焦胃脘胸膈,故胸胁支满;饮停中焦,清阳不升,故目眩,当治以苓桂术甘汤。

【原方原量】苓桂术甘汤方

茯苓四两,桂枝三两,白术三两,甘草二两。

上四味,以水六升,煮取三升,分温三服,小便则利。

【常用剂量】茯苓40g,桂枝30g,白术30g,炙甘草20g,三次治疗量。

【方歌】

心下痰饮胸胁满,气短心悸头目眩;

三十白术三十桂,四十茯苓二十甘。

【医案选录】我自学汉方不久的时候,曾往诊治疗一位妇人,卧床不起,起则眩晕发作,甚至如厕都困难。腹诊时心下部有哗啦哗啦的振水音,遂使用苓桂术甘汤,服药不到一周,便可起床走路了。当时就想,汉方效果真好啊。

医案选自:大塚敬节《金匮要略研究》。

【原文】17. 夫短气有微饮,当从小便去之;苓桂术甘汤主之(方见上);肾气丸亦主之(方见脚气中)。

【浅释】饮虽不甚,亦可阻滞气机,出现短气的症状。若饮停中焦者,当用苓桂术甘汤;若饮停下焦者,当用肾气丸。

【医案选录】予邑有友范君,哮喘已久,向用金匮肾气丸,时效时不效。吴门缪松心先生诊之曰:伏饮内踞有年,明是阳衰浊泛。但绵延日久,五旬外,痰中杂以血点,阴分亦渐损伤。偏刚偏柔,用药两难措置。仿金水六君煎意,用熟地炭四钱,当归炭一钱,茯苓三钱,炙草四分,川贝一钱半,青盐、陈皮一钱,淡菜漂三钱,杏仁三钱去皮尖盐水炒。半月后复诊,晨用金匮肾气丸以治本,晚服苓桂术甘加味以治标。生于术米泔浸,切片,晒三两,粗桂木晒八钱,炒半夏二两,云苓三两,炙草六钱,杏仁霜一两六钱,鹿脊骨三两。用麻黄四钱煎汤,炙北细辛三钱,晒,水泛丸。此证向来背脊畏寒,甚则哮发,服此方而畏寒除。

医案选自:俞震《古今医案按》。

【原文】18. 病者脉伏,其人欲自利,利反快,虽利,心下续坚满,此为留饮欲去故也,甘遂半夏汤主之。

【浅释】饮阻气机,故脉伏;正气欲逐饮从下利而出,故其人欲自利;留饮去而未尽，故心下坚满。正气未虚，留饮为实，故治宜因势利导，攻逐水饮。用甘遂半夏汤。

方内甘遂与甘草相反，应注意其用量和煎煮方法。《备急千金要方》记载，甘遂与半夏同煮，芍药与甘草同煮，后将二药汁加蜜合煎。或将半夏、甘草、芍药同煎后，药汁兑入白蜜再煎，送服甘遂末。

【原方原量】甘遂半夏汤方

甘遂（大者）三枚，半夏十二枚（以水一升，煮取半升，去滓），芍药五枚，甘草如指大一枚（炙，一本作无）。

上四味，以水二升，煮取半升，去滓，以蜜半升和药汁，煎取八合，顿服之。

【医案选录】大塚敬节在《金匮要略研究》一书中，记载了一个不成功的医案，特录之，以引起对甘遂半夏汤的重视与应用的慎重。

贺屋敬恭安的《好生绪言》中有甘遂半夏汤杀人的记载：某医者诊患者大便微利、心下坚满、腹挛急，便投以甘遂半夏汤。至夜半，患者烦闷晕绝，随后死亡。医者外逃数十日方归，遂将此事告知吉益东洞先生。医者言未迄，先生问，从法当加蜜，然否。医者答曰，未加。先生曰，此死极可哀。

医案选自：大塚敬节《金匮要略研究》。

【原文】19. 脉浮而细滑，伤饮。

20. 脉弦数者，有寒饮，冬夏难治。

【浅释】水饮之轻者，谓之"伤饮"。脉浮主太阳之表，太阳寒水不从汗泄而为饮；脉细为阳微；脉滑主湿、主饮。

脉弦而数，弦为饮，饮为阴邪，脉数为热，此脉证不符。内有寒饮而脉数，在冬则寒能助饮，欲用热药而虑脉数；在夏则热令脉数，欲用寒凉清热，则寒饮必甚，此寒温两难，故曰"冬夏难治"。

【原文】21. 脉沉而弦者，悬饮内痛。

22. 病悬饮者，十枣汤主之。

【浅释】饮停胁下，咳唾引痛，谓之悬饮。病悬饮者，肝络不和，故脉沉而弦，胁内引痛。悬饮邪实，正气不虚者，可予十枣汤。

【原方原量】十枣汤方

芫花（熬），甘遂，大戟各等分。

上三味，捣筛，以水一升五合，先煮肥大枣十枚，取八合，去滓，内药末。

强人服一钱匕，羸人服半钱，平旦温服之；不下者，明日更加半钱，得快下后，糜粥自养。

【常用剂量】 十枣汤方

上三味，捣筛，以水一升五合，先煮肥大枣十枚，取八合，去滓，内药末，强人服 1.5g～1.8g，羸人服 0.75～0.9g，平旦温服之；不下者，明日更加半钱，得快下后，糜粥自养。

【医案选录】 1. 刘××，男，22岁。十天前开始恶寒发热，咳引胸痛，在院外作感冒治，寒热减轻，而咳嗽胸痛加重。住入我院附属一医院，经 X 线胸透：右侧胸腔大量积水，心脏左移。胸水化验：色黄微混，细胞总数2900，白细胞12300，单核细胞64%，多核细胞36%，李凡他氏试验阳性。诊断为渗出性胸膜炎，右侧积液。根据患者形体壮实，咳嗽气短，右胸胁痛，口干不饮，大便干结，苔薄白，脉弦滑，属《金匮》所谓饮流胁下，咳唾引痛的悬饮，治宜攻下逐水。用十枣汤：大戟5g，芫花3g，甘遂5g，大枣十枚，服二剂，泻下水样大便七次，胸痛气短均减，仍用原方加量再服两剂。胸透复查：胸水全部吸收，右侧肋膈角轻度模糊，为炎症所致。改用小柴胡合小陷胸汤，加甜葶苈、白芥子消水涤饮，以清余邪。胸透双肺野清晰，治愈出院。

医案选自：谭日强《金匮要略浅述》。

2. 张任夫（劳神父路仁兴里六号）

初诊（二十四年四月四日），水气凌心则悸，积于胁下则胁下痛，冒于上膈则胸中胀，脉来双弦，证属饮家，兼之干呕短气，其为十枣汤证无疑。

炙芫花（五分），制甘遂（五分），大戟（五分），右研细末分作两服。

先用黑枣十枚煎烂，去渣，入药末，略煎和服。

医案选自：曹颖甫《经方实验录》。

【原文】 23. 病溢饮者，当发其汗，大青龙汤主之，小青龙汤亦主之。

【浅释】 溢饮者，水饮归于四肢也，其成因为太阳寒水不随汗出而解，郁而为饮，故病溢饮者，当对因而给予发汗治疗。此条一证两方，当辨用之。大青龙汤的适应证为外证未解，饮已化热；小青龙汤的适应证为外证未解，内有寒饮。

【医案选录】 1. 周，二十二岁，正月初七日，六脉弦紧，右脉沉取洪大，先从腰以上肿例。舌白滑，喘而咳，无汗，从溢饮例之大青龙汤，去甘药，为其重而滞也。

麻黄（六钱，去节），细辛（二钱），生姜（三钱），杏仁（五钱，去皮留尖），生石膏末（一两），炙甘草（二钱），桂枝（五钱），大枣（二枚，去核）。

煮成三杯，先服一杯，覆被令微汗佳。得汗即止后服，不汗再服第二杯，如上法。

2. 某氏，内饮招外风为病，既喘且咳，议小青龙法。

桂枝（三钱），麻黄（一钱，蜜炒），制五味（一钱），白芍（钱半），细辛（八分），半夏（三钱），炙甘草（钱半），茯苓块（三钱），干姜（三钱），生苡仁（五钱）。

以上两则医案选自：吴鞠通《吴鞠通医案》。

【原文】24. 膈间支饮，其人喘满，心下痞坚，面色黧黑，其脉沉紧，得之数十日，医吐下之不愈，木防己汤主之。虚者即愈，实者三日复发，复与不愈者，宜木防己汤去石膏加茯苓芒硝汤主之。

【浅释】心下痞坚：胃脘部有痞塞坚实感。

虚者：饮热互结，尚未形成有形之病理产物。

实者：饮热互结，已形成有形之病理产物。

病支饮，故喘满；气机不畅，故心下坚满；黑为水色，阳虚则脉沉，水气上犯则面色黧黑；吐下之后，阳气更虚，饮郁化热，当治以通阳利水、清热补虚，用木防己汤。其中防己除湿，石膏清热，桂枝通阳，人参补虚。

服药后，水邪虚结者，服之即愈。若水邪实结者，虽愈亦复发也，即复于前方亦不能愈，当以前方减石膏之寒凝，加芒硝峻开坚结，加茯苓直输水道，未有不愈者也。

【原方原量】木防己汤方：

木防己三两，石膏十二枚（鸡子大），桂枝二两，人参四两。

上四味，以水六升，煮取二升，分温再服。

木防己去石膏加茯苓芒硝汤：

木防己、桂枝各三两，芒硝三合，人参、茯苓各四两。

上五味，以水六升，煮取二升，去滓，内芒硝，再微煮，分温再服，微利则愈。

【常用剂量】

木防己 9g，石膏 60g，桂枝 6g，党参 12g。两次治疗量。

木防己去石膏加茯苓芒硝汤：

木防己、桂枝各 15g，芒硝 7g，党参、茯苓各 12g。两次治疗量。

【方歌】

木防己汤方：

支饮喘满心下坚，饮郁化热虚可痊；

防己汤内膏参桂，各药比例遵先贤。

木防己去石膏加茯苓芒硝汤：

饮热互结已成实，复与不愈可下之；

原汤去膏加苓硝，利水软坚得微利。

【医案选录】谢××，男，48岁。患肺心病合并感染，恶寒发热，体温39℃，胸闷喘息，不能平卧，面色灰黯，口渴苔黄，下肢浮肿，小便短少，脉象沉紧。此宿有支饮，复感新邪，为寒热交错，虚实夹杂之候。治以寒温并进，补泻兼施，用木防己汤：木防己10g，桂枝木10g，生石膏10g，红参10g切片蒸兑，加鱼腥草15g，薏苡仁12g，冬瓜子15g，芦根15g。服三剂，寒热已止，苔转白腻；后用沙参、杏仁、苡仁、蔻仁、川朴、法夏、茯苓、陈皮、苏子、葶苈、桑皮、大腹皮、姜皮等味加减，连服十余剂，喘满渐平，脚肿亦消。

医案选自：谭日强《金匮要略浅述》。

【原文】25. 心下有支饮，其人苦冒眩，泽泻汤主之。

【浅释】饮阻中阳，清阳不升，故其人苦冒眩。

【原方原量】泽泻汤方

泽泻五两，白术二两。

上二味，以水二升，煮取一升，分温再服。

【常用剂量】泽泻50g，白术20g，两次治疗量。

【方歌】

心下支饮苦冒眩，其形如肿又气短；

咳逆倚息不得卧，五十泽泻廿术痊。

【医案选录】1. 李某，女，86岁，福建人。

2010-05-04

头晕3天。

余无不适，舌暗胖嫩，苔白腻水滑。

水湿上蒙清窍，属半夏白术天麻汤证，经方则予泽泻汤。

泽泻75g，白术30g。3剂。以水五碗，煎剩下3碗，分3次服。

2010-05-08

上药服后，头晕已除。

医案选自：李宇铭《原剂量经方治验录》。

2. 管（右住南阳桥花场九月一日），咳吐沫，业经多年，时眩冒，冒则呕吐，大便燥，小溲少，咳则胸满。此为支饮，宜泽泻汤。

泽泻（一两三钱），生白术（六钱）。

医案选自：曹颖甫《经方实验录》。

【原文】26. 支饮胸满者，厚朴大黄汤主之。

【浅释】支饮所致胸满腑实者，治当涤饮通腑，行气导滞，用厚朴大黄汤。厚朴大黄汤、厚朴三物汤、小承气汤三方的药味相同，仅药物剂量有别。

《医宗金鉴》："胸满"作"腹满"。

【原方原量】厚朴大黄汤方

厚朴一尺，大黄六两，枳实四枚。

上三味，以水五升，煮取二升，分温再服。

【常用剂量】厚朴12g，大黄15g，枳实12g，两次治疗量。

【方歌】

支饮胸闷大便难，厚朴大黄汤能痊；

枳朴称取十二克，十五大黄须同煎。

【原文】27. 支饮不得息，葶苈大枣泻肺汤主之（方见肺痈中）。

【浅释】一呼一吸谓之一息，支饮壅肺，肺失宣降，故不得息，即呼吸困难。

【医案选录】1. 周，四十岁，壬戌八月二十五日，内而暑湿，外而新凉，内外相搏，痰饮斯发。

……初六日，服半夏汤，既得寐矣，而反咳痰多，议桂枝干姜五味茯苓汤，合葶苈大枣泄肺汤逐饮。

桂枝（五钱），茯苓块（六钱），苦葶苈（三钱），半夏（二钱），肥大枣（四钱，去核），干姜（五钱），五味子（三钱）。

甘澜水五碗，煮取二碗，分二次服。再煮一碗服。

初八日，先以葶苈大枣泄肺汤，行业已攻动之饮，令其速去……

医案选自：吴鞠通《吴鞠通医案》。

2. 某（五二），脉右大弦，气喘，咳唾浊沫，不能着枕，喜饮汤水，遇寒病发。此属饮邪留于肺卫，如见咳，投以清润，愈投愈剧矣。

葶苈子，山东大枣。

医案选自：叶天士《临证指南医案》。

【原文】28. 呕家本渴，渴者为欲解。今反不渴，心下有支饮故也，小半夏汤主之（《千金》云：小半夏加茯苓汤）。

【浅释】呕吐后津气两伤，故曰呕家本渴。渴者为胃阳渐复，故曰渴者为欲解。呕家若不渴，则为心下有支饮之故，故用小半夏汤化饮止呕。

【原方原量】小半夏汤方

半夏一升，生姜半斤。

上二味，以水七升，煮取一升半，分温再服。

【常用剂量】半夏20g，生姜60g，两次治疗量。

【方歌】

小半夏汤两味方，二十半夏六十姜；

呕家不渴支饮故，或加茯苓眩悸康。

【医案选录】陆，鼻明，汤水下咽呕吐，右脉小欲歇，明是劳伤，肝乘胃反，小半夏汤加檀香泥炒白粳米。

医案选自：叶天士《临证指南医案》。

【原文】29. 腹满，口舌干燥，此肠间有水气，己椒苈黄丸主之。

【浅释】饮结肠间，气机壅滞，故腹满；津不上承，故口舌干燥。此肠间饮结成实，故予己椒苈黄丸治之。

【原方原量】己椒苈黄丸方

防己、椒目、葶苈（熬）、大黄各一两。

上四味，末之，蜜丸如梧子大，先食饮服一丸，日三服，稍增，口中有津液。渴者，加芒硝半两。

【常用剂量】可做汤剂

防己15g，椒目15g，葶苈15g，大黄15g，两次治疗量。

【方歌】

肠间有水口舌干，己椒苈黄泄腹满；

四般药物等同量，渴加芒硝证须辨。

【医案选录】经方大师胡希恕医案

王某，男性，45岁，病历号3343，1978年4月27日初诊。痢疾后腹胀、腹水、下肢浮肿，诊断为肝硬化，已2个月。近症：腹胀纳差，右胁胀痛，头晕恶心，口苦咽干，低热乏力，苔黄，舌红，脉弦数。

证属里热水停，治以清热利水，予己椒苈黄丸合大柴胡汤加减：

木防己10g，葶苈子10g，川椒目10g，大黄6g，柴胡12g，半夏10g，黄芩

10g，枳壳 10g，白芍 10g，生姜 10g，大枣 4 枚。

结果：服药第 2 天，大便 1 日 2 次，小便增多。第 3 天下肢浮肿明显减轻，腹胀减，纳增。一周后腹水已不明显。据症加减：去利水药，加丹参、茵陈、当归等养肝和血药。12 月 29 日检查：GPT、TFT、TTT 皆正常。

医案选自：《经方传真——胡希恕经方理论与实践》。

【原文】30. 卒呕吐，心下痞，膈间有水，眩悸者，小半夏加茯苓汤主之。

【浅释】突然呕吐，心下部位痞塞不舒。此为膈间停水之故，眩者，清阳不升也；悸者，水气凌心也。治宜利水蠲饮，降逆止呕，用小半夏加茯苓汤。

【原方原量】小半夏加茯苓汤方

半夏一升，生姜半斤，茯苓三两（一法四两）。

上三味，以水七升，煮取一升五合，分温再服。

【常用剂量】半夏 20g，生姜 60g，茯苓 20g，两次治疗量。

【方歌】

小半夏汤两味方，二十半夏六十姜；

呕家不渴支饮故，或加茯苓眩悸康。

【医案选录】朱左，停饮凝痰，聚于胃府，胃府之气，升多降少，五十日辄呕黏痰涎水，二便不利，脉象沉弦。夫痰之与津，本属同类，清气化，则津随气布而上供；清气不化，则液滞为痰而中阻。气之化与不化，悉视脾阳之转运如何，所以《金匮》有饮家当以温药和之之例也。然刚燥之药，多服劫阴，攻逐之剂，正虚难任，惟有分其清浊，使清津上升，浊液下降，虽难霍愈，或可减轻耳。

制半夏二钱，云茯苓八钱，老生姜一钱，来复丹一钱，药汁送下。

医案选自：张聿青《张聿青医案》。

【原文】31. 假令瘦人脐下有悸，吐涎沫而癫眩，此水也，五苓散主之。

【浅释】《医宗金鉴》："瘦人"之"瘦"字，当是"病"字。"癫眩"之"癫"字，当是"颠"字，颠者头也。文义相属，此传写之讹。

病人脐下悸动者，水饮在下也；吐涎沫者，水邪逆胃也；头晕目眩者，清阳不升也。治当化气利水，导饮下出，用五苓散。

【医案选录】陈××，男，38 岁。因夏暑劳动汗出，未得休息，即用井水淋浴，致微寒壮热，肌肤栗起，头痛无汗，舌苔薄白，脉象浮大，曾用五物香薷饮加杏仁、竹叶两剂，汗出热退；但头眩短气，渴欲热饮而不能饮，小腹胀满，小便不利。此水停下焦，津不上承所致，拟温化膀胱之气，以利小便为法。用五苓散：茯苓15g，白术10g，泽泻10g，桂枝6g，猪苓10g。共研为末，每服10g，温开水下，日三服，未终剂而小便通利，诸症霍然。

医案选自：谭日强《金匮要略浅述》。

【原文】附方

《外台》茯苓饮，治心胸中有停痰宿水，自吐出水后，心胸间虚气，满不能食，消痰气，令能食。

茯苓、人参、白术各三两，枳实二两，橘皮二两半，生姜四两。

上六味，水六升，煮取一升八合，分温三服，如人行八九里进之。

【医案选录】某，脉沉弦，饮泛呛咳，乃下虚无以制上。议早服肾气丸，摄纳下焦散失，以治水泛之饮。午服外台茯苓饮，转旋中焦，使食不致酿痰，茯苓饮去术。

医案选自：叶天士《临证指南医案》。

【原文】32. 咳家，其脉弦，为有水，十枣汤主之。

33. 夫有支饮家，咳烦，胸中痛者，不卒死，至一百日、一岁，宜十枣汤。

【浅释】弦脉主水饮。经常咳嗽的人，出现弦脉，当考虑是否为水饮所致。若属水饮射肺所致，正气尚不虚者，当用十枣汤峻逐水饮。

素患支饮的人，水饮射肺则咳，水气凌心则烦，水结在胸则痛。此为支饮重证，然不至于卒死，疾病迁延百日或一年左右，正气仍不虚者，可以十枣汤攻逐水饮。

【原文】34. 久咳数岁，其脉弱者可治，实大数者死。其脉虚者必苦冒，其人本有支饮在胸中故也，治属饮家。

【浅释】久咳者，素患支饮故也。其脉虚，主正气已虚，而水饮不甚。若脉实大数者，主邪胜正虚，所谓"大则病进，小则平"是也。其脉虚者，清气不升，加之水饮蒙蔽清窍，故其人苦冒，当遵循治疗痰饮的一般原则进行治疗，即"病痰饮者，当以温药和之"，曹颖甫主张治以泽泻汤。

【原文】35. 咳逆，倚息不得卧，小青龙汤主之（方见上及肺痈中）。

【浅释】外有表寒，内有支饮，表里同病，肺失宣降，阻遏肺气，气逆不降，故咳逆倚息不得卧，治当表里双解，用小青龙汤。

【原文】36. 青龙汤下已，多唾口燥，寸脉沉，尺脉微，手足厥逆，气从小腹上冲胸咽，手足痹，其面翕热如醉状，因复下流阴股，小便难，时复冒者，与茯苓桂枝五味子甘草汤，治其气冲。

【浅释】此条紧接上一条。

《医宗金鉴》：小"青龙汤下已"之"下"字，当是"汗"字，大小青龙皆汗剂，必是传写之讹。

小青龙汤本为汗剂，可施于正气不虚之人。若虚人服之，辛热耗阴，辛散伤阳，出现阴阳两虚之变证。多唾口燥，阴伤而饮未尽也；寸脉沉主饮，尺脉微、手足厥逆为阳虚见症；表气虚则手足痹。虚阳上浮则面翕热如醉状；下焦阳气被伤，气化不利，故小便难；清阳不升则冒；阴虚阳浮，故冲气上逆。此当通阳和阴，先治其冲气，与茯苓桂枝五味子甘草汤。

【原方原量】桂苓五味甘草汤方

茯苓四两，桂枝四两（去皮），甘草三两（炙），五味子半升。

上四味，以水八升，煮取三升，去滓，分三温服。

【常用剂量】茯苓40g，桂枝40g，炙甘草30g，五味子24g，三次治疗量。

【方歌】

桂苓五味甘草汤，平冲降逆敛元阳；

廿四五味三十草，四十桂苓效非常。

【医案选录】1. 申左，咳嗽气喘，卧难着枕，上气不下，必下冲上逆，脉象沉弦。谅由年逾花甲，两天阴阳并亏，则痰饮上泛，饮与气涌，斯咳喘矣。阅前方叠以清肺化痰，滋阴降气，不啻助纣为虐。况背寒足冷，阳气式微，藩篱疏撤，又可知也。仲圣治饮，必以温药和之，拟桂苓甘味合附子都气，温化痰饮，摄纳肾气。

桂枝（八分），云苓（三钱），炙甘草（五分），五味子（五分），生白术（五钱），制半夏（二钱），炙远志（一钱），炒补骨脂（五钱），熟附块（五钱），怀山药（三钱），大熟地（炒松，三钱），核桃肉（二枚）。

医案选自：《丁甘仁医案》。

2. 孙，未交冬至，一阳来复，老人下虚，不主固纳，饮从下泛气阻升降，而为喘嗽。发散寒凉苦泻诸药，焉得中病。仲景云饮家而咳，当治饮，不当治咳。后贤每每以老人喘嗽，从脾肾温养定论，是恪遵圣训也。

桂枝，茯苓，五味子，甘草汤代水，加淡姜枣。

医案选自：叶天士《临证指南医案》。

【原文】37. 冲气即低，而反更咳，胸满者，用桂苓五味甘草汤，去桂加干姜、细辛，以治其咳满。

【浅释】本条承接上一条。

服桂苓五味甘草汤方后，冲气减轻，咳嗽胸满却显得严重了。此为肺中寒饮未除，饮阻气机，肺气上逆所致。治当散寒蠲饮止咳，用苓甘五味姜辛汤。

【原方原量】苓甘五味姜辛汤方

茯苓四两，甘草三两，干姜三两，细辛三两，五味子半升。

上五味，以水八升，煮取三升，去滓，温服半升，日三服。

【常用剂量】茯苓20g，甘草15g，干姜15g，细辛3g，五味子12g，两次治疗量。

【方歌】

咳而胸闷有良方，苓甘五味姜辛汤；

甘苓三辛十二味，十五甘草十五姜。

【医案选录】Qrozco，女，37岁，菲律宾人。

2011-08-15

哮喘12年。

哮喘每天发作，时流鼻涕，喉中有痰，易汗出，怕风寒，天气变化时哮喘发作，饮食油腻后容易发病。舌暗红，苔薄白，脉沉细。

与苓甘五味姜辛汤：

茯苓60g，炙甘草45g，干姜45g，细辛45g，北五味子45g。1剂。以水8杯，煎剩下3杯，分6次服，每次服半杯，每日3次。

2011-08-18

上药服后，痰已除，不流涕，不怕风寒，发作次数减少，不每天发作，只昨天早上仍有一次作喘。舌脉基本如前，两关稍滑。症情缓和，以天灸疗法治之。

医案选自：李宇铭《原剂量经方治验录》。

【原文】38. 咳满即止，而更复渴，冲气复发者，以细辛、干姜为热药也。服之当遂渴，而渴反止者，为支饮也。支饮者，法当冒，冒者必呕，呕者复内半夏，以去其水。

【浅释】本条承接上条。

服苓甘五味姜辛汤后，咳满已止，却又出现口渴，此为支饮已去之故。冲气复发者，因干姜、细辛为辛热之药，辛热耗阴，阴虚火逆则冲气复发。饮已去，冲气复发，则仍当治其冲气。

服苓甘五味姜辛汤后，不口渴者，为支饮未去之故，同时，支饮逆于胃则呕，上蒙清窍则冒，当于苓甘五味姜辛汤内加半夏，以去水降逆。

陈修园《金匮要略浅注》："此言咳满得细辛干姜而止，而冲气又因细辛干姜而发者，宜于渴与不渴辨之。若渴不止者，另治其冲；若渴即止而冒与呕者，惟治其水饮。半夏一味，去水止呕降逆，俱在其中，审其不渴，则用无不当矣。"

【原方原量】桂苓五味甘草去桂加干姜细辛半夏汤方

茯苓四两，甘草、细辛、干姜各二两，五味子、半夏各半升。

上六味，以水八升，煮取三升，去滓，温服半升，日三服。

【常用剂量】茯苓20g，炙甘草10g，细辛3g，干姜10g，五味子12g，半夏15g，两次治疗量。

【方歌】

十二五味细辛三，姜草十克茯苓甘；

冒呕须加十五夏，水去正复病疾瘥。

【医案选录】某（三四），舌白，咳逆不渴，非饮象而何，宜宣温药和之：

杏仁，苡仁，半夏，干姜，粗桂枝，茯苓，浓朴，炙草。

医案选自：叶天士《临证指南医案》。

【原文】39. 水去呕止，其人形肿者，加杏仁主之。其证应内麻黄，以其人遂痹，故不内之。若逆而内之者，必厥。所以然者，以其人血虚，麻黄发其阳故也。

【浅释】承接上条。

服苓甘五味姜辛半夏汤后，胃内水饮已去，呕吐亦止，但肺饮未去。肺主皮毛，水气四溢，故其人形肿，于法当加麻黄以发越在表之水气，使水气从汗而解；可其人吐后血虚，手足麻痹，虑其血虚，故不应再汗，但于汤内加杏仁通利肺气即可。若不顾患者血虚而使用麻黄，呕后复汗，进一步耗阴伤阳，则会出现厥逆的变证。

【原方原量】苓甘五味加姜辛半夏杏仁汤方

茯苓四两，甘草三两，五味子半升，干姜三两，细辛三两，半夏半升，杏仁半升（去皮尖）。

上七味，以水一斗，煮取三升，去滓，温服半升，日三服。

【常用剂量】茯苓20g，甘草15g，五味子12g，干姜15g，细辛3g，半夏15g，杏仁10g，两次治疗量。

【方歌】

苓甘五味姜辛汤，其人形肿加杏良；

杏仁称取一十克，原方增量甘辛姜。

【医案选录】经方大师胡希恕医案

黄某，女，38岁，1966年2月12日初诊。咳嗽已半月不愈，咳吐白痰，咽痒胸闷，口干不思饮，鼻流清涕，颜面浮肿，大便溏稀，日1~2行，舌苔白腻，脉滑右寸浮。

此属寒饮内盛，外溢于表之证，治以温中化饮，稍佐解表，予苓甘五味姜辛夏杏汤：

茯苓12g，炙甘草10g，细辛6g，干姜6g，五味子10g，清半夏10g，杏仁15g。

结果：上药服1剂，咳即止，3剂后浮肿消，他症也渐好转。

医案选自：《经方传真——胡希恕经方理论与实践》。

【原文】40. 若面热如醉，此为胃热上冲熏其面，加大黄以利之。

【浅释】承接上条。

肺有支饮，当与苓、姜、辛等热药温化水饮。如患者为阳明实热之体，用辛热药后，进一步损耗胃家津液，出现胃热上冲其面，面热如醉的情形，还当有便秘等见症，但于上方加一味大黄，以泄阳明实热。如此，辛热化其支饮，苦寒泄其胃热，寒热同用，各自为功，并行不悖。

【原方原量】苓甘五味加姜辛半杏大黄汤方

茯苓四两，甘草三两，五味子半升，干姜三两，细辛三两，半夏半升，杏仁半升，大黄三两。

上八味，以水一斗，煮取三升，去滓，温服半升，日三服。

【常用剂量】茯苓20g，甘草15g，五味子12g，干姜15g，细辛3g，半夏15g，杏仁10g，大黄15g，两次治疗量。

【方歌】

苓甘五味姜辛汤，加杏加夏加大黄；

十五大黄须同煎，釜底抽薪泻胃肠。

【医案选录】经方大师胡希恕医案

王某，男，43岁，1966年1月31日初诊。自幼咳喘，反复发作，今咳喘月余，吐白痰多，晚上喘重，不能平卧，胸闷心烦，口干不思饮，大便干结，小便如常，舌苔白腻，脉弦细。

证属寒饮内停，郁久化热，呈太阴阳明合病，治以温中化饮，佐清阳明，与苓甘五味姜辛夏杏大黄汤：

茯苓 12g，炙甘草 10g，五味子 10g，干姜 6g，细辛 6g，半夏 12g，杏仁 12g，大黄 6g。

结果：上药服 1 剂，自感喘已，继服 2 剂，咳痰大减。二诊改半夏厚朴汤加味 3 剂，自感无不适。

医案选自：《经方传真——胡希恕经方理论与实践》。

【原文】41. 先渴后呕，为水停心下，此属饮家，小半夏茯苓汤主之。

【浅释】本篇第 28 条："呕家本渴，渴者为欲解，今反不渴，心下有支饮故也，小半夏汤主之。"可与本条互参。

本条为水停心下，津不上承则渴，水饮逆胃则呕，属水饮，治宜小半夏加茯苓汤。

消渴小便不利淋病脉证并治第十三

【原文】1. 厥阴之为病，消渴，气上冲心，心中疼热，饥而不欲食，食即吐，下之不肯止。

【浅释】《医宗金鉴》：此条是《伤寒论》厥阴经正病，与杂病消渴之义不同，必是错简。

杂病消渴，消谷善饥，饮一溲一；厥阴消渴，饥而不欲食，食即吐。

【原文】2. 寸口脉浮而迟，浮即为虚，迟即为劳，虚则卫气不足，劳则荣气竭。

趺阳脉浮而数，浮即为气，数即消谷而大坚（一作紧）。气盛则溲数，溲数即坚，坚数相搏，即为消渴。

【浅释】本条论述了虚劳消渴与胃热消渴的病机。

寸口脉包括寸、关、尺三部。寸口脉浮，浮而无力主阴血不足。脉迟主阳虚，阴阳俱虚，是为虚劳，虚劳不足，虚热内生，可致消渴。

趺阳脉候胃，浮而有力为气有余，数主热，胃热有余，故消谷善饥；热盛津伤则便坚；中焦有热，脾为热所约，津液转输不利，偏渗膀胱，故小便数。此即消渴。

【原文】3. 男子消渴，小便反多，以饮一斗，小便一斗，肾气丸主之。（方

见脚气中）

【浅释】本条论述了下焦阳虚的证治。

肾阳虚弱，阳虚不固，故小便多，饮一溲一，与肾气丸。首句冠以"男子"，意在强调与房劳过度、肾气亏损有关；非但男子，女子亦有患消渴者。

【医案选录】孙东宿治一书办，年过五十，酒色无惮，忽患下消证，一日夜小便二十余度，清白而长，味且甜，少顷凝结如脂，色有油光。他医治半年不验，腰膝以下皆软弱，载身不起，饮食减半，神色大瘁。孙诊之，六部大而无力。《经》云：脉至而从，按之不鼓，诸阳皆然。法当温补下焦，以熟地六两为君；鹿角霜、山茱萸各四两，桑螵蛸、鹿角胶、人参、茯苓、枸杞、远志、菟丝、山药各三两为臣；益智仁一两为佐；桂、附各七钱为使，蜜丸。早晚盐汤送四五钱，不终剂而愈。此证由下元不足，无气升腾于上，故渴而多饮，饮多小便亦多也。今大补下元，使阳气充盛，熏蒸于上，则津生而渴止矣。

医案选自：俞震《古今医案按》。

【原文】4. 脉浮，小便不利，微热消渴者，宜利小便、发汗，五苓散主之（方见上）。

5. 渴欲饮水，水入则吐者，名曰水逆，五苓散主之（方见上）。

【浅释】第4条：脉浮、微热，为有表邪，小便不利、消渴者为水停下焦，气化不利，津不上承所致，治宜外疏内利，两解表里，用五苓散。

第5条：下焦停水，气化不利，不能输布津液于上，故口渴多饮。水逆在胃，饮水则助饮，故水入即吐。此为水逆，治用五苓散。

【医案选录】渴欲饮水，水入则吐者，名曰水逆，五苓散主之。

苍术（三钱，炒枯），桂枝（三钱），藿香（三钱），云苓皮（六钱），半夏（五钱），猪苓（四钱），泽泻（四钱），姜汁（每杯三匙）三帖。

医案选自：吴鞠通《吴鞠通医案》。

【原文】6. 渴欲饮水不止者，文蛤散主之。

【浅释】肾阴不足，虚火灼津，故口渴；津液不布，故口渴饮水不能解，治用文蛤散。

《医宗金鉴》："文蛤即今吴人所食花蛤，性寒味咸，利水胜热，然屡试而不效。尝考五倍子亦名文蛤，按法制之名百药煎，大能生津止渴，故尝用之，屡试屡验也。"

【原方原量】文蛤散方

文蛤五两。

上一味，杵为散，以沸汤五合，和服方寸匕。

【原文】7. 淋之为病，小便如粟状，小腹弦急，痛引脐中。

【浅释】淋证，后世有五淋之分，即石淋、劳淋、血淋、气淋、膏淋是也，本条所论为石淋。石淋即小便淋沥涩痛的病证，膀胱热盛，炼液成石，故小便排出如粟状结石。结石阻滞气机，故小腹弦急，痛引脐中。

【原文】8. 趺阳脉数，胃中有热，即消谷引食，大便必坚，小便即数。

【浅释】可参本篇第2条之浅释。

尤在泾《金匮要略心典》："胃中有热，消谷引饮，即后世所谓消谷善饥。为中消者是也，胃热则液干，故大便坚。便坚则水液独走前阴，故小便数。亦即前条消渴胃坚之证，而列于淋病之下，疑错简也。"可参。

【原文】9. 淋家不可发汗，发汗则必便血。

【浅释】便血即溺血。

素患淋病之人，本膀胱湿热，阴津已亏。若再发汗虚其津液，则其热更甚，热迫血从小便而出，而成血淋之证。

【原文】10. 小便不利者，有水气，其人若渴，栝蒌瞿麦丸主之。

【浅释】水停下焦，阳虚不化，故小便不利；气化不利，津不上承，故口渴，用栝蒌瞿麦丸。

栝蒌瞿麦丸、肾气丸、五苓散、猪苓汤同为治小便不利的方剂，其中，栝蒌瞿麦丸是治疗下焦阳虚之小便不利，可视为肾气丸之变制。其区别在于，栝蒌瞿麦丸以润燥利水见长，肾气丸以阴中求阳、少火生气为特点；五苓散是治疗表有微热之小便不利，故用走表之桂枝；猪苓汤治疗热病伤阴、水热互结之小便不利。

陈修园《金匮要略浅注》："此言小便不利，求之膀胱，然膀胱之所以能出者，气化也。气之所以化者，不在膀胱而在肾，故清上焦之热，补中焦之虚，行下焦之水。各药中加附子一味，振作肾气，以为诸药之先锋。方后自注腹中温三字，为大眼目，即肾气丸之变方也。"

【原方原量】栝蒌瞿麦丸方

栝蒌根二两，茯苓三两，薯蓣三两，附子一枚（炮），瞿麦一两。

上五味，末之，炼蜜丸梧子大，饮服三丸，日三服；不知，增至七八丸，以小便利，腹中温为知。

【常用剂量】栝蒌根 10g，茯苓 15g，薯蓣 15g，附子 6g，瞿麦 6g，两次治疗量。

（注：栝蒌根为瓜蒌之根茎，瓜蒌反附子）

【方歌】

十五苓药十花粉，六克附麦记要真；

小便不利有水气，其人若渴效如神。

【医案选录】余某，72 岁，患小便点滴不通，曾用八正、五苓及西药利尿、导尿诸法均不效，患者拒用手术，经友人介绍而延余诊治。诊见：口渴甚苦而不欲饮，以水果自舐之，小便点滴不通，少腹胀急难忍，手足微凉，舌质胖有齿痕，苔黄腻偏干，脉沉细而数。诊为高年癃闭，投栝蒌瞿麦丸加车前子、牛膝：天花粉 12g，瞿麦 10g，茯苓 12g，山药 12g，牛膝 12g，车前子 12g（包），熟附子 10g。药服 1 剂，小便渐通，胀急略减。再服 3 剂，病去若失。

医案选自：《金匮要略讲义》第 2 版 [程昭寰. 谈《金匮》栝蒌瞿麦丸证. 山东中医杂志，1983（2）：8]

【原文】11. 小便不利，蒲灰散主之，滑石白鱼散、茯苓戎盐汤并主之。

【浅释】此列举小便不利的治疗方剂，一证三方。

蒲灰散由蒲黄、滑石组成，可清热利湿，化瘀通窍，适用于湿热瘀阻之小便不利证，可见小便短赤不利、尿道灼热疼痛、小腹拘急之症。

滑石白鱼散由滑石、乱发、白鱼（乃衣帛、书纸中之蠹虫）组成，其功效为清热利尿、止血消瘀，适用于湿热瘀结膀胱，瘀血较重之小便不利证，可见小便不利、尿血、尿道刺痛灼热等症。

茯苓戎盐汤由茯苓、白术、戎盐（青盐）组成，功效健脾利湿泄热，适用于脾虚湿重热轻之小便不利证，可见小便不利、余沥不尽、尿道热痛不甚，腹部胀痛等症。

【原方原量】

蒲灰散方：

蒲灰七分，滑石三分。

上二味，杵为散，饮服方寸匕，日三服。

滑石白鱼散方：

滑石二分，乱发二分（烧），白鱼二分。

上三味，杵为散，饮服半钱匕，日三服。

茯苓戎盐汤方：

茯苓半斤，白术二两，戎盐弹丸大一枚。

上三味，先将茯苓、白术煎成，入戎盐再煎，分温三服。

【常用剂量】蒲灰散方

蒲灰：滑石 = 7 : 3

依比例做散或汤，做散剂，每次服6g，一日服3次。

滑石白鱼散方：

滑石、乱发（烧）、白鱼各等分，为散，每次服6g，一日三服。

茯苓戎盐汤方：

茯苓60g，白术15g，戎盐适量。

水煎，两次治疗量。

【医案选录】1. 李时珍治一男子，病血淋，痛胀祈死。李以藕汁、发灰，每服一钱，服三日而血止痛除。

医案选自：魏之琇《续名医类案》。

2. 中书右丞合剌合孙病，小便数而少，日夜约二十余行，脐腹胀满，腰脚沉重，不得安卧。至元癸未季春，罗谦甫奉旨诊之，脉沉缓，时时带数。常记小便不利者有三，不可一例而论。若津液偏渗于肠胃，大便泄泻而小便涩少，一也，宜分利而已。若热搏下焦津液，则热涩而不行，二也，必渗泄则愈。若脾胃气涩，不能通利水道，下输膀胱而化者，三也，可顺气令施化而出也。今右丞平素膏粱，湿热内蓄，不得施化，膀胱窍涩，是以起数而见少也。当须缓之泄之，必以甘淡为主。遂用茯苓为君；滑石甘寒，滑以利窍，猪苓、琥珀之淡，以渗泄而利水道，三味为臣。脾恶湿，湿气内蓄，则脾气不治，益脾胜湿，必用甘为助，故以甘草、白术为佐。咸入肾，咸味下泄为阴，泽泻之咸以泻伏水。肾恶燥，急食辛以润之，津液不行，以辛散之。桂枝味辛，散湿润燥，此为因用，故以二物为使，煎用长流甘澜水，使下助其肾气。大作汤剂，令直达于下而急速也。两服减半，旬日良愈。

医案选自：俞震《古今医案按》。

【原文】12. 渴欲饮水，口干舌燥者，白虎加人参汤主之（方见中暍）。

【浅释】此条详见"伤寒论"部分。

阳明热盛耗气伤津，故渴欲饮水，口干舌燥。治宜清热润燥，益气生津，用白虎加人参汤。可见，白虎加人参汤亦可用于杂病之消渴病（上消）。

《医宗金鉴》：消渴则渴欲饮水，水入即消，而仍口干舌燥者，是热邪盛也，故以白虎加人参汤，清热生津也。

【医案选录】 李东垣治顺德安抚张耘夫，年四十余，病消渴，舌上赤裂，饮水无度，小便数多。李曰：消渴之为病，燥热之气盛也。《内经》云："热淫所胜，佐以甘苦，以甘泄之。"热则伤气，气伤则无润，折热补气，非甘寒之剂不能，故以人参、石膏各二钱半，甘草生炙各一钱，甘寒为君。启元子云："滋水之源，以制阳光。"故以黄连三分，酒黄柏、知母、栀子各二钱，苦寒泻热，补水为臣；当归、麦冬、白葵、兰香各五分，连翘、杏仁、白芷各一钱，全蝎一个，甘辛和血润燥为佐；以升麻二钱，柴胡三分，藿香二分，反佐以取之；桔梗三钱为舟辑，使浮而不下也，名之曰"生津甘露饮子"。为末，汤浸蒸饼和成剂，捻作饼子，晒半干，杵筛如米大，食后每服二钱，抄在掌内，以舌舐之，随津咽下。或白汤少许送下亦可，此治制之缓也。治之旬日，良愈。古人消渴，多传疮疡，以成不救之疾。此即效，亦不传疮疡，以寿考终。后以此方治消渴诸症，皆验。(《卫生宝鉴》)

医案选自：江瓘《名医类案》。

【原文】 13. 脉浮发热，渴欲饮水，小便不利者，猪苓汤主之。

【浅释】 脉浮、发热为里热达表所致，里热伤阴，水热互结，气化不利，故小便不利，治宜利水、滋阴、清热，用猪苓汤。

【医案选录】 廖某，男，65岁，中国香港人。

2013-08-09

前列腺癌放疗术后1年余。

易疲乏，眠易醒，夜尿4~6次，时觉咽中有痰，轻咳，痰色黄白，夜间咽干，突然欲小便则难忍，小便稍频，偶有突作右肩痛，平素恶寒，偶有阵作发热。近日目眩，偶耳鸣，易汗出，面色浮红，鼻梁色青而暗，唇色暗而有瘀斑。舌暗红体胖，苔薄，中有裂纹，脉沉弦而涩。

阴血偏虚，虚火上炎，水停于下，与猪苓汤。

滑石15g，阿胶15g（烊），泽泻15g，猪苓15g，茯苓15g。3剂。以水四碗，煎剩下2碗，去渣，烊化阿胶，分3次温服。可重配3剂。

2013-08-09（日期疑错）

上药服6剂后，小便较畅，无尿不尽感，夜尿3~4次，疲乏减轻。近日无阵作发热，无目眩，无耳鸣，咽干减。刻下夜间稍有轻咳，痰白，睡眠一般，易醒，目眵多，咽干。舌如前，脉沉虚而涩，右关弦。

病情缓减，改以丸药治之。

熟地黄 90g，怀山药 60g，山萸肉 60g，茯苓 45g，泽泻 45g，牡丹皮 45g，北五味子 30g，黄柏 30g，知母 15g，当归尾 30g，白芍 45g，赤芍 30g。

上药共研细末，炼蜜为丸，每丸重 10g，每日 3 次，每次 1 丸。

医案选自：李宇铭《原剂量经方治验录》。

水气病脉证并治第十四

【原文】1. 师曰：病有风水、有皮水、有正水、有石水、有黄汗。风水，其脉自浮，外证骨节疼痛，恶风；皮水，其脉亦浮，外证胕肿，按之没指，不恶风，其腹如鼓，不渴，当发其汗；正水，其脉沉迟，外证自喘；石水，其脉自沉，外证腹满不喘；黄汗，其脉沉迟，身发热，胸满，四肢头面肿，久不愈，必致痈脓。

【浅释】本条论述了水气病的分类。

依据脉象可分为两类，即脉浮类水气病和脉沉类水气病。

脉浮类：包括风水和皮水，因其脉浮，病在表，均可用汗法，使水湿从汗而解。

风水：为外感风邪，内有水气，水湿泛滥肌表所致，伤于风者，上先受之，故以颜面部水肿为主，其他尚有明显的外证，如脉浮、骨节疼痛、恶风。

皮水：为外受湿邪，内有水气，水湿泛滥肌表所致，因水湿在表，故按之没指、脉浮，伤于湿者，下先受之，故以人体下部水肿为主。与风邪无关，故不恶风；湿为阴邪，故不渴；病不在里，不关脾肾，故"其腹如故而不满"。

脉沉类：正水、石水、黄汗。

正水：上焦阳虚，水湿不化，故喘，水湿在里，阴盛阳微，故脉沉迟。

石水：下焦阳虚，水寒不化，凝结如石，病在里，与肾阳虚衰密切相关，故脉自沉，但腹满而不喘。

正水和石水，病均在里，均与阳虚有关，故均以"温里行水"为法进行治疗。

黄汗：为水湿在里，阳郁化热，泛滥肌腠所致。里有寒饮，故脉沉迟；阳郁化热，故身发热；湿热阻滞气机，故胸满；水气外渍肌腠，故四肢头面肿；湿热日久不愈，可酿生痈脓。

【原文】2. 脉浮而洪，浮则为风，洪则为气。风气相搏，风强则为瘾疹，身体为痒，痒为泄风，久为痂癞。气强则为水，难以俯仰。风气相击，身体洪肿，汗出乃愈，恶风则虚，此为风水。不恶风者，小便通利，上焦有寒，其口多涎，此为黄汗。

【浅释】风与水相兼为病，故脉浮而洪。其风气胜于水气者，则身痒。因风性开泄，故汗出，称为"泄风"。泄风日久，则化脓结痂，称为"痂癞"，即风燥疮。

若水气胜于风气，则为风水，风水者，通身浮肿（《医宗金鉴》："身体洪肿"作"身体浮肿"），腹水则肿满喘促，难以俯仰。卫气虚则恶风，汗出则水从汗泄而愈，故风水的治疗，应因势利导，采用汗法。

其不恶风者，名为黄汗。上焦水寒，故口多涎，此黄汗尚未化热。邪不关下焦，气化未受影响，故小便通利。

【原文】3. 寸口脉沉滑者，中有水气，面目肿大，有热，名曰风水。视人之目窠上微拥，如蚕新卧起状，其颈脉动，时时咳，按其手足上，陷而不起者，风水。

【浅释】风水初起，邪正相争于肌表，则脉浮。风水日久，外无表证，水气已盛，则脉沉滑。脉沉为水，脉滑为风，风郁于经，水阻卫气，故有热。风水者，眼胞浮肿如卧蚕，面目肿大，水气上逆则颈部动脉搏动显著。水气射肺则咳，水气外溢四肢，则手足有凹陷性水肿。

【原文】4. 太阳病，脉浮而紧，法当骨节疼痛，反不疼，身体反重而酸，其人不渴，汗出即愈，此为风水。恶寒者，此为极虚，发汗得之。渴而不恶寒者，此为皮水。身肿而冷，状如周痹，胸中窒，不能食，反聚痛，暮躁不得眠，此为黄汗，痛在骨节。咳而喘，不渴者，此为脾胀，其状如肿，发汗即愈。然诸病此者，渴而下利，小便数者，皆不可发汗。

【浅释】太阳病，恶寒发热头痛也，风寒袭表，脉浮紧，则应当有骨节疼痛的见症。今不疼，却出现体重而酸的见症，此为太阳伤湿的见症。面目浮肿，其人不渴，则为风水，风水者，宜从汗解；若发汗不当，或虚人发汗，汗后伤阳，故其人恶寒。

若其人渴而不恶寒，则为皮水。本篇第1条云："风水，不恶风，不渴。"似与本条不符。第1条云腹满如故，是水在表而不在里，不关里气之气化，故第一条云不渴。本条有身肿而冷（腹肿），可知水邪偏于里，水阻里阳，阳不外达故冷，阳不布津故渴，病在里，病水而伤风，故无恶寒发热。

水湿停聚肌表，经气不畅，故周身疼痛如痹状；阳气滞于胸中，则胸中窒塞而痛；湿邪困脾，则不能食；湿盛阳微，入暮则阴盛阳衰，阴加于阴则病甚，故暮躁不得眠，此为黄汗。

《医宗金鉴》："脾胀"作"肺胀"，"发汗即愈"下有"越婢加术汤主之"。"咳而上气，此为肺胀"，外感风寒，肺有停水，肺失宣降而咳喘，即病肺胀。肺有水饮，不关脾肾，不影响气化，故不渴；肺为水上之源，下可通调水道，外和皮毛，故肺胀者身肿。其证类似于风水，可用汗法治疗，使水寒从汗而解。

像以上这样的病证，若渴而下利、小便数者，皆不可使用汗法治疗，以其津液不足，恐汗再伤津液也。

【原文】5. 里水者，一身面目黄肿，其脉沉，小便不利，故令病水。假如小便自利，此亡津液，故令渴也。越婢加术汤主之（方见中风）。

【浅释】谭日强《金匮要略浅述》：《脉经》条首有"师曰"二字，"黄肿"作"洪肿"。

那么，此条应为："师曰：皮水者，一身面目洪肿，其脉沉，小便不利，故令病水，越婢加术汤主之。假如小便自利，此亡津液，故令渴也。"

皮水，水浸皮肉肌腠，故一身面目洪肿；水盛则阳虚，故脉沉，阳虚则气化不利，故小便不利。水湿内停，郁久则化热，治宜发汗利水，兼清里热，用越婢加术汤。

若小便自利者，津液已不足，故口渴。津液不足者，当禁发汗，是故"越婢加术汤主之"七字应在"故令病水"之后。

【医案选录】陈某，女性，16岁，学生。月经来潮时受湿，经后周身浮肿。人民医院门诊诊断为急性肾小球肾炎，治疗无效，就诊于余。患者头面及四肢肿大如水泡，周身皮肤光泽，按之凹陷。询其小便短涩，大便不畅，一身沉重，精神萎靡，嗜睡，气促，纳差，舌质润苔薄白，其脉浮数。病属皮水夹热兼脾虚湿盛证，治应发汗散水，兼清郁热。方用越婢加术汤原方：麻黄、石膏、白术、甘草、生姜、大枣。3剂，水煎服。服完2剂，身微汗、小便略畅；服完3剂，微微汗出，小便畅通，浮肿全消，思食。复诊：面苍白，精神略差，脉缓。处以六君子汤加当归、黄芪，调理脾胃，和其营血，康复如常。

医案选自：《金匮要略讲义》第2版（湖南省中医药研究所．湖南老中医医案选·第一辑．长沙：湖南科学技术出版社，1980：37.）

【原文】6. 趺阳脉当伏，今反紧，本自有寒，疝瘕，腹中痛，医反下之，下之即胸满短气。

7. 趺阳脉当伏，今反数，本自有热，消谷，小便数，今反不利，此欲作水。

【浅释】水气病，根据趺阳脉的变化，分为虚寒和实热两种类型。

水气病，趺阳脉应该是伏脉，今不伏反紧，紧脉主寒，其人素体虚寒，当病疝瘕、腹中痛。趺阳脉候脾胃，里寒者，宜温之，若误用了下法，徒伤阳气，水寒不化，出现胸满短气的变证，此为水气病之属虚寒者。

水气病，趺阳脉应该是伏脉，今不伏反数，数则主热，热则消谷，小便当数，今小便不利，此为水热互结，气化不利所致。水气不行，有水聚之势，故曰"此欲作水"，此为水气病之属实热者。

【原文】8. 寸口脉浮而迟，浮脉则热，迟脉则潜，热潜相搏，名曰沉；趺阳脉浮而数，浮脉即热，数脉即止，热止相搏，名曰伏；沉伏相搏，名曰水。沉则络脉虚，伏则小便难，虚难相搏，水走皮肤，即为水矣。

【浅释】此条费解，暂不释。

《医宗金鉴》："此条文义不属，不释。"

【原文】9. 寸口脉弦而紧，弦则卫气不行，即恶寒，水不沾流，走于肠间。少阴脉紧而沉，紧则为痛，沉则为水，小便即难。

【浅释】本条论述了肺肾与水气病的关系。

寸口脉候肺，寸口脉弦而紧，弦紧主水主寒，肺外主皮毛，寒气在外，卫阳郁遏，故恶寒。肺内主通调水道，肺不行水，故水留肠间，发为水气病。

少阴候肾，少阴脉沉而紧，沉主水，紧主寒，寒则痛。肾阳不足，寒从内生；肾阳不足，膀胱气化失司，故小便困难，因而形成水气病。

【原文】10. 脉得诸沉，当责有水，身体肿重。水病脉出者死。

【浅释】脉沉主水，水为阴邪，易阻遏阳气，阳气不畅，故脉沉，外证为身体浮肿沉重。若水气病者，水肿未消，而出现脉浮大无根，为虚阳外越、真气涣散之重证，故曰"水病脉出者死"。

【原文】11. 夫水病人，目下有卧蚕，面目鲜泽，脉伏，其人消渴。病水腹大，小便不利，其脉沉绝者，有水，可下之。

【浅释】本条论述了水气病水势较重者，可采用下法治疗。

水气病，眼胞、面目俱肿，水泛肌肤，故面目鲜泽；病水者，脉自伏，水盛气阻，水不化津，故消渴；气化不利，水液渗入腹腔，故小便不利、腹大积水；

水盛阻其气机，故脉沉绝，此脉沉绝为假象，水去则脉出，此可给予下法，去其水气为急。

本条只是提出了可用下法治疗水气病，但未出方剂。

陈修园《金匮要略浅注》："此言正水病，腹大、小便不利、脉道被遏而不出，其势已甚。子和舟车、神佑等丸，虽为从权救急之计，然虚人不堪姑试。余借用真武汤温补肾中之阳，坐镇北方以制水，又加木通、防己、川椒目以导之，守服十余剂，气化水行，如江河之沛然莫御矣。此本论中方外之方也。"

曹颖甫则主张用大黄附子细辛汤以治疗。

【原文】12. 问曰：病下利后，渴饮水，小便不利，腹满因肿者，何也？答曰：此法当病水，若小便自利及汗出者，自当愈。

【浅释】下利后津气两伤，津伤则渴而饮水，气伤则小便不利。脾肾阳虚，水湿不化，故腹肿而满。小便通利则水从下出，汗出则水从汗泄，此水有出路，阳气未衰，阳施阴化故也，故曰"自当愈"。

【原文】13. 心水者，其身重而少气，不得卧，烦而躁，其人阴肿。

【浅释】本条论述了心水病证，心阳虚则无以制水，水气泛溢则身肿；水气阻塞气机则少气；水气凌心，神不归舍，故不得卧；心阳郁遏，扰乱神明，故烦而躁。

《医宗金鉴》："其人阴肿"四字，当在肾水条内，错简在此。

【原文】14. 肝水者，其腹大，不能自转侧，胁下腹痛，时时津液微生，小便续通。

【浅释】本条论述了肝水的病证。

小便续通：小便时或通畅，时或不通畅。

肝失疏泄，水湿聚而不行，故病肝水。肝水者，水在肝之系，两胁有水，故腹大而胁下腹痛；腹水胀满，故不能自转侧。肝气主升而性疏泄，水液亦随肝气而上下也，故肝气升则时时津液微生，肝气降则小便续通。

【原文】15. 肺水者，其身肿，小便难，时时鸭溏。

【浅释】肺外主皮毛，下可通调水道。肺失宣降，外不能作汗以泄水，内不能下输水液于膀胱，故其身肿而小便难。肺与大肠相表里，水液不能从小便而出，反从其合，与糟粕混成鸭溏也。

【原文】16. 脾水者，其腹大，四肢苦重，津液不生，但苦少气，小便难。

【浅释】脾主腹与四肢，脾虚水泛，故腹大，四肢水肿而沉重；脾虚不运，则津液不生；脾虚则气血无以化源，故少气；水气不化则小便难。

【原文】17. 肾水者，其腹大，脐肿腰痛，不得溺，阴下湿如牛鼻上汗，其足逆冷，面反瘦。

【浅释】肾为水脏，肾阳虚衰，不能行水，水停腹中，故其腹大、脐肿。腰为肾之府，水阻气机故腰痛。肾阳虚，膀胱气化不利，故不得溺、阴下潮湿。阳虚寒生，故其足逆冷。曹颖甫《金匮发微》："头为诸阳之会，水气作于少阴，阴不过阳，故肿不及面部而反瘦……"

【原文】18. 师曰：诸有水者，腰以下肿，当利小便；腰以上肿，当发汗乃愈。

【浅释】腰以下水肿者，水在里在下，治宜利小便而泄水；腰以上水肿者，水在上在表，治宜发汗，使水气从汗而解。

发汗、利小便之法，即《内经》之"开鬼门，洁净府"之法，适用于阳证、实证之水肿。

【原文】19. 师曰：寸口脉沉而迟，沉则为水，迟则为寒，寒水相搏，趺阳脉伏，水谷不化，脾气衰则鹜溏，胃气衰则身肿。少阳脉卑，少阴脉细，男子则小便不利，妇人则经水不通。经为血，血不利则为水，名曰血分。

【浅释】寸口脉包括寸、关、尺三部。寸口脉沉而迟，沉为水，迟为寒，阳虚则寒水不化，寒水不化则相合而成水肿。趺阳脉内候脾胃，趺阳脉伏主脾胃阳虚，脾虚不运则水谷不化而鹜溏（鹜：野鸭），脾胃气虚则无以制水，水气泛滥而为身肿；少阳脉卑即少阳脉沉而弱，少阳主三焦，元气不足，三焦气化失常，水道不通；少阴候肾，少阴脉细主肾阳虚，肾阳虚则水气不化，故男子小便不利则为肿，妇女则经水不通。经水为血，血凝经停源于阳虚不运，阳虚血不行而水亦不化，水不化则病水肿。此水肿发于血凝经停之后，虽病于水，而实病于血，故曰"血分"。

【原文】20. 问曰：病有血分、水分，何也？师曰：经水前断，后病水，名曰血分，此病难治；先病水，后经水断，名曰水分，此病易治。何以故？去水，其经自下。

【浅释】先病经闭后病水者，称为"血分"；先病水后病经闭者，称为"水分"。血分，水为血阻，病在血分，属里，病位较深，故曰"此病难治"；水分，病在水液，水液内停，影响血之运行，此去水则血自通，故曰"此病易治"。

【原文】21. 问曰：病者苦水，面目、身体、四肢皆肿，小便不利。脉之，不言水，反言胸中痛，气上冲咽，状如炙肉，当微咳喘，审如师言，其脉何类？师曰：寸口脉沉而紧，沉为水，紧为寒，沉紧相搏，结在关元。始时当微，年盛不觉，阳衰之后，营卫相干，阳损阴盛，结寒微动，肾气上冲，喉咽塞噎，胁下急痛。医以为留饮而大下之，气击不去，其病不除。后重吐之，胃家虚烦，咽燥欲饮水，小便不利，水谷不化，面目手足浮肿。又与葶苈丸下水，当时如小差，食饮过度，肿复如前，胸胁苦痛，象若奔豚，其水扬溢，则浮咳喘逆。当先攻击冲气令止，乃治咳；咳止，其喘自差。先治新病，病当在后。

【浅释】《医宗金鉴》："此条文义不属，不释。"

【原文】22. 风水，脉浮身重，汗出恶风者，防己黄芪汤主之。腹痛者加芍药。

【浅释】本条论述风水表虚的证治。

风邪袭表而致风水，故脉浮身重；表虚不固故汗出恶风，治宜益气固表，利水除湿，如有腹痛，可加白芍。

【医案选录】经方大师胡希恕医案

姚某，男性，23岁，病历号183376，初诊日期1965年12月11日。1965年5月诊断为肾小球肾炎，经激素治疗未能治愈。近仍乏力，纳差，心悸，双下肢浮肿，口干思饮，汗出恶风，苔白腻，脉细弦滑。尿常规：比重1.020，蛋白（＋＋＋），白细胞1～3/HP，红血球15～20/HP。

证属表虚里饮，治以固表利水，与防己黄芪汤：

防己10g，生黄芪12g，炙甘草6g，苍术10g，生姜10g，大枣4枚。

结果：上药服三剂，小便增多，双下肢肿减，汗出减少。继加减服用1个月，浮肿消除，唯感乏力，查尿常规：尿比重1.016，尿蛋白（＋），白细胞0～1/HP，红细胞1～10/HP。再继续随证治之，三个月后查尿蛋白为（±）。

医案选自：《经方传真——胡希恕经方理论与实践》。

【原文】23. 风水，恶风，一身悉肿，脉浮不渴，续自汗出，无大热，越婢汤主之。

【浅释】尤在泾《金匮要略心典》："脉浮不渴句，或作脉浮而渴，渴者热之内炽。"

本条论述了风水夹热的证治。风水，外有风邪在表，故恶风、脉浮；风为阳邪，其性开泄，故汗出；内有水气，故一身悉肿；水郁化热，故口渴；无大热者，谓外无大热。治宜发越水气，清热散邪，用越婢汤。若恶风加重或不解，可加附子以温里复阳；风水水势过盛者，可加白术以健脾除湿。

【原方原量】越婢汤方

麻黄六两，石膏半斤，生姜三两，大枣十五枚，甘草二两。

上五味，以水六升，先煮麻黄，去上沫，内诸药，煮取三升，分温三服。恶风者，加附子一枚，炮。风水加术四两。(《古今录验》)

【常用剂量】麻黄10g，石膏15g，生姜6g，大枣2枚，炙甘草6g。两次治疗量。

【方歌】

麻黄十克两枚枣，六克姜草十五膏；

风水恶风一身肿，麻黄先煮风水消。

【医案选录】经方大师胡希恕医案

佟某，男，63岁，初诊日期1965年7月6日。因慢性肾炎住某医院，治疗3个月效果不佳，尿蛋白波动在(+)~(+++)，无奈要求服中药治疗。近症：四肢及颜面皆肿，皮肤灰黑，腹大脐平，纳差，小便量少，汗出不恶寒，舌苔白腻，脉沉细。

此属水饮内停，外邪郁表，郁久化热，为越婢汤方：

麻黄12g，生姜10g，大枣4枚，炙甘草6g，生石膏45g。

结果：上药服1剂，小便即增多，喜进饮食，继服20余剂，浮肿、腹水消，尿蛋白(-)，病愈出院。

医案选自：《经方传真——胡希恕经方理论与实践》。

【原文】24. 皮水为病，四肢肿，水气在皮肤中，四肢聂聂动者，防己茯苓汤主之。

【浅释】皮水者脾虚水泛，故水在皮肤，四肢浮肿；阳郁四肢，气不得通，故四肢肌肉瞤动，治宜通阳化气，分消水湿，用防己茯苓汤。

【原方原量】防己茯苓汤方

防己三两，黄芪三两，桂枝三两，茯苓六两，甘草二两。

上五味，以水六升，煮取二升，分温三服。

【常用剂量】防己9g，黄芪9g，桂枝9g，茯苓18g，甘草6g，两次治疗量。

【方歌】

皮水为病五药施，防己茯苓汤要知；

十八茯苓六克草，九克防己芪桂枝。

【医案选录】何××，男，6岁。患肾炎已四个多月，面色苍白，四肢浮肿，精神疲倦，汗出恶风，食纳不佳，小便短少，舌质胖淡，脉缓无力。此脾气虚弱，卫阳不振之故，宜振奋卫阳，健脾制水为治。用防己茯苓汤：防己6g，茯苓10g，黄芪6g，桂木5g，甘草2g，加白术6g、陈皮3g。服5剂，食欲稍好，小便增加。再服5剂，浮肿消退，精神好转；后用参苓白术散加芡实、黑豆、粳米，共研细末，加糖和匀，蒸熟作健脾糕常服。半年后，据其家长云：患儿小便经多次化验正常，已恢复健康上学。

医案选自：谭日强《金匮要略浅述》。

【原文】25. 里水，越婢加术汤主之，甘草麻黄汤亦主之。

【浅释】《医宗金鉴》："里水"作"皮水"。

《医宗金鉴》：皮水表虚有汗者，防己茯苓汤固所宜也。若表实无汗有热者，则当用越婢加术汤。无热者，则当用甘草麻黄汤发其汗，使水外从皮去也。

【原方原量】甘草麻黄汤方

甘草二两，麻黄四两。

上二味，以水五升，先煮麻黄，去上沫，内甘草，煮取三升，温服一升，重覆汗出，不汗，再服。慎风寒。

【常用剂量】甘草6g，麻黄12g，两次治疗量。

【方歌】

里水甘草麻黄汤，十二麻黄先煮良；

六克甘草宜后入，温服取汗祛水殃。

【医案选录】方舆輗："往年，一男子六十余岁，患上证（谓皮水本方证也）。余一诊，即投甘草麻黄汤，服之一夜，汗出烦闷而死。后阅《济生方》曰：有人患气促，积久不瘥，遂成水肿，服此而效。但此药发表，老人、虚人不可轻用。余当弱冠，方药未妥，速读《济生》，乃大悔昨非。"（《金匮今释》引）

医案选自：谭日强《金匮要略浅述》。

【原文】26. 水之为病，其脉沉小，属少阴；浮者为风。无水虚胀者，为气；水，发其汗即已，脉沉者宜麻黄附子汤；浮者宜杏子汤。

【浅释】高学山《高注金匮要略》本条为："水之为病，其脉沉小，属少阴；

浮者为风。无水虚胀者为气，水病发其汗即已。脉沉者宜麻黄附子汤，浮者宜杏子汤。""水"字后面多一"病"字。

水气病，脉沉小者为肾水，脉浮者为风水；无水，但胀满者，则为气病（气滞或气虚），此切不可发汗治之。水病可予发汗之法治之，少阴脉沉者，宜发汗而温里，用麻黄附子汤。脉浮属风水者，可给予杏子汤。

关于杏子汤，后世多认为是麻杏石甘汤或甘草麻黄汤加杏仁。麻杏石甘汤用于风水兼肺有郁热者，甘草麻黄汤加杏仁用于风水而肺无热者，可参。

【原方原量】麻黄附子汤方

麻黄三两，甘草二两，附子一枚（炮）。

上三味，以水七升，先煮麻黄，去上沫，内诸药，煮取二升半，温服八分，日三服。

杏子汤方（未见，恐是麻黄杏仁甘草石膏汤）。

【常用剂量】麻黄9g，甘草6g，附子3g。两次治疗量。

【方歌】

九克麻黄宜先煮，六克甘草三克附；

少阴脉沉属正水，温阳发汗水气无。

【医案选录】金童，初病春温寒热，经治已愈，继因停滞，引动积湿，湿郁化水，复招外风。风激水而横溢泛滥，以致遍体浮肿，两目合缝，气逆不能平卧，大腹胀满，囊肿如升，腿肿如斗，小溲涩少，脉象浮紧，苔白腻，此为风水重症。急拟开鬼门，洁净府。

……

三诊：连投开鬼门，洁净府之剂，虽有汗不多，小溲渐利，遍体浮肿不减，咳嗽气逆如故，大腹胀满，苔白腻，脉浮紧。良由中阳受伤，脾胃困顿。阳气所不到之处，即水湿灌浸之所，大有水浪滔天之势，尚在重险一途。今拟麻黄附子甘草汤合真武、五苓、五皮，复方图治，大病如大敌，兵家之总攻击也。然乎否乎？质之高明。

净麻黄（四分），熟附块（一钱），生甘草（五分），猪云苓（各三钱），川椒目（二十粒），川桂枝（六分），生白术（一钱五分），福泽泻（一钱五分），陈广皮（一钱），大腹皮（二钱），水炙桑皮（二钱），淡姜皮（五分），汉防己（二钱）。

外以热水袋熨体，助阳气以蒸汗，使水气从外内分消也。

四诊：服复方后，汗多小溲亦畅，遍体浮肿渐退，气逆咳嗽渐平，大有转机之兆。自觉腹内热气蒸蒸，稍有口干，是阳气内返，水湿下趋之佳象，不可因其口干，遽谓寒已化热，而改弦易辙，致半途尽废前功也。仍守原法，毋庸更章。

原方加生熟苡仁（各三钱）。

医案选自：《丁甘仁医案》。

【原文】27. 厥而皮水者，蒲灰散主之（方见消渴中）。

【浅释】皮水者，身肿四肢亦肿。若水肿而四肢厥冷者，当具体分析其原因，此条所述之厥冷，与阳虚寒厥不同。此条所论之厥，为湿热内壅，阳气不通所致，故治以蒲灰散，利湿清热，通利小便。后世叶天士云"救阴不在血，而在津与汗；通阳不在温，而在利小便"，即是此意。

曹颖甫《金匮发微》：蒲灰，即溪涧中大叶菖蒲烧灰。

【医案选录】王一仁在广益医院治病，有钱姓男子，腹如鼓，股大如五斗瓮，臂如车轴之心，头面皆肿，遍体如冰，气咻咻若不续，见者皆曰必死。一仁商于刘仲华，取药房中干菖蒲一巨捆，炽炭焚之，得灰半斤，随用滑石和研，用麻油调涂遍体，以开水调服一钱，日三服，明日肿减大半。一仁见有效，益厚涂之，改服二钱，日三服。三日而肿全消，饮食谈笑如常人。乃知经方之妙，不可思议也。

医案选自：曹颖甫《金匮发微》。

【原文】28. 问曰：黄汗之为病，身体肿（一作重），发热汗出而渴，状如风水，汗沾衣，色正黄如蘗汁，脉自沉，何从得之？师曰：以汗出入水中浴，水从汗孔入得之，宜芪芍桂酒汤主之。

【浅释】表虚故汗出，汗出入水则水湿从外而入，水湿留于肌腠则身肿，湿阻阳气，阳郁不伸故脉沉，阳郁化热，故发热而渴，湿热内蕴，从土蒸化，故黄汗出。治宜固表祛湿，调和营卫，兼泄营热，用芪芍桂酒汤。

《医宗金鉴》："李升玺曰：按汗出浴水，亦是偶举一端言之耳。大约黄汗由脾、胃湿久生热，积热成黄，湿热交蒸而汗出矣。"

黄汗状如风水，但风水恶风，口不渴，头面、四肢甚则全身水肿，脉浮，风水治宜发汗宣肺散水。

【原方原量】黄芪芍桂苦酒汤方

黄芪五两，芍药三两，桂枝三两。

上三味，以苦酒一升，水七升，相和，煮取三升，温服一升，当心烦，服至六七日乃解。若心烦不止者，以苦酒阻故也（一方用美酒醯，代苦酒）。

【常用剂量】黄芪芍桂苦酒汤方

黄芪 50g，芍药 30g，桂枝 30g，醋 130ml。两次治疗量。

【方歌】

黄汗脉沉不恶风，发热而渴身体肿；

芪芍桂酒汤为主，固表祛湿兼泄营。

【医案选录】经方大师胡希恕医案

李某，女，30 岁，北京市工人。因长期低热来门诊治疗，屡经西医检查未见任何器质性病变，经服中药亦未效。症见口渴，汗出黄黏，恶风，虚极无力，下肢浮肿，自感身重，舌苔薄白，脉沉细。查黄疸指数正常，身体皮肤无黄染。

此为黄汗表虚津伤甚证，拟以黄芪芍药桂枝苦酒汤：

生黄芪 15g，白芍 10g，桂枝 10g，米醋 30g。

结果：上药服 6 剂，诸症尽除。

医案选自：《经方传真——胡希恕经方理论与实践》。

【原文】29. 黄汗之病，两胫自冷；假令发热，此属历节。食已汗出，又身常暮盗汗出者，此劳气也；若汗出已反发热者，久久其身必甲错；发热不止者，必生恶疮。若身重，汗出已辄轻者，久久必身瞤，瞤即胸中痛，又从腰以上必汗出下无汗，腰髋弛痛，如有物在皮中状，剧者不能食，身疼重，烦躁，小便不利，此为黄汗，桂枝加黄芪汤主之。

【浅释】《医宗金鉴》："此承黄汗，详申其证也。但文义未属，必是错简，不释。"

【原方原量】桂枝加黄芪汤方

桂枝三两，芍药三两，甘草二两，生姜三两，大枣十二枚，黄芪二两。

上六味，以水八升，煮取三升，温服一升，须臾饮热稀粥一升余，以助药力，温服取微汗；若不汗，更服。

【常用剂量】桂枝 30g，芍药 30g，炙甘草 20g，生姜 30g，大枣 8 枚，黄芪 20g。两次治疗量。

【方歌】

桂枝汤加二十芪，黄汉为病此方宜；

温服饮粥助药力，阳郁湿盛审病机。

【原文】30. 师曰：寸口脉迟而涩，迟则为寒，涩为血不足。趺阳脉微而迟，微则为气，迟则为寒，寒气不足，则手足逆冷，手足逆冷，则荣卫不利；荣卫不利，则腹满胁鸣相逐，气转膀胱，荣卫俱劳；阳气不通即身冷，阴气不通即骨疼，阳前通则恶寒，阴前通则痹不仁。阴阳相得，其气乃行，大气一转，其气乃散。实则失气，虚则遗尿，名曰气分。

【浅释】寸口脉迟涩，主阳虚与血虚；趺阳脉微而迟，主中焦阳气不足。阳虚则寒气独盛，故手足逆冷，腹满胁鸣；阴血不足则无以濡润筋骨、肌肉，故骨痛、肌肤麻木不仁。以上均为阴阳相失的结果，若阴阳相互协调，互为作用，则元气周流，气血畅通，水寒之气自消，气分病自愈。

由此可见，气分病为阳气不行，寒气不散，阴阳相失，大气不转所致。

《医宗金鉴》："名曰气分"之下，当有下条，"桂枝去芍药加麻黄细辛附子汤主之"，十五字。

【原文】31. 气分，心下坚，大如盘，边如旋杯，水饮所作。桂枝去芍药加麻辛附子汤主之。

【浅释】《医宗金鉴》："气分，心下坚，大如盘，边如旋杯，水饮所作"之十六字，当是衍文，观心下坚之本条自知。"桂枝去芍药加麻辛附子汤主之"十三字，当在上条气分之下，义使相属，正是气分之治法，必是错简在此。

【原方原量】桂枝去芍药加麻辛附子汤方

桂枝三两，生姜三两，甘草二两，大枣十二枚，麻黄二两，细辛二两，附子一枚（炮）。

上七味，以水七升，煮麻黄，去上沫，内诸药，煮取二升，分温三服，当汗出，如虫行皮中，即愈。

【常用剂量】桂枝15g，生姜15g，甘草10g，大枣4枚，麻黄10g，细辛3g，附子6g。两次治疗量。

【方歌】

十五桂枝十五姜，十克甘草十麻黄；

大枣四枚辛三克，六克附子祛病殃。

【医案选录】1.《方函口诀》：工藤球卿云，凡大气一转，为治万病之精义，而于血症为尤要。昔年一妇人患劳咳，咯血气急，肌热烙手，大肉尽削，脉甚细数。余以为死证，而一医以为可治，用桂姜草枣辛附汤，竟得痊愈。余大敬服，以此发明大气一转之理，得治乳岩、舌疽及诸翻花疮等数十人。翻花疮用黄辛附汤，盖因阴阳相隔，气无所统制，血肉失其交，以渐顽固，遂致出血。据《金匮》"阴阳相得，其气乃行，大气一转，其气乃散"，故拟用此汤也。一妇人患乳岩结核（即结节，非谓结核病——编者），处处糜烂，渐有翻花之兆，时时出血，至戊午初春，疼痛益甚，结核增长，卧床不能起。正月二十八日，与黄辛附

汤,四五日疼痛退,结核减,起床视事如平日。(《金匮今释》引)

医案选自:谭日强《金匮要略浅述》。

2. 西丰县张××,年十八九,患病数年不愈,来院延医。其症夜不能寐,饮食减少,四肢无力,常觉短气。其脉关前微弱不起。知系胸中大气下陷,故现种种诸症。投以升陷汤,为其不寐,加熟枣仁、龙眼肉各四钱,数剂痊愈。

张锡纯根据"大气一转,其气乃散"之理,发明了升陷汤。升陷汤:治胸中大气下陷,气短不足以息。或努力呼吸,有似乎喘。或气息将停,危在顷刻。其兼证,或寒热往来,或咽干作渴,或满闷怔忡,或神昏健忘,种种病状,诚难悉数。其脉象沉迟微弱,关前尤甚。其剧者,或六脉不全,或参伍不调。

生黄芪(六钱),知母(三钱),柴胡(一钱五分),桔梗(一钱五分),升麻(一钱)。

气分虚极下陷者,酌加人参数钱,或再加山萸肉(去净核)数钱,以收敛气分之耗散,使升者不至复陷更佳。若大气下陷过甚,至少腹下坠,或更作疼者,宜将升麻改用钱半,或倍作二钱。

医案选自:张锡纯《医学衷中参西录》。

【原文】32. 心下坚,大如盘,边如旋盘,水饮所作,枳术汤主之。

【浅释】脾虚生水,水停胃脘,与气相结,故心下坚。此水饮所作,治宜行气散结,健脾化饮,用枳术汤。

《医宗金鉴》:"心下坚,大如盘,边如旋盘,此里水所作也。似当下而不可下者,以坚大而不满痛,是为水气虚结,未可下也。故以白术倍枳实,补正而兼破坚,气行则结开,两得之矣。此里水不可下之和剂也。"(编者注:枳实用量大于白术。)

【原方原量】枳术汤方

枳实七枚,白术二两。

上二味,以水五升,煮取三升,分温三服,腹中软,即当散也。

【常用剂量】枳实30g,白术10g,两次治疗量。

【方歌】

枳术汤疗心下坚,水饮所作边如盘;

枳实三十术十克,煎服理当腹中软。

【医案选录】鲍艳举医案

徐某,女,25岁,个体户,2007年1月4日初诊,左下腹包块8年余。患者诉8年前曾去广东打工,由于不习惯南方水土以及饮食,出现习惯性便秘,自服果导片（2片/日）以通便。服用100片，右下腹出现一个良性包块，大小约3.5cm×5.0cm，质软，按之可移动或缩小，但不久又出现。后患者调动工作，习惯性便秘好转，但左下腹包块仍旧存在。腹部B超及腹部立卧位X片均未见异常，其余生化检查均正常。患者为求中医治疗，慕名请冯老诊治。刻诊：形体偏胖，精神可，左下腹可见3.5cm×5.0cm大小包块，质软，按之移动并呃逆，偶有牵拉感，余未见异常。食纳可，眠安，二便调，舌质淡，苔薄白腻，脉沉细。

请教冯老师，老师认为证属太阴病兼有水饮，予枳术汤：枳实10g，白术15g，苍术15g。5剂，水煎服。

结果：患者服用2剂后，自觉包块明显减小，包块牵拉感消失。又继服3剂，左下腹包块消失，随访至今未再复发。

按：该患者左下腹包块，现代医学通过各种检查均未明确诊断，而患者却有明显的不适，这就靠中医的辨证论治了。当时患者叙述完症状后，冯老立刻就背出了《金匮要略·水气病》的原文："心下坚，大如盘，边如旋盘，水饮所作，枳术汤主之。"冯老认为原文中的"旋盘"为古代做凉粉的盘子，但谓"边如旋盘"则说明边缘界限分明，再结合该患者的具体症状、体征以及舌脉，可判断此包块为水饮所作。由于患者当年打工时，水土不服，且又久用果导片，导致脾胃功能受损，运化失常，水饮内停而致包块内生，故用枳术汤：枳实行气、破结而消胀满，白术、苍术温中逐饮。方子虽小，但切合病机，用之神效，8年之疾得以速愈。

医案选自：《经方传真——胡希恕经方理论与实践》。

【原文】 附方

《外台》防己黄芪汤：治风水，脉浮为在表，其人或头汗出，表无他病，病者但下重，从腰以上为和，腰以下当肿及阴，难以屈伸（方见风湿中）。

黄疸病脉证并治第十五

【原文】 1. 寸口脉浮而缓，浮则为风，缓则为痹，痹非中风。四肢苦烦，脾色必黄，瘀热以行。

【浅释】 寸口脉浮而缓，浮主风，风为阳邪，故脉浮代指阳热，缓脉主湿，内应脾土。脉浮且缓，提示热与湿合，湿热困脾，脾主四肢，故四肢疲乏困顿、重滞不舒；黄为土色，湿热入于血分则为瘀热，湿瘀热郁，脾色外现，故为黄疸。

"脾色必黄，瘀热以行"，提示治疗黄疸，须治血。关幼波提出："治黄必活血，血行黄易却；治黄须解毒，毒解黄易除；治黄要化痰，痰化黄易散。"

【原文】 2. 趺阳脉紧而数，数则为热，热则消谷，紧则为寒，食即为满。尺脉浮为伤肾，趺阳脉紧为伤脾。风寒相搏，食谷即眩，谷气不消，胃中苦浊，浊气下流，小便不通，阴被其寒，热流膀胱，身体尽黄，名曰谷疸。

额上黑，微汗出，手足中热，薄暮即发，膀胱急，小便自利，名曰女劳疸，腹如水状，不治。

心中懊侬而热，不能食，时欲吐，名曰酒疸。

【浅释】 趺阳脉紧而数，趺阳内候脾胃，趺阳脉紧指脾寒（湿），趺阳脉数指胃热，胃热则消谷，脾寒（湿）则不运，故食即腹满。脾寒（湿）与胃热相合，湿热中阻，食谷后中气不升则头眩。湿热下注则膀胱气化不利，故小便不通。小便不通则湿热无有去路，湿热交蒸，内迫血分，发为黄疸，此黄疸因谷气不消所致，故称"谷疸"。

尺脉候肾，尺脉浮为肾阴亏损，虚阳外浮之象；黑色属肾，房劳伤肾，故额上黑；阴虚则内热，故微汗出、手足中热；薄暮即发，薄暮即傍晚，酉时为肾经当令，阴不胜阳，故薄暮即发；虚热内迫膀胱，故小腹拘急；肾阳不足，固摄无权，故小便自利。此因房劳伤肾所致，故称为"女劳疸"。女劳疸若出现腹水，为脾肾双败之候，故曰"难治"。

酒性湿热，长期饮酒或大量饮酒，则湿热内蕴，湿热阻于中焦，上扰其心，则心中懊恼而热；湿热困脾故不能食；湿热在胃，胃气不降反逆，故时欲吐；湿热熏蒸，入于血分，发为黄疸，因得之于饮酒，故称之为"酒疸"。

【原文】 3. 阳明病，脉迟者，食难用饱，饱则发烦头眩，小便必难，此欲作谷疸。虽下之，腹满如故，所以然者，脉迟故也。

【浅释】 实则阳明，虚则太阴。谷疸属胃热，脉当数，今脉迟，脉迟主脾阳虚弱，寒湿内生。寒湿在里，脾虚不运，故食难用饱。若饱食则脾虚不能消谷，中气不升则头眩，胃阳郁滞则发烦；寒湿不化，脾不转输津液，故小便难，小便难则湿邪无有出路，故曰"欲作谷疸"；阳明实热，可采用下法；太阴寒湿，愈下愈虚，故曰"虽下之，腹满如故，所以然者，脉迟故也"。

《伤寒论》："脉迟，尚未可攻""伤寒，发汗已，身目为黄，所以然者，以寒湿在里不解故也；以为不可下也，于寒湿中求之"。可与本条对照互参。

【原文】4. 夫病酒黄疸，必小便不利，其候心中热，足下热，是其证也。

【浅释】酒者，湿热之物，病酒疸者，热不解，湿不化，湿热相合，困于中焦脾胃，故小便不利。倘小便畅利，则湿热有所出路，湿热去，则不能发黄也。心中热即胃脘热，足下即胃经所过之处，足下热即胃经热也。

【原文】5. 酒黄疸者，或无热，靖言了，腹满欲吐，鼻燥，其脉浮者先吐之，沉弦者先下之。

6. 酒疸，心中热，欲呕者，吐之愈。

【浅释】靖言了：《脉经》作"靖言了了"，指神情安静，语言不乱。

酒疸无热者，热不挠心，故神情安静，语言不乱；湿热上蒸则鼻燥；湿热中阻气机则小腹满，胃气上逆则欲吐；脉浮者，湿热在上，宜因势利导而吐之；脉沉弦者，湿热在下，宜因势而下之。

【原文】7. 酒疸下之，久久为黑疸，目青面黑，心中如噉蒜齑状，大便正黑，皮肤爪之不仁，其脉浮弱，虽黑微黄，故知之。

【浅释】如第五条所述，酒疸脉沉弦者，宜先下之。若脉浮而误下，下之则伤其脾胃，热邪入脾，脾不统血则大便出血而色黑；若其人素有房劳所伤，下之则热邪入肾，肾之本色为黑，故久久变为黑疸，肾精伤则肾之本色外现，故目青面黑；酒疸本有湿热，误下则阴气更伤，虚热内生，故心中食蒜般灼热；精血伤则血痹，故皮肤麻木不仁。此皆为酒疸脉浮应吐反下之故也。

【原文】8. 师曰：病黄疸，发热烦喘，胸满口燥者，以病发时火劫其汗，两热所得。然黄家所得，从湿得之。一身尽发热而黄，肚热，热在里，当下之。

【浅释】"无湿不作疸"，黄疸，得之于湿热，此黄疸之常也；黄疸，得之于热病误汗者，此黄疸之变也。

热病本当汗解（或辛温或辛凉），若以火攻，劫夺其汗，此以热攻热也，两热相煽，故发热更甚；热扰心则烦，热壅肺则喘；心肺俱热，滞于胸中，则胸满；热邪劫阴则口燥。热不与湿合，则不能发黄，若与湿合，则病黄疸，黄疸者，一身尽热，一身尽黄。此但肚热，知热在里，宜因势利导，用下法以泄热。

本条未出方治，曹颖甫主张治以大黄硝石汤，沈明宗主张用栀子大黄汤。

【原文】9. 脉沉，渴欲饮水，小便不利者，皆发黄。

【浅释】脉沉主里，里热盛则渴欲饮水，湿郁则阻滞气机，故小便不利，湿热相合，热瘀湿郁于血分，故令发黄也。

【原文】10. 腹满，舌痿黄，燥不得睡，属黄家。（舌痿疑作身痿）

【浅释】《医宗金鉴》："舌痿黄"之"舌"字，当是"身"字，必传写之讹。

脾阳虚衰，寒湿内盛，脾不运化，故腹满；寒湿困脾，故身痿黄；寒湿中阻，阳气郁遏，故躁不得眠。此即为寒湿发黄。

寒湿发黄，病属太阴，宜理中、四逆辈温阳、散寒、祛湿。

【原文】11. 黄疸之病，当以十八日为期，治之十日以上瘥，反极为难治。

【浅释】《医宗金鉴》："高世栻：十八日，乃脾土寄旺于四季之期。十日，土之成数也。黄疸之病在于脾土，故当以十八日为期。然治之宜先，故治之十日以上即当瘥。至十日以上不瘥，而疸病反剧者，是谓难治，谓土气虚败不可治也。"

此条对于黄疸病的预后判断，虽是约略之数，但给人的启示是：若脏腑衰败，药石即无功矣。

【原文】12. 疸而渴者，其疸难治；疸而不渴者，其疸可治。发于阴部，其人必呕；阳部，其人振寒而发热也。

【浅释】病黄疸而渴者，里热炽盛，阴津已伤，故曰"难治"；不渴者，里热不甚，阴津未伤，故曰"可治"。里为阴，表为阳，湿热在里，其人则呕；湿热在表，其人振寒而发热。

【原文】13. 谷疸之为病，寒热不食，食即头眩，心胸不安，久久发黄为谷疸，茵陈蒿汤主之。

【浅释】谷疸者，热瘀湿郁，故寒热不食，食即头眩，湿热中阻，故心胸不安，久则湿热入血分而发为谷疸，治宜清利湿热，活血退黄，用茵陈蒿汤。

【医案选录】罗谦甫治兀颜正卿，二月间因官事劳役，饮食不节，心火乘脾，脾气虚弱。又以恚怒，气逆伤肝，心下痞满，四肢困倦，身体麻木，次传身目俱黄，微见青色，颜黑，心神烦乱，怔忡不安，兀兀欲吐，口恶生冷，饮食迟化，时下完谷，小便癃闭而赤黑。辰巳间发热，日暮则止。至四月尤盛，罗诊其脉浮而缓，《金匮要略》云：寸口脉浮为风，缓为痹。痹非中风，四肢苦烦，脾色必黄，瘀热以行，趺阳脉紧为伤脾。风寒相搏，食谷即眩，谷气不消，胃中苦浊，浊气下流，小便不通，阴被其寒，热流膀胱，身体尽黄，名曰谷疸。

以茵陈叶一钱，茯苓五分，栀子仁、苍术去皮炒、白术各三钱，生黄芩六分，黄连、枳实、猪苓去皮、泽泻、陈皮、汉防己各二分，青皮去白一分，作一服，以长流水三盏，煎至一盏，名曰茯苓栀子茵陈汤。一服减半，二服良愈。

医案选自：俞震《古今医案按》。

【原文】14. 黄家日晡所发热，而反恶寒，此为女劳得之。膀胱急，少腹满，身尽黄，额上黑，足下热，因作黑疸。其腹胀如水状，大便必黑，时溏，此女劳之病，非水也。腹满者难治，硝石矾石散主之。

【浅释】黄家，谓素患黄疸之人。日晡所发热者，若为阳明实热，则当不恶寒反恶热，今反恶寒，则当属少阴肾虚。日晡所为申时和酉时，申时为膀胱经当令，酉时为肾经当令。肾与膀胱相表里，故少阴肾虚发热则恶寒，此为女劳得之。此热在少阴肾经，故膀胱急，额上黑，足下热，大便黑；黄疸进一步加重，则身尽黄而成黑疸；少阴虚热，炼液成瘀，血瘀热结，气机郁滞，腹胀如水状，此因血瘀热结，故曰"非水也"；阴虚阳浮，脾肾两衰，故大便时溏；腹满者，为脾肾衰败，故曰"难治"。"硝石矾石散主之"一句，当在"非水也"之后；观本篇第2条，可知女劳疸当有"小便自利"一症。

【原方原量】硝石矾石散方

硝石，矾石（烧）等分。

上二味，为散，以大麦粥汁和服方寸匕，日三服。病随大小便去，小便正黄，大便正黑，是候也。

【常用剂量】硝石矾石散方

硝石，矾石（烧）等分。

共为细末，米粥和服6g，日三服。

【方歌】

女劳伤肾传黑疸，发热恶寒少腹满；

身黄额黑足下热，宜服硝石矾石散。

【医案选录】经闭三月，膀胱急，少腹满，身尽黄，额上黑，足下热，大便色黑，时结时溏，纳少神疲，脉象细涩。良由寒客血室，宿瘀不行，积于膀胱少腹之间也。女劳疸之重症，非易速痊。古方用硝石矾石散，今仿其意，而不用其药。

当归尾（二钱），云茯苓（三钱），藏红花（八分），带壳砂仁（研，八分），京赤芍（二钱），桃仁泥（包，一钱五分），肉桂心（三分），西茵陈（一钱五分），紫丹参（二钱），青宁丸（包煎，二钱五分），延胡索（一钱），血余炭（包，一钱），泽泻（一钱五分）。

医案选自：《丁甘仁医案》。

【原文】15. 酒黄疸，心中懊侬或热痛，栀子大黄汤主之。

【浅释】酒疸，本为湿热郁结于内，故心中懊侬，或脘腹胀满而热痛。本篇第5条"其脉浮者先吐之，沉弦者先下之"，此湿热在里，故治以栀子大黄汤，以下瘀热，热去湿亦去。

【原方原量】栀子大黄汤方

栀子十四枚，大黄一两，枳实五枚，豉一升。

上四味，以水六升，煮取二升，分温三服。

【常用剂量】栀子6g，大黄6g，枳实30g，豉30g。两次治疗量。

【方歌】

心中懊侬酒黄疸，栀子大黄汤能痊；

三十栀子三十豉，六克栀黄一并煎。

【医案选录】陈作仁："病名：湿热阳黄。原因：此人好饮酒，数斤不醉，适至六月暑温当令，又饮酒过量，致有黄疸重症。证候：壮热不退，面目遍身色如老橘，口渴思饮，大小便秘，日渐沉重，卧床不起。诊断：六脉沉实而数，舌苔黄燥。疗法：阳黄证宜清解，因仿仲景茵陈蒿加大黄栀子汤主之。以茵陈利湿清热为君，以大黄、厚朴通大便为臣，以栀子清心肾之热为佐，加木通利水道，使邪由前阴分走不致停滞为使。连进二剂，二便均通，黄亦稍退，脉象亦较前柔和，仍照原方减去木通，加茯苓、六一散，续进二剂，至四日黄症已退过半。但年高气弱，不宜过于攻伐，因照原方减去大黄，加薏苡仁，又接服四剂，未十日而黄症逐渐全愈矣。"（录自《全国名医验案类编》）

医案选自：谭日强《金匮要略浅述》。

【原文】16. 诸病黄家，但利其小便。假令脉浮，当以汗解之，宜桂枝加黄芪汤主之。（方见水气病中）

【浅释】通利小便，使湿热从小便而去，是黄疸病的一般治疗原则。假使脉浮，为邪在表，宜汗而解之，用桂枝加黄芪汤。若脉沉弦者，自可下之。

【医案选录】尤在泾："面目身体悉黄，而中无痞闷，小便自利，此仲景所谓虚黄也，即以仲景法治之：桂枝、黄芪、白芍、茯苓、生姜、炙草、大枣。"（录自《柳选四家医案·静香楼医案》）

医案选自：谭日强《金匮要略浅述》。

【原文】17. 诸黄，猪膏发煎主之。

【浅释】黄疸后期，湿热已去，津枯血燥，宜润燥祛瘀，通利二便，用猪膏发煎。

《医宗金鉴》：诸黄，谓一切黄也。皆主猪膏发煎，恐未必尽然。医者审之，此必有脱简也。

【原方原量】猪膏发煎方

猪膏半斤，乱发如鸡子大三枚。

上二味，和膏中煎之，发消药成，分再服，病从小便出。

【常用剂量】猪膏发煎方

猪膏125g，乱发如鸡子大三枚。

上二味，和膏中煎之，发消药成，两次治疗量。

【方歌】

黄疸后期湿热去，血燥津枯少腹急；

饮食不消大便秘，猪膏发煎服之宜。

【医案选录】千金云：太医校尉史脱家婢黄病，服此下燥粪，而瘥，神验。

徐忠可治骆天游黄疸，用猪膏四两，发灰四两，煎服一剂，而瘥。

以上医案选自：曹颖甫《金匮发微》。

【原文】18. 黄疸病，茵陈五苓散主之。

【浅释】黄疸病，湿重热轻者，可见身黄，形寒发热，纳呆呕恶，小便不利，腹胀便溏，不渴，四肢困倦，苔腻等，治宜利湿、清热、退黄，方用茵陈五苓散。

【原方原量】茵陈五苓散方

茵陈蒿末十分，五苓散五分（方见痰饮中）。

上二物和，先食饮方寸匕，日三服。

【常用剂量】茵陈五苓散方

茵陈蒿末：五苓散＝2∶1

共为细末，每次服6g，日三服。

【方歌】

黄疸热轻而湿重，纳呆呕恶尿不通；

便溏不渴腹满胀，茵陈五苓散效宏。

【医案选录】江篁南治犹子三阳患疸证，皮肤目睛皆黄，小溲赤，左脉弦而数，右三部原不应指，今重按之隐隐然指下。症见午后发热，五更方退。以茵陈五苓散除桂，加当归、栀子、黄柏、柴胡，数服。

医案选自：俞震《古今医案按》。

【原文】19. 黄疸腹满，小便不利而赤，自汗出，此为表和里实，当下之，宜大黄硝石汤。

【浅释】黄疸病，湿热在里，热重于湿，壅滞气机，故腹满；热瘀湿郁，膀胱气化不利，故小便不利而赤；阳明里热成实，故自汗出。此自汗非关表虚，故云"此为表和里实"，热湿在里，热重湿轻，故可用攻下之法，以泄代清，使湿热俱去，方用大黄硝石汤。

【原方原量】大黄硝石汤方

大黄、黄柏、硝石各四两，栀子十五枚。

上四味，以水六升，煮取二升，去滓，内硝，更煮取一升，顿服。

【常用剂量】大黄硝石汤方

大黄、黄柏、硝石各20g，栀子6g。

上三味，以水800ml，煮取400ml，去滓，内硝，更煮取200ml，顿服。

【方歌】

湿热在里病黄疸，尿赤不利又腹满；

热重湿轻故自汗，大黄硝石下之安。

【医案选录】《静俭堂治验》：某，患黄疸，更数医，累月不见效，发黄益甚，周身如橘子色，无光泽，带黯黑，眼黄如金色，小便短少，色黄如柏汁，呼吸迫促，起居不安，求治于余。乃以指按胸肋上，黄色不散，此疸证之尤重者也。乃合茵陈蒿汤、大黄硝石汤作大剂，日服三四帖。及三十日，黄色渐退去，小便清利而痊愈。凡察疸证之轻重，以指重按患者胸肋之骨间，放指则黄色其迹见白，而忽复黄者，此轻证易治也；至重证，则虽重按，则黄色不少散，屹然不动。以此人属重证，故合茵陈蒿汤、大黄硝石汤与之。（《金匮今释》引）

医案选自：谭日强《金匮要略浅述》。

【原文】20. 黄疸病，小便色不变，欲自利，腹满而喘，不可除热，热除必哕。哕者，小半夏汤主之。（方见痰饮中）

【浅释】黄疸病，脾胃阳虚则寒湿内生，故小便色不变、欲自利；脏寒生满病，故腹满；中焦土虚，土不生金则气喘。此为阳虚寒湿所致，属阴黄，治当温化。若误认为里有湿热，妄用苦寒之药除热，则更伤脾胃之阳，致胃气上逆而哕。欲治其哕，当用小半夏汤温中止哕，降逆和胃。

阴黄，可用理中、四逆辈治之。

【医案选录】 范，脉虚无神，闻谷干呕，汗出振寒。此胃阳大虚，不必因寒热而攻邪。

人参，茯苓，炒半夏，姜汁，乌梅，陈皮。

医案选自：叶天士《临证指南医案》。

【原文】 21. 诸黄，腹痛而呕者，宜柴胡汤。（必小柴胡汤，方见呕吐中）

【浅释】 黄疸病，内有湿热可知，脾胃湿热壅滞气机，反侮少阳胆木，少阳受邪，故腹痛而呕也，当还有寒热往来、默默不欲饮食、胸胁苦满、口苦等见症，治宜柴胡汤，和解少阳。本条未言明是小柴胡汤还是大柴胡汤，故临证宜详加辨证，若属少阳阳明合病，当用大柴胡汤为是。

《医宗金鉴》：

"呕而腹痛，胃实热也，然必有潮热便硬，始宜大柴胡汤两解之；若无潮热，便软，则当用小柴胡汤去黄芩加芍药和之可也。"

"程林曰：呕而腹满，视其前后，知何部不利，利之则愈。今黄家腹痛而呕，应内有实邪，当是大柴胡汤以下之。若小柴胡汤，则可止呕，未可疗腹痛也。"

【医案选录】 刘（三九），心下痛，年余屡发，痛缓能食，渐渐目黄溺赤。此络脉中凝瘀蕴热，与水谷之气交蒸所致。若攻之过急，必变胀满，此温燥须忌。议用河间金铃子散，合无择谷芽枳实小柴胡汤法。（脉络瘀热）

金铃子，延胡，枳实，柴胡，半夏，黄芩，黑山栀，谷芽。

医案选自：叶天士《临证指南医案》。

【原文】 22. 男子黄，小便自利，当与虚劳小建中汤。

【浅释】 小便自利，说明内无湿热，非湿热黄疸可知。条首冠以"男子"二字，提示与房劳过度，伤肾伤脾相关。伤肾则失精亡血，伤脾则气血无以化生，其黄为虚劳萎黄明矣，治宜建立中气，调和营卫，补益气血，方用小建中汤。

此虚劳萎黄不唯男子独病，女子虚劳亦可患萎黄之病。

【医案选录】 矢数有道先生曾治疗一例重症黄疸，其腹痛，肝脏肿大，小便正常，给予小建中汤而治愈。

医案选自：大塚敬节《金匮要略研究》。

【原文】 附方

瓜蒂汤：治诸黄。（方见暍病中）

《千金》麻黄醇酒汤：治黄疸。

麻黄三两。

上一味，以美清酒五升，煮取二升半，顿服尽。冬月用酒，春月用水煮之。

惊悸吐衄下血胸满瘀血病脉证治第十六

【原文】1. 寸口脉动而弱，动即为惊，弱则为悸。

【浅释】寸口脉，包括寸、关、尺三部，惊自外来，惊则气乱，故脉来乱动也。悸自内发，内无所主而心跳曰悸。悸因血虚，故脉弱。寸口脉动而弱，故病惊悸。

此悸源于虚，治宜炙甘草汤。

《医宗金鉴》："徐彬曰：惊为外邪袭心，故其寸口脉动。动者，脉来乱动也。悸乃神不自主，故其寸口脉弱。弱者，脉沉无力也。邪之所袭，因心之虚，故惊悸并见。"

【医案选录】寸口之脉，暴按则动，细按则弱，盖仓促之间，暴受惊怖，则心为之跳荡不宁，而寸口之动应之，故动则为惊。既受惊怖，气馁而惕息，寸口之弱应之，故弱则为悸。此证不得卧寐，才合目则惊叫，又复多疑。予尝治赵姓妇人一证，颇类此。中夜比邻王姓失火，梦中惊觉，人声鼎沸，急从楼梯奔下，未及地而扑，虽未波及，而心中常震荡不宁。予用炙甘草汤加枣仁、辰砂，五剂而卧寐渐安，不复叫呼矣。

医案选自：曹颖甫《金匮发微》。

【原文】2. 师曰：夫脉浮，目睛晕黄，衄未止。晕黄去，目睛慧了，知衄今止。

【浅释】曹颖甫《金匮发微》："夫脉浮"作"尺脉浮"。

尺脉候肾，尺脉浮主阴虚火旺。肝开窍于目，目睛晕黄主肝火上炎，肝肾火动，迫血妄行，故知衄未止。若晕黄退去，目睛清明，则火退阴复，故知衄已止。

【原文】3. 又曰：从春至夏，衄者太阳；从秋至冬，衄者阳明。

【浅释】太阳表实无汗，阳郁而致衄。若邪不从汗解而从衄解，此为"红汗"；阳明里热，大便秘结，邪不得下泄，里热上逆，迫血妄行而致衄。

关于春、夏、秋、冬的时令，宜活看，因春、夏、秋、冬可出现太阳证，亦可出现阳明证。

曹颖甫：《金匮发微》订正本条为"又曰：从冬至春衄者太阳，从夏至秋衄者阳明"，因"太阳伤寒，见于冬令为多。太阳中风，见于春令为多。自夏往秋，天气炎热，肠胃易于化燥，阳明内实为多"。

【原文】4. 衄家不可汗，汗出必额上陷，脉紧急，直视不能眴，不得眠。

【浅释】汗血同源，经常衄血的病人，阴血已亏，若有表证，亦不可辛温发汗。若强发其汗，则阴血进一步耗伤，阴血伤则诸脉失养，脉失养则脉枯，故额上陷；肝开窍于目，肝血不足，目失所养，故两目直视，眼珠亦不能转动；心血虚则神失所养，故不得眠。

【原文】5. 病人面无血色，无寒热。脉沉弦者，衄；浮弱，手按之绝者，下血；烦咳者，必吐血。

【浅释】《医宗金鉴》：脉沉，当是"脉浮"；脉浮，当是"脉沉"。文义始属，必传写之讹。

面无血色，即面白之人，此气弱血虚之象也；无寒热，即无外感；脉浮弦主阴虚阳浮，以手按脉，脉有芤象，则主失血，因其脉浮弦主上，故主衄；脉沉而芤，沉主下主里，下焦阳虚不固，阴血下脱，故下血；阴虚内热，在心则烦，在肺则咳，脉浮弦而芤，必吐血也。

【原文】6. 夫吐血，咳逆上气，其脉数而有热，不得卧者，死。

【浅释】吐血则失血，阴愈虚而阳愈亢，肺气有升无降，故咳逆上气；脉数有热，阳气独胜也；不得卧者，阴气已竭也。此有阳无阴，故曰"死"。

陈修园《金匮要略浅注》："此言血后真阴亏而难复也。若用滋润之剂，恐阴云四合，龙雷之火愈升；若用辛温之方，又恐孤阳独胜，而燎原之势莫当。师所以定其死而不出方也，余于死证中觅一生路，用二加龙骨汤（白薇、白芍、龙骨、牡蛎、附子、甘草、生姜、大枣）加阿胶，愈者颇多。"

【原文】7. 夫酒客咳者，必致吐血，此因极饮过度所致也。

【浅释】嗜酒之人，酝湿酿热，湿者困脾而生痰，热者伤络而动血。极饮过度，则湿热骤炽，痰盛则咳，热盛则血溢，故曰"夫酒客咳者，必致吐血"。

陈修园《金匮要略浅注》："此言酒客吐血，专主湿热而言，凡湿热盛者，皆可作酒客观也。师未出方，余用泻心汤及猪苓汤，或五苓散去桂加知母、石膏、竹茹多效。"

【原文】8. 寸口脉弦而大，弦则为减，大则为芤，减则为寒，芤则为虚，寒虚相击，此名曰革，妇人则半产漏下，男子则亡血。

【浅释】详见"虚劳篇"。

尤在泾《金匮要略心典》："此条已见虚劳病中，仲景复举之者，盖谓亡血之证，有从虚寒得之者耳。"

【原文】9. 亡血不可发其表，汗出即寒栗而振。

【浅释】亡血者勿汗，若兼表证而误发其汗，其阳亦伤矣，阳虚者寒栗，阴血虚者振振而摇。

【原文】10. 病人胸满，唇痿舌青，口燥，但欲漱水不欲咽，无寒热，脉微大来迟，腹不满，其人言我满，为有瘀血。

【浅释】本条论述瘀血的脉证。

瘀血阻滞，气机不畅，故病人胸满；瘀血内停，新血不生，血不荣唇，故唇萎不泽；死血之色见于上则舌青；血瘀于脉，津液不布则口燥；此由血瘀，津液不亏，故但欲漱水不欲咽；无外感，故无寒热；脉象虚大迟滞，故脉微大来迟。腹部并无坚满之见症，病人却言腹满，此为瘀血停滞，气机不畅所致，非关宿食、水饮、燥屎等留于肠胃，故病人只是自觉腹满。

病人胸满、腹满、口燥，颇似阳明腑实证；但病人有唇萎舌青、口燥、但欲漱水不欲咽的表现，知其为瘀血无疑。

此条仲景未出方治，曹颖甫《金匮发微》："轻则桃核承气，重则抵挡汤丸，视病情之轻重而酌剂可也。"

【原文】11. 病者如热状，烦满，口干燥而渴，其脉反无热，此为阴伏，是瘀血也，当下之。

【浅释】此条承接上条，论述血瘀化热的脉证和治法。

血瘀化热，热扰心则烦，气机不畅则满，血瘀津液不布则口干燥而渴。此类表现，状似实热，但其脉并不数，此为血瘀则脉伏于内，气机不伸使然，名为"阴伏"，属瘀血，治当下其瘀血。

关于方治，曹颖甫主张以桃核承气汤合抵挡汤下之。

【原文】12. 火邪者，桂枝去芍药加蜀漆牡蛎龙骨救逆汤主之。

【浅释】误用火攻，强令汗出，伤其心阳，神气外浮，以致出现惊狂，卧起不安的变证，欲治其逆，当用桂枝去芍药加蜀漆牡蛎龙骨救逆汤，以温通心阳，镇惊安神。

《医宗金鉴》："此方是治火逆惊狂者，与首条之脉动惊病不合，必是错简。"

大塚敬节《金匮要略研究》："另有人报道对于烧烫伤以黄芪代替蜀漆使用该方，认为黄芪对烧烫伤有益，或直接使用桂枝加龙骨牡蛎汤，均有良效。"

此条详见《伤寒论》第112条。

【医案选录】王某，女，26岁，空军翻译。旁观修理电线而受惊吓，出现惊悸心慌、失眠、头痛、纳差、恶心，时有喉中痰鸣，每有声响则心惊变色，躁烦而骂人不能自控，身体逐渐消瘦，由两人扶持来诊。舌苔白腻，脉弦滑寸浮。

此寒饮郁久上犯，治以温化降逆，与救逆汤加减：

桂枝10g，生姜10g，炙甘草6g，大枣4枚，半夏12g，茯苓12g，生龙骨15g，生牡蛎15g。

结果：上药服3剂，心慌、喉中痰鸣减轻；服6剂，纳增，眠好转；再服10剂，诸症皆消。

【原文】13. 心下悸者，半夏麻黄丸主之。

【浅释】心下即胃脘的部位，胃有水饮，阳气郁遏，故心下悸，治宜通阳蠲饮，降逆定悸，用半夏麻黄丸。

【原方原量】半夏麻黄丸方

半夏，麻黄等分。

上二味，末之，炼蜜和丸小豆大，饮服三丸，日三服。

【常用剂量】半夏麻黄丸方

半夏，麻黄等分。

炼蜜为丸，每丸6g，每次服1丸，每日服3次。

【方歌】

心下停饮心下悸，夏麻用量一比一；

炼蜜为丸日三服，通阳蠲饮此方宜。

【医案选录】顾某，男，58岁，入冬以来，自觉"心窝部"跳动，曾做心电图无异常。平时除有老年慢性支气管炎及血压略偏低外，无他病，脉滑苔白。予以姜半夏、生麻黄各30g，研末和匀，装入胶囊。每日3次，每次2丸，服后心下悸即痊愈。

医案选自：《金匮要略讲义》第2版［何任.《金匮》撷记（六）.上海中医药杂志，1984（12）：20-21］

【原文】14. 吐血不止者，柏叶汤主之。

【浅释】中焦阳虚，虚寒内生，血失阳统，故吐血不止，治宜温中止血，用柏叶汤。方内柏叶、干姜、艾叶均可炒炭，以加强止血之功。马通汁乃马粪加水过滤取汁而成，临证可以童便代之，效亦佳。

【原方原量】柏叶汤方

柏叶、干姜各三两，艾三把。

上三味，以水五升，取马通汁一升，合煮取一升，分温再服。

【常用剂量】柏叶汤方

柏叶、干姜各45g，艾3把。

上三味，以水1000ml，取马通汁200ml，合煮取200ml，分温再服。

【方歌】

吐血不止中阳虚，温中止血莫迟疑；

三两柏姜三把艾，一升马通煎服宜。

【医案选录】彭××，男，43岁。患支气管扩张，咯血，并有结核病史。一般来说，此类病人多属阴虚血热之体，治宜养阴清肺，但此患者咳痰稀薄，形寒畏冷，舌苔白薄，脉象沉缓。前医用四生丸加白芍、白及、仙鹤草之类，反觉胸闷不适，食纳减少，此肺气虚寒，不能摄血所致。拟温肺摄血，用柏叶汤：侧柏叶12g，干姜炭5g，艾叶3g，童便一杯兑。服两剂，咯血已止，仍咳稀痰；继用六君子汤加干姜、细辛、五味子，服三剂，咳嗽减轻，食欲好转。

医案选自：谭日强《金匮要略浅述》。

【原文】15. 下血，先便后血，此远血也，黄土汤主之。

【浅释】下血即大便出血，先便后血，病在胃，距肛门较远，故名"远血"。此中焦虚寒，脾失统血所致，治宜温脾摄血，用黄土汤。方内灶心土（伏龙肝）可用赤石脂代之。

【原方原量】黄土汤方（亦主吐血、衄血）

甘草、干地黄、白术、附子（炮）、阿胶、黄芩各三两，灶中黄土半斤。

上七味，以水八升，煮取三升，分温二服。

【常用剂量】甘草15g，干地黄15g，白术15g，附子15g，阿胶15g，黄芩15g，灶中黄土40g。两次治疗量。

【方歌】

甘草地黄阿胶术，黄芩附子各十五；

先便后血因虚寒，更加四十灶心土。

【医案选录】 章××，男，54 岁，患胃痛多年，经 X 线吞钡透视，诊断为溃疡病。初起自服苏打片、氢氧化铝之类，可以缓解；后时愈时发，逐渐加重，曾经中医治疗，亦只暂时见效。近来嗳气泛酸、胃痛背胀之症，反而减轻，但觉头晕眼花，神疲无力，大便溏黑如柏油，隐血试验阳性。其人面色萎黄，眼睑、舌质淡白，脉弦芤无力。此中气虚寒，不能摄血，治以温脾摄血为法。用黄土汤：干地黄 15g，白术 10g，附片 10g，黄芩 6g，阿胶 10g 蒸兑，甘草 3g，灶心土 150g 烧红淬水煎药，加白芍 10g，侧柏叶 10g。服三剂，大便色变黄软，余症如上。后用归脾汤多剂，调理半月而瘥。

医案选自：谭日强《金匮要略浅述》。

【原文】 16. 下血，先血后便，此近血也，赤小豆当归散主之。

【浅释】 下血，血在便先，出血部位在直肠，距离肛门较近，故谓之近血。多因大肠湿热，伤及血络所致，治宜清热利湿，活血止血，用赤小豆当归散。

【医案选录】 王左，内痔便血又发，气虚不能摄血，血渗大肠，兼湿热内蕴所致。拟益气养阴，而化湿热。

潞党参（一钱五分），全当归（二钱），荆芥炭（八分），杜赤豆（一两），炙黄芪（二钱），大白芍（一钱五分），侧柏炭（一钱五分），清炙草（六分），生地炭（三钱），槐花炭（包，三钱）。

医案选自：《丁甘仁医案》。

【原文】 17. 心气不足，吐血，衄血，泻心汤主之。

【浅释】《医宗金鉴》：［按］心气"不足"二字，当是"有余"二字；若是不足，如何用此方治之，必是传写之讹。

［按］心气有余，热盛也，热盛而伤阳络，迫血妄行，为吐、为衄，故以大黄、黄连、黄芩大苦大寒直泻三焦之热，热去而吐衄自止矣。

【原方原量】 泻心汤方（亦治霍乱）

大黄二两，黄连一两，黄芩一两。

上三味，以水三升，煮取一升，顿服之。

【常用剂量】 大黄 10g，黄连 5g，黄芩 5g，一次治疗量。

【方歌】

五克芩连十大黄，吐血衄血泻心汤；

心气不定千金是，急煎顿服效尤良。

【医案选录】 吴某，女，26 岁，月经非期而至，20 余日淋沥不断。既往有此病史，经妇科检查诊为功能失调性子宫出血。今又复发且重，用中西药止血、固涩等药治疗 1 周，其血不止，拟行刮宫术，患者拒绝，复就诊于中医。询之血色鲜红，量多如崩而腹无所苦。饮啖如常，惟觉口苦烦渴，口气臭秽，舌红苔黄，脉滑数。患者务农，饮食倍常而大便秘结，发病时当炎夏。药用：大黄、黄连、黄芩、栀子各 10g，生地榆 15g，鲜荷叶 1 张。1 剂血止大半，3 剂血净而安。

医案选自：《金匮要略讲义》第 2 版 ［周德荣．大黄黄连泻心汤临床治验．河南中医，1998，18（4）：210－211］

呕吐哕下利病脉证治第十七

【原文】 1. 夫呕家有痈脓，不可治呕，脓尽自愈。

【浅释】 平素患呕吐病的人，若胃有痈疡，脓溃而呕，此不可治呕，呕止则脓无出路，必致养痈为患，治宜消痈排脓，脓尽则呕自止，排脓散、排脓汤、桔梗汤可酌情选用。

若有毒之物存留于胃而致呕吐者，宜及早应用吐法或洗胃，绝不可治呕。

【原文】 2. 先呕却渴者，此为欲解；先渴却呕者，为水停心下，此属饮家；呕家本渴，今反不渴者，以心下有支饮故也，此属支饮。

【浅释】 胃有水饮故呕，呕则水饮去，饮去胃阳则复，津液未布，故口渴，此为欲解；胃热则口渴欲饮，饮水后热解而水停心下，水停则呕，故曰"此属饮家"，此即痰饮篇小半夏加茯苓汤证也；素患呕吐之人，津液已亏，故本应口渴，今反不渴，此为心下有支饮的原因，病属支饮，治当温化水饮，可选小半夏汤。

【原文】 3. 问曰：病人脉数，数为热，当消谷引食，而反吐者，何也？师曰：以发其汗，令阳微，膈气虚，脉乃数，数为客热，不能消谷，胃中虚冷故也。脉弦者虚也，胃气无余，朝食暮吐，变为胃反。寒在于上，医反下之，今脉反弦，故名曰虚。

【浅释】 误汗或发汗过多，伤其中阳，中焦虚寒，胃气上逆，故呕吐；胃气虚寒，虚阳外浮故脉数而无力；寒不杀谷，故曰"不能消谷，胃中虚冷"。

病呕吐，脉亦数，医者若误作"实热"而下之，既汗且下，复伤胃阳，则其脉弦而无力。弦为寒，无力为虚，胃气所余无几，不能腐熟水谷，故朝食暮吐，变为胃反。

【原文】 4. 寸口脉微而数，微则无气，无气则荣虚，荣虚则血不足，血不足则胸中冷。

【浅释】 本条承接上条，病胃反，则朝食暮吐，气血无以生化，故寸口脉微而数。脉微主虚，脉数而无力，主阳虚外浮，脉微而数，主阳气与阴血俱不足，阳虚则寒，胸中血虚则无以载气，故胸中冷。

《医宗金鉴》："此条文义不属，必是错简。"

陆渊雷《金匮要略今释》："脉微而数，下文有微则云云，无数则云云，必有缺文。"

【原文】 5. 趺阳脉浮而涩，浮则为虚，涩则伤脾，脾伤则不磨，朝食暮吐，暮食朝吐，宿谷不化，名曰胃反。脉紧而涩，其病难治。

【浅释】 本条论述了虚寒胃反的脉症和预后。

趺阳脉候脾胃，趺阳脉浮而涩，胃阳虚弱，虚阳外浮则脉浮而无力，脾阴不足则脉涩而无力。胃阳虚则不能腐熟水谷，脾阴虚则不能运化水谷，此即为胃反，胃反则朝食暮吐，暮食朝吐，宿谷不化。

若趺阳脉紧而涩，紧主寒盛，涩主阴津不足，欲温以治其寒，则阴液更伤，故曰"难治"。

【原文】 6. 病人欲吐者，不可下之。

【浅释】 痰饮、宿食等在胃，胃失和降则胃气上逆，此正气欲驱邪外出之表现。邪欲上越，当因势利导，吐出胃中之邪，切不可用攻下之法，以免邪气内陷，加重病情。

【原文】 7. 哕而腹满，视其前后，知何部不利，利之即愈。

【浅释】 哕逆，有虚有实，虚者腹不满，兼热者，可选橘皮竹茹汤，兼寒者，可选吴茱萸汤；实者腹满，若小便不利，为水逆，可选五苓散一类的方剂，以利小便，行水湿；若大便不利者，为胃肠积滞不通，可选承气汤一类的方剂，以攻下积滞。

【原文】 8. 呕而胸满者，茱萸汤主之。

9. 干呕，吐涎沫，头痛者，茱萸汤主之。

【浅释】 第8条：《医宗金鉴》："呕逆之气上冲于胸，胸中气实，则不受邪，必不满也；若胸中气虚，客寒邪气得以留连，故胸满也。主之吴茱萸汤，补正气，降邪气也。"

第9条：此条亦见于《伤寒论》。肝寒犯胃，故干呕、吐涎沫。寒邪侵犯足厥阴肝经，因肝经上达巅顶，故头痛，治宜温阳散寒，降逆止呕，用吴茱萸汤。

【医案选录】钟××，女，34岁。其人素体虚寒，月经愆期，量少色淡，一天即净。近旬来患头顶痛，得温得按痛减，脘腹胀闷，呕吐涎沫，舌苔薄白，脉象沉细，前医投以半夏天麻白术汤不应。此肝寒犯胃，浊阴上逆所致，拟温肝逐寒，和胃降逆为法，用吴茱萸汤：吴茱萸 5g，西党 12g，生姜 30g，大枣 3 枚。嘱服五剂，外用头风摩散炒热布包熨头，干呕头痛已止；后用当归四逆加吴萸生姜汤巩固疗效，兼调其经。

医案选自：谭日强《金匮要略浅述》。

【原文】10. 呕而肠鸣，心下痞者，半夏泻心汤主之。

【浅释】中焦寒热错杂，脾寒而胃热，脾胃升降失常，气机阻滞则心下痞。胃气上逆则呕，脾失运化则肠鸣，治宜寒热并调，开结除痞，和胃降逆，用半夏泻心汤。

【医案选录】《谢映庐医案》："危廷阶，年二十，始病发热恶寒，进表散药二剂，汗已大出，热仍不解。更医又用柴葛解肌之法，反增气逆干呕，胸前板结。一医进大柴胡汤一剂，遂尔腹中雷鸣，利下不止。其父亦知医理，邀集同道相商，交口当进七味白术散。余独议曰：仲景云胸中实，下利不止者死。其父惶惊，诸医默然。余又曰：此真谓之死证耶，但证极险耳，俟吾以法治之，二剂可收神效。其父且惊且喜，及见疏方乃生姜泻心汤，又疑芩连不服。余曰：此证吾揣摩有素，非一时之拟用也，服下果然呕热顿止；但渴泄未止，更与甘草泻心汤，呕利遂止。"（半夏泻心汤加生姜，名生姜泻心汤；去人参再加甘草，名甘草泻心汤）

医案选自：谭日强《金匮要略浅述》。

【原文】11. 干呕而利者，黄芩加半夏生姜汤主之。

【浅释】下利分寒热虚实，本条所述为胃肠有热之下利。胃气因热而上逆，故干呕，肠内有热则下利，治宜清热止利，和胃降逆，用黄芩加半夏生姜汤。

《医宗金鉴》：

注：干呕者，胃气逆也，若下利清彻，乃肠中寒也。今下利浊黏，是肠中热也，故用黄芩汤以治其利，合半夏生姜汤，以治干呕也。

魏荔彤曰：此呕为热逆之呕，利为挟热之利。

【原方原量】黄芩加半夏生姜汤方

黄芩三两，甘草二两（炙），芍药二两，半夏半升，生姜三两，大枣十二枚。
上六味，以水一斗，煮取三升，去滓，温服一升，日再，夜一服。

【原文】 12. 诸呕吐，谷不得下者，小半夏汤主之。

【浅释】 寒饮在胃，胃气上逆，故呕吐；寒不消谷，故谷不得下，治宜散寒化饮，和胃降逆，用小半夏汤。

【医案选录】 曹（四七），早食颇受，晚食必胃痛呕吐。阳气日微，浊阴聚则有形，夜痛至晓，阴邪用事乃剧。

半夏，姜汁，淡干姜，秦椒，浓朴，茯苓。

医案选自：叶天士《临证指南医案》。

【原文】 13. 呕吐而病在膈上，后思水者，解，急与之。思水者，猪苓散主之。

【浅释】 水饮停胃，先呕后渴，饮随呕去，胃阳得复，津液未布，故渴而思饮，当少少欲饮之，令胃气和则愈。若饮水过多，胃阳虚弱，不能行水，则水饮复停胃脘，病不解，治当温中化饮，用猪苓散。

【原方原量】 猪苓散方

猪苓、茯苓、白术各等分。

上三味，杵为散，饮服方寸匕，日三服。

【常用剂量】 猪苓散方

猪苓、茯苓、白术各等分。

上三味，杵为散，每服6g，日三服。

【方歌】

二苓白术各等分，共为散剂调和匀；
每服六克日三服，水饮得化阳得温。

【医案选录】 缪仲淳治丹阳葛文学字十内人，因作家劳郁患饮，每每发呕吐不已，肠如欲出，所吐俱清水，动以盆桶计，日夜不止，不思饮食。就医金坛，诸医以健脾行气，理郁清痰药投之，愈剧，困顿待毙，计无复之矣。缪视脉审病，知为饮无疑，乃用姜制半夏四两，广皮四两，茯苓四两，猪苓二两，泽泻米泔浸炒二两，旋覆花三两，浓朴姜汁炒一两五钱，白术二两，枳实面炒一两，川连一两，木香五钱，加人参一两三钱。一剂吐止，再剂霍然，随啜粥糜，脾气渐复。至今每病作，检方服之即平。

医案选自：魏之琇《续名医类案》。

【原文】14. 呕而脉弱,小便复利,身有微热,见厥者难治,四逆汤主之。

【浅释】中焦阳衰寒盛,胃气上逆,故呕;下焦阳衰不固,故小便复利;阴寒格阳于外,故身微热;上吐下利,此阴津将竭,阳衰阴竭,故脉弱;若四肢厥者,此有阴无阳也,故曰"难治"。治当回阳救逆,用四逆汤。

【医案选录】王,右脉已伏,左小紧,四肢冰冷,干呕烦渴,厥阴浊泛,胃阳欲绝。此属痛厥,姑以辛热泄浊通阳。

泡淡吴萸,制附子,川楝子,延胡索,淡干姜,茯苓。

又,脉微为无阳,下利冷汗,呕逆不食,肢厥不肯回阳,一团浊阴阻蔽,却有闭脱之危。议四逆之属,护阳驱浊。

人参,淡附子,枳实,茯苓,生淡干姜。

医案选自:叶天士《临证指南医案》。

【原文】15. 呕而发热者,小柴胡汤主之。

【浅释】少阳胆热犯胃,故呕,此为半在里;少阳邪热在表,故发热,此为半在表。治宜疏解清热,和胃降逆,用小柴胡汤。

《医宗金鉴》:呕而腹满是有里也,主之大柴胡汤,攻里以止呕也。今呕而发热,是有表也,主之小柴胡汤,和表以止呕也。

【医案选录】陈××,男,18岁,于三天前起病,恶寒发热,脘闷恶心,呕吐苦水,继即右上腹痛,巩膜发黄,住长沙市某医院外科,诊断为急性胆囊炎,拟予手术摘除。患者的父亲系一老药工,坚决要求用中药治疗,邀我一诊,病史如上。大便灰白,小便黄赤,舌苔黄腻,脉象弦数,此湿热郁蒸,胆胃不和,拟清胆利湿,和胃降逆,用小柴胡合温胆汤加减:苦参10g,柴胡10g,黄芩6g,法夏10g,茯苓10g,陈皮5g,竹茹10g,枳实6g,郁金10g,茵陈15g,六一散10g。服五剂,寒热已除,呕吐亦止;再服五剂,黄疸消退,上腹痛止;后用原方去苦参、滑石,加党参、白芍调理,痊愈出院。

医案选自:谭日强《金匮要略浅述》。

【原文】16. 胃反呕吐者,大半夏汤主之。(《千金》云:治胃反不受食,食入即吐;《外台》云:治呕心下痞硬者。)

【浅释】胃阳不足,中焦虚寒,胃气上逆,故呕吐;脾阴不足,津液虚亏,胃不腐熟水谷,脾不运化水谷,故患胃反。治宜和胃降逆,补虚润燥,用大半夏汤。

【原方原量】大半夏汤方

半夏二升（洗完用），人参三两，白蜜一升。

上三味，以水一斗二升，和蜜扬之，二百四十遍，煮药取二升半，温服一升，余分再服。

【常用剂量】大半夏汤方

半夏 15g（洗完用），党参 10g，白蜜 100ml。两次治疗量。

【方歌】

人参半夏白蜜煎，朝食暮吐服之安；

各药比例遵仲景，降逆润燥疾可痊。

【医案选录】患者因枪伤后做腹部手术，术后因肠粘连又先后 6 次手术治疗，但效果不佳，经常腹痛呕吐，迁延 10 余年。刻诊：脘腹胀满，朝食暮吐，宿谷不化，呕吐物无臭味，大便干结，七八日一行，面色萎黄，形体消瘦，舌质淡，苔薄白，脉虚而弦。当属虚寒胃反，治宜补虚润燥，和胃降逆，大半夏汤主之：半夏 15g，高丽参 15g，白蜜 30g，嘱以蜜水 1000ml，扬 300 余遍，加半夏、高丽参煎为 300ml，频频呷服。先后服用 13 剂治愈，8 年后随访，未再复发。

医案选自：《金匮要略讲义》第 2 版 ［胡遵达．胃反治验．北京中医学院学报，1986（3）：封三］

【原文】17. 食已即吐者，大黄甘草汤主之。（《外台》方又治吐水）

【浅释】《素问》"诸逆冲上，皆属于火"，火性急迫上冲，故胃肠有实热则腑气不通，胃气挟热上逆，故食已即吐，治宜泻热通腑，用大黄甘草汤。

【原方原量】大黄甘草汤方

大黄四两，甘草一两。

上二味，以水三升，煮取一升，分温再服。

【常用剂量】大黄 15g，甘草 6g。两次治疗量。

【方歌】

四份大黄一份草，食已即吐此方熬；

釜底抽薪泻实热，呕止方知经方妙。

【医案选录】肖琢如："洋货店曾某，患伤寒，一月未愈，后变呕吐，食入顷刻吐无余，诸医技穷而却走。延诊时，见其满面红光，舌色红而有刺，脉洪数，大便硬，与大黄甘草汤而瘥。"（录自《遯园医案》）

医案选自：谭日强《金匮要略浅述》。

【原文】18. 胃反，吐而渴，欲饮水者，茯苓泽泻汤主之。

【浅释】脾胃阳虚，水饮不化，水停心下则胃反而吐；脾虚一则津液不生，二则津液不布，故口渴欲饮，治宜健脾温胃，化饮降逆，用茯苓泽泻汤。

《医宗金鉴》："胃反吐而不渴者，寒也；渴欲饮水者，饮也，故以茯苓泽泻汤，补阳利水也。"

【原方原量】茯苓泽泻汤方（《外台》云治消渴脉绝，胃反吐食之，有小麦一升）

茯苓半斤，泽泻四两，甘草二两，桂枝二两，白术三两，生姜四两。

上六味，以水一斗，煮取三升，内泽泻，再煮取二升半，温服八合，日三服。

【常用剂量】茯苓40g，泽泻20g，甘草10g，桂枝10g，白术15g，生姜20g。两次治疗量。

【方歌】

十克桂草十五术，二十泽姜四十茯；

外台此方多小麦，吐而欲饮胃反除。

【医案选录】"一妇年二十四五，患呕吐，三四日或四五日一发，发必心下痛，如此者二三月。后至每日二三发，甚者振寒昏迷，吐后发热，诸医施呕吐之治或与驱蛔之药，无效。余诊之，渴好汤水甚，因与茯苓泽泻汤，令频服少量，自其夜，病势稍缓，廿余日诸症悉退。"（《金匮今释》引）

医案选自：谭日强《金匮要略浅述》。

【原文】19. 吐后，渴欲得水而贪饮者，文蛤汤主之，兼主微风，脉紧头痛。

【浅释】《医宗金鉴》："文蛤汤主之"五字，当在"头痛"之下，文义始属，是传写之讹。"兼主"之"主"字，衍文也。

吐后津伤，故口渴；渴而饮水不吐，又无小便不利，其里无停饮可知；惟其贪饮，此为里有余热之故（热能消水），水热欲再次相结，治当发散祛邪，清热止渴，方用文蛤汤。

文蛤汤为大青龙汤去桂枝加文蛤而成，故亦主表证，如脉紧头痛等。

《经方传真——胡希恕经方理论与实践》："本条文有问题，吐后渴欲饮水而贪饮者，岂有再用文蛤汤发汗之理？文蛤汤当是文蛤散之误。"

"消渴"篇第6条："渴欲饮水不止者，文蛤散主之。"

【原方原量】文蛤汤方

文蛤五两，麻黄三两，甘草三两，生姜三两，石膏五两，杏仁五十枚，大枣十二枚。

上七味，以水六升，煮取二升，温服一升，汗出即愈。

【原文】20. 干呕，吐逆，吐涎沫，半夏干姜散主之。

【浅释】中阳不足，寒饮内作，胃气上逆，故干呕、吐逆。阳虚寒饮不化，随气上逆则吐涎沫，治当温中散寒，化饮降逆，方用半夏干姜散。

《医宗金鉴》："干呕吐酸苦，胃中热也；干呕吐涎沫，胃中寒也。主之半夏干姜散，温中止呕也。"

【原方原量】半夏干姜散方

半夏，干姜各等分。

上二味，杵为散，取方寸匕，浆水一升半，煎取七合，顿服之。

【常用剂量】半夏干姜散方

半夏，干姜各等分。

共为细末，每服6g。

【方歌】

中焦阳虚寒饮生，夏姜为末量等同；

温中散寒降饮逆，干呕吐涎功效宏。

【医案选录】某，中焦火衰，食下不运，作酸呕出。（中阳虚）

炒黄干姜（一钱），川椒（炒三分），半夏（一钱炒），茯苓块（三钱），炒饴糖（四钱）。

医案选自：叶天士《临证指南医案》。

【原文】21. 病人胸中似喘不喘，似呕不呕，似哕不哕，彻心中愦愦然无奈者，生姜半夏汤主之。

【浅释】似喘不喘，胸中不快也；似呕不呕，作呕之情状也；似哕不哕，谓似哕之有声，而不似哕声连连也；彻（通的意思）心中愦愦然无奈者，谓心中懊憹欲吐之状也。此为寒饮在胸在胃，阳郁不伸之故，治当宣散寒饮，舒展阳气，方用生姜半夏汤。

【医案选录】冯，悬饮流入胃中，令人酸痛，涌噫酸水，当辛通其阳以驱饮。（悬饮）

桂枝木，半夏，茯苓，炒黑川椒，姜汁。

医案选自：叶天士《临证指南医案》。

【原文】22. 干呕，哕，若手足厥者，橘皮汤主之。

【浅释】中阳虚则胃寒生，胃寒气逆则干呕哕，阳气郁于内，不达四肢，故手足厥，治当通阳和胃，方选橘皮汤。

《医宗金鉴》："干呕哕，犹言干呕，即哕也。东垣以干呕为轻，哕为重，识仲景措辞之意也。哕而手足厥，乃胃阳虚，是吴茱萸汤证也。若初病形气俱实，虽手足厥，非阳虚阴盛者比，乃气闭不达于四肢也，故单以橘皮通气，生姜止哕也。"

大塚敬节《金匮要略研究》："该方虽然仅橘皮、生姜二味药物，但像这样组成简单的方药，较之组成复杂者能够更加迅速地见效。"

【原方原量】橘皮汤方

橘皮四两，生姜半斤。

上二味，以水七升，煮取三升，温服一升，下咽即愈。

【常用剂量】橘皮汤方

橘皮30g，生姜60g。两次治疗量。

【方歌】

橘姜同煎成良方，阳虚胃寒气逆上；

阳郁不伸手足厥，治厥妙在通其阳。

【医案选录】1. 方舆輗："此证虽曰手足厥，实从气逆得之，而非发于虚寒。其手足之厥，以气逆于胸膈，不行于四末故也，故其证虽似危殆，用此轻淡之药，气行则愈。尝见一男子，暑月霍乱，吐泻虽已止，干呕未止，兼发哕，手足微厥，脉细至欲绝，更医数人，凡附子理中汤、四逆加人参汤、吴茱萸汤、参附、参姜之类，殆尽其术，一不容受。余最后至，诊之，少有所见，即作橘皮汤令煮，斟取澄清，冷热得中，使细细啜之。余整日流连于病家，再四诊视，指令服药之度，移时药达，稍安静，遂得救治。"（《金匮今释》引）

医案选自：谭日强《金匮要略浅述》。

2. 江篁南治一妇，忽如人将冰水泼之，则手足厥冷，不知人。少顷发热，则渐省，一日二三次。江诊六脉俱微，若有若无，欲绝非绝，此气虚极之证也。用人参三钱，陈皮一钱，枳壳二分，人参渐加，服至六两，而愈。

医案选自：俞震《古今医案按》。

【原文】23. 哕逆者，橘皮竹茹汤主之。

【浅释】胃虚夹热，气逆为哕，治宜补虚清热，和胃降逆，方用橘皮竹茹汤。

哕逆有寒、热、虚、实之分，胃寒者宜通阳和胃，胃虚夹热者宜补虚清热，实者宜通利二便。

【原方原量】橘皮竹茹汤方

橘皮二升，竹茹二升，大枣三十枚，生姜半斤，甘草五两，人参一两。

上六味，以水一斗，煮取三升，温服一升，日三服。

【常用剂量】 橘皮 40g，竹茹 24g，大枣 15 枚，生姜 60g，甘草 30g，党参 6g。两次治疗量。

【方歌】

橘皮四十为君良，廿四竹茹六十姜；

十五大枣三十草，六克党参煎煮汤。

【医案选录】 冯某，女，48 岁，1986 年 10 月 5 日初诊，外感后低热不退 3 个多月。食少乏味，大便数日一行，神疲，虚乏，少寐，动则微喘，口干欲得凉润。一日因食凉物而致呃逆不止，曾用丁香柿蒂汤治疗，效不佳。脉细略数，舌红少苔。分析病机：胃阴不足为本，食凉只是诱因，寒热相激，升降相悖，故发呃逆。用橘皮竹茹汤治之，处方：鲜橘皮 90g，竹茹 12g，太子参 15g，生甘草 15g，生姜 24g，大枣 15 枚。3 剂，日 1 剂，水煎两遍合汁约 400ml，从早至晚分 4~5 次温服之。复诊：服药 3 剂，不仅呃逆止，食欲亦增。守方服 5 剂，5 日后 3 诊：低热渐趋正常，体温由午后 37.8℃ 左右降至 37℃ 以下，其他症状均好转。

医案选自：《金匮要略》第 2 版（吕志杰．金匮杂病论治全书［M］．北京：中医古籍出版社，1995：394）

【原文】 24. 夫六腑气绝于外者，手足寒，上气，脚缩；五脏气绝于内者，利不禁；下甚者，手足不仁。

【浅释】 本条论述脏腑气绝的表现。

六腑属阳，阳主卫外而为固；五脏属阴，阴主闭藏而内守。六腑以胃气为本，胃气绝于内，在外则见手足寒，此胃阳之气不达于表所致；土不生金，故上气；筋脉失于温煦，故脚缩。五脏以脾肾为本，脾虚则下利，久病及肾，肾阳亦虚，固摄无权，故下利尤甚。下利则阴脱于下，阳虚阴脱，荣卫不行，故手足不仁。

【原文】 25. 下利，脉沉弦者，下重；脉大者，为未止；脉微弱数者，为欲自止，虽发热不死。

【浅释】 痢疾，脉沉弦主里，气机不畅，下利不爽，故里急后重；脉大者，主邪盛病进，故痢不止；脉微弱数者，主邪微正虚，脉数为阳脉，主邪气渐衰，阳气渐复，故曰"脉微弱数者，为欲自止，虽发热不死"。

【原文】 26. 下利，手足厥冷，无脉者，灸之不温。若脉不还，反微喘者，死。少阴负趺阳者为顺也。

【浅释】下利，阳随液脱，脾肾阳虚，故见手足厥冷；真阳衰微，故虽灸之亦不温；阴阳两虚，故脉不还；若下利而上见微喘，是元气上脱，阴阳离决之象，故曰"死"。若趺阳脉较少阴脉缓和有力者，是胃气尚存，故曰"顺"。

【原文】27. 下利，有微热而渴，脉弱者，今自愈。

【浅释】虚寒下利，微热而渴，阴证见阳脉，阳气来复故微热，津液未布故口渴；正虚，邪亦不甚，故脉弱。故曰"自愈"。

【原文】28. 下利，脉数，有微热，汗出，今自愈；设脉紧，为未解。

【浅释】阴证见阳脉阳证，故自愈；若脉紧，紧为寒，阴证阴脉，寒盛则阳气不复，故知"未解"。

【原文】29. 下利，脉数而渴者，今自愈；设不差，必清脓血，以有热故也。

【浅释】清：同"圊"，指如厕。

下利，阳复者愈；若阳复太过，则为邪热，邪热伤阴，迫血妄行，则便脓血。

【原文】30. 下利，脉反弦，发热身汗者自愈。

【浅释】下利脉弦，弦脉主厥阴，阴阳两属，既主病进，亦主病退。今弦脉与发热、身汗并见，为阳气来复，故主病愈。

尤在泾《金匮要略心典》："按：上数条，皆是伤寒邪气入里之候，故发热或渴，或汗出，或脉数，阳气既复，邪气得达则愈。若杂病湿热下利之证，则发热口渴脉数，均非美证。《内经》云：下利身热者死。仲景云：下利手足不逆冷，反发热者不死。盖《内经》所言者，杂病湿热下利之证；仲景所言者，伤寒阴邪内入之证，二者不可不分也"。

【原文】31. 下利气者，当利其小便。

【浅释】下利，水湿盛者，可利其小便，使水湿从小便而泄，其利可止。方可选五苓散，此利小便以实大便之法，即喻嘉言所谓"急开支河"之法。

气利，观第47条可知，为气虚下利，与本条湿盛下利者不同。

【原文】32. 下利，寸脉反浮数，尺中自涩者，必圊脓血。

【浅释】下利，寒盛者，脉当沉。今寸脉反浮数，寸脉浮数主阳热，尺中涩主下焦阴伤，阳热伤阴，故便脓血。

便脓血之下利，当指痢疾而言。

【原文】33．下利清谷，不可攻其表，汗出必胀满。

【浅释】脾阳虚弱，运化失职，故下利清谷，里阳已虚，故不可再攻其表。若攻表汗出，更伤脾阳，则会出现腹胀之变证。

《伤寒论》第66条："发汗后，腹胀满者，浓朴生姜半夏甘草人参汤主之。"可参。

【原文】34．下利，脉沉而迟，其人面少赤，身有微热，下利清谷者，必郁冒汗出而解，病人必微厥，所以然者，其面戴阳，下虚故也。

【浅释】观本篇第45条，则知本条"汗出而解"当为"汗出而厥"。

下利脉沉迟，主脾肾阳虚，阴寒内盛，格阳于外，虚阳外浮，故面赤、身有微热、郁冒，此为"戴阳证"。若汗出，阳气进一步耗伤，其人则"厥"。

戴阳证，可选通脉四逆辈回阳救逆。

此条，亦见于《伤寒论》厥阴篇。

【原文】35．下利后脉绝，手足厥冷，晬时脉还，手足温者生，脉不还者死。

【浅释】下利后，阴液阳气并脱，阴竭阳衰，故脉绝，手足厥冷；经一昼夜，手足温者，阳气来复，故主"生"；若依然脉绝，手足厥冷，则真阳已绝，故主"死"。

【医案选录】予十五岁时，侍先严秉生公疾亲见之，盖始服高廉泉芩连汤而加剧，继服陈子雍外祖芩芍汤，而病益不支。厥后，延赵云泉先生，方用制附子五钱，吴萸三钱，干姜四钱，炙甘草三钱，五味子三钱，公丁香三钱，吉林参三钱。二剂后，手足始温。

医案选自：曹颖甫《金匮发微》。

【原文】36．下利腹胀满，身体疼痛者，先温其里，乃攻其表。温里宜四逆汤，攻表宜桂枝汤。

【浅释】下利，腹胀满，病在里，身体疼痛，病在表，此表里同病，里证为急，故先温其里。利止后，乃攻其表，因下利在先，阳气阴津已不足，故攻表不宜麻黄汤，而宜桂枝汤。

尤在泾《金匮要略心典》："下利腹胀满，里有寒也；身体疼痛，表有邪也。然必先温其里，而后攻其表，所以然者，里气不充，则外攻无力。阳气外泄，则里寒转增，自然之势也。而四逆用生附，则寓发散于温补之中，桂枝有甘、芍，则兼固里于散邪之内，仲景用法之精如此。"

第33条："下利清谷，不可攻其表，汗出必胀满。"可与本条互参。

【原文】37. 下利，三部脉皆平，按之心下坚者，急下之，宜大承气汤。

【浅释】下利兼心下坚满者，此属阳明腑实者，宜下。此乃"通因通用"之法，下其实热，其利自止。

【原文】38. 下利，脉迟而滑者，实也，利未欲止，急下之，宜大承气汤。

【浅释】下利，实热阻滞气机，故脉迟；宿食停滞，故脉滑。治当用下法，泻去积滞，其利可止。

【原文】39. 下利，脉反滑者，当有所去，下乃愈，宜大承气汤。

【浅释】下利，脉不虚不弱，反见滑脉，此主实，乃宿食停滞之故，治当用下法。

【医案选录】病固有前一日甫用附子理中汤，后一日即当用大承气汤者。予昔年治江阴街肉店范姓男子亲见之，尽湿以下利而日消，寒以温药而顿尽，胃中宿食不能与之俱去，故前此之缓痛喜按者，一变而为急痛拒按，则舍大承气汤外，岂复有愈疾之方治乎。

医案选自：曹颖甫《金匮发微》。

【原文】40. 下利已差，至其年月日时复发者，以病不尽故也，当下之，宜大承气汤。大承气汤方（见痉病中）。

【浅释】下利已愈，间隔一些时日复发，此乃治疗不彻底，或治疗不当，致病邪未尽，故到某一季节，因季节因素，或饮食不当，而下利复发，治宜大承气汤，以下未尽之邪。此相当于后世之"休息痢"。

【医案选录】："首饰店胡某，其妻近三四年来，每至霜降节，必发生痢疾，甚以为苦。审视腹痛里急，赤白杂下，日夜二十余行，舌色鲜红，苔白而薄，身微恶寒，脉浮紧。自云先日食面受凉，遂尔疾作，已两日矣，尚未服药。即与平胃散加羌活、防风、神曲、麦芽等味，以剪除新邪。二剂，外恙已，继用大承气汤两剂，服后腹痛甚，下黑污臭粪极多，症减七八。恐其久蓄之积，根株未尽，复进大柴胡两剂，各恙皆平，乃以柴芍六君调理而愈。次年霜降时，疾不复作。仲景尝云：下利已瘥，至其年月日时复发者，以未尽故也；不诚然哉。"（录自《遁园医案》）

医案选自：谭日强《金匮要略浅述》。

【原文】41. 下利谵语者，有燥屎也，小承气汤主之。

【浅释】燥屎内结，阳明实热，热扰神明，故下利谵语，此属"热结旁流"，治宜通腑泻热，用小承气汤。

【医案选录】王月怀伤寒至五日，下利不止，懊憹腹胀，诸药不效。有以山药、茯苓与之，虑其泻脱也。士材诊之，六脉沉数，按其脐则痛。此协热自利，中有结粪。小承气倍大黄服之，果得结粪数枚，利遂止，懊憹遂安。

医案选自：俞震《古今医案按》。

【原文】42. 下利便脓血者，桃花汤主之。

【浅释】脾阳虚陷，寒湿内盛，脏气不固，故滑脱下利而便脓血，治宜涩肠固脱，用桃花汤。

《医宗金鉴》："初病下利便脓血者，大承气汤或芍药汤下之。热盛者，白头翁汤清之。若日久滑脱，则当以桃花汤养肠固脱可也。"

【医案选录】某，脉微细，肢厥，下利无度。吴茱萸汤，但能止痛，仍不进食。此阳败阴浊，腑气欲绝，用桃花汤。

赤石脂，干姜，白粳米。

医案选自：叶天士《临证指南医案》。

【原文】43. 热利下重者，白头翁汤主之。

【浅释】湿热下利，里急后重，当清热凉血，燥湿止利，用白头翁汤。此条亦见于《伤寒论》第371条、第372条，互参。

【医案选录】"暑湿热病下利，始系赤白垢腻，昼夜数十余次，旬日后，痢虽减而纯下血矣。伤及肝肾，病情最深，非易治者。姑先清热存阴，宗厥阴下利之条，拟白头翁汤合黄连阿胶汤意：白头翁三钱，秦皮一钱半，黄连一钱，炒黄柏一钱，丹皮一钱半，地榆炭二钱，白芍钱半，荷蒂三个，阿胶、蛤粉拌炒一钱五分。"（录自《柳选四家医案·爱庐医案》）

"王某，患下血稠黏，间露里急后重，发散升补，备尝之矣，踵门求诊。脉弦数而沉，舌鲜红而苔黄燥，与白头翁汤加僵虫、乌梅，五帖，遂霍然已。"（录自《遯园医案》）

医案选自：谭日强《金匮要略浅述》。

【原文】44. 下利后更烦，按之心下濡者，为虚烦也，栀子豉汤主之。

【浅释】下利后，余热未尽，留扰胸膈，按之心下软，此乃无形之热，未结成实，故谓之"虚烦"，治宜清热除烦，用栀子豉汤。

【医案选录】洪某，男，26岁，中国香港人。

2011-07-26

心烦、失眠3年，加重2日。

平素心烦难以入睡，一般一周有数天难以入睡，稍有胃部不适，觉饮食不下。入睡时张口呼吸，曾服半夏泻心汤未效。舌略暗，苔白滑，脉濡。

证属胃虚而虚热上扰，与栀子甘草豉汤。

栀子14g，炙甘草30g，淡豆豉40g（包）。2剂。上药以水4杯，先煎栀子、甘草，剩下2杯半，后下豆豉，煮取一杯半，一天分2次温服。

2011-08-03

上药服后，失眠减轻，较容易入睡，睡中较少易醒，能睡一整夜。刻下仍觉胃脘不适，但并非胀满感，左胸有不通感，脉浮而关偏大，舌红，苔白腻而润。证属心下痞，改以大黄黄连泻心汤治之。

医案选自：李宇铭《原剂量经方治验录》。

【原文】45. 下利清谷，里寒外热，汗出而厥者，通脉四逆汤主之。

【浅释】阴寒内盛，故下利清谷；阴盛格阳于外，故里寒外热；若汗出，进一步耗伤其阳，阳虚则厥。治宜回阳救逆，用通脉四逆汤。

【医案选录】赵（右），寒疫不正之气，挟湿滞互阻，太阴阳明为病，清浊相干，升降失常，忽然吐泻交作，脉伏肢冷，目陷肉削，汗出如冰。脾主四肢，浊阴盘踞中州，阳气不能通达，肢冷脉伏，职是故也。阴无退散之期，阳有散亡之象，阴霍乱之重症，危在旦夕！勉拟通脉四逆汤加味，驱内胜之阴，复外散之阳，未识能有挽回否？

熟附片（三钱），姜川连（八分），仙半夏（一钱五分），猪胆汁（冲服，三四滴），淡干姜（五分），炙甘草（五分），赤、猪苓（各三钱），淡吴萸（三分），制小朴（八分），葱白头（三个）。

医案选自：《丁甘仁医案》。

【原文】46. 下利肺痛，紫参汤主之。

【浅释】曹颖甫《金匮发微》："下利一证，未闻有肺痛者，且肺痛当是何病，所痛之处，究系何部分？究竟是寒是热，历来注家绝无分晓，此所当研核者也。"

谭日强《金匮要略浅述》一书中认为，"肺痛"当是"腹痛"。

《医宗金鉴》："此文脱简不释。"

【原方原量】 紫参汤方

紫参半斤，甘草三两。

上二味，以水五升，先煮紫参，取二升，内甘草，煮取一升半，分温三服。（疑非仲景方）

【原文】 47. 气利，诃梨勒散主之。

【浅释】 气虚下陷而不固，故下利日久，治宜涩肠固脱，用诃梨勒散。

【原方原量】 诃梨勒散方

诃梨勒十枚（煨）。

上一味，为散，粥饮和顿服。（疑非仲景方）

【医案选录】 若夫气利用止涩之诃梨散者，实因久利而气虚下陷，意与近人治晨泄用四神丸略同。予昔寓白克路，治乡人陶姓曾用之，所用为诃子壳，取其味涩能止，彼以药末味涩，不能下咽，和入粥中强吞之，日进一服，三日而止。

医案选自：曹颖甫《金匮发微》。

【原文】 附方

《千金翼》小承气汤：治大便不通，哕，数谵语。（方见上）

《外台》黄芩汤：治干呕下利。

黄芩三两，人参三两，干姜三两，桂枝一两，大枣十二枚，半夏半升。

上六味，以水七升，煮取三升，温分三服。

疮痈肠痈浸淫病脉证并治第十八

【原文】 1. 诸浮数脉，应当发热，而反洒淅恶寒，若有痛处，当发其痈。

【浅释】 诸脉浮数，诸脉谓寸、关、尺三部，浮主表，数主热，表有风热，本当发热。因卫气郁遏，故反恶寒，营气郁滞则有痛处，卫郁营滞，加之风热，故当发痈。

《素问·生气通天论》："营气不从，逆于肉理，乃生痈肿。"

曹颖甫《金匮发微》："大约人体外证之属寒者，除流注外，发背、脑疽最为重大。惟世传阳和汤一方，与仲师当发其痈之旨最合。若误投寒凉败毒之品，十不活一。所以然者，为血络凝于寒湿，非疔毒、流火属于阳证者比也。附阳和汤方：麻黄三钱去根节，炮姜三钱，熟地黄一两，鹿角胶三钱，肉桂一钱，寒重加附子。"

【原文】 2. 师曰：诸痈肿，欲知有脓无脓，以手掩肿上，热者为有脓，不热者为无脓。

【浅释】 营卫不行，郁而化热，热盛则肉腐，肉腐则为脓，故曰："诸痈肿，欲知有脓无脓，以手掩肿上，热者为有脓，不热者为无脓。"

曹颖甫《金匮发微》："复有体虚未易肿大者，或妇人病在下体未便开刀者，仙方活命饮，成效卓著，当附存之。附仙方活命饮：乳香、没药各三钱，炙甲片五钱，皂角刺三钱，防风一钱，大贝四钱，生甘草二钱，归尾二钱，生黄芪三钱，赤芍四钱，银花三钱，排脓加白芷。上药水煎服，即日止痛，脓成自溃，未成即消。"

【原文】 3. 肠痈之为病，其身甲错，腹皮急，按之濡，如肿状，腹无积聚，身无热，脉数，此为肠内有痈脓，薏苡附子败酱散主之。

【浅释】 营卫郁滞，热毒结聚，肉腐而为肠痈；血凝气滞，不能外荣肌肤，故其身如鳞甲之交错；肠痈脓成但在肠之局部，故腹皮急，按之软，里无积聚；热毒在里，故身无热；热郁血分，故脉数。此为肠痈脓已成，治宜清热解毒，消痈排脓，方选薏苡附子败酱散。

【原方原量】 薏苡附子败酱散方
薏苡仁十分，附子二分，败酱五分。
上三味，杵为末，取方寸匕，以水二升，煎减半，顿服。小便当下。

【常用剂量】 薏苡附子败酱散方
薏苡仁40g，附子8g，败酱20g。作汤剂，水煎，顿服。

【方歌】
肠痈脓成薏附散，脉数腹急按之软；
解毒还须消痈脓，少佐附子取辛散。

【医案选录】 张某，男，23岁，腹痛一天，发热呕吐，继则腹痛转入右下腹，经西医诊断为急性化脓性阑尾炎。先后用抗生素等药治疗，疼痛持续不解，且发热呕吐。患者不愿意手术而求治于中医，症见面色青黄，神色困惫，右少腹持续疼痛，阵发性加剧，有明显压痛、反跳痛及肌紧张，包块如掌大，畏寒发热，剧痛时四肢冰凉，苔黄有津，脉滑数。体温37.8℃，血中白细胞20000。处方：薏苡仁90g，炮附子30g（先煎），败酱草30g。嘱其浓煎顿服。4剂后疼痛大减，呕吐止，体温正常，白细胞下降。继服上方 6 剂，白细胞总数 10000，右下腹包块不消。再服上方 20 余剂，包块消失而愈。

医案选自：《金匮要略讲义》第 2 版［唐祖宣．老中医周连三运用温阳法的经验．上海中医药杂志，1982（5）：5］

【原文】4. 肠痈者，少腹肿痞，按之即痛如淋，小便自调，时时发热，自汗出，复恶寒。其脉迟紧者，脓未成，可下之，当有血。脉洪数者，脓已成，不可下也，大黄牡丹汤主之。

【浅释】"大黄牡丹汤主之"当在"可下之"之后，文义方属。

热毒结聚肠腑，气滞血瘀，故少腹有肿块而痞胀不通；因属实证热证，故拒按，按之即痛如淋，牵引下阴；病不在膀胱，故小便自调；大肠移热于肺，营卫失常，故时时发热，自汗出，复恶寒，此似表证，但表证脉浮，此实热在里故。脉迟而紧，瘀热内阻气机，故脉迟，紧主痛，此瘀热在里，热未全盛，故脉迟紧者，脓未成。脉洪数者，阳热已盛，脓已成也。脓未成者，可用攻下之法，以泻热逐瘀，方用大黄牡丹汤。

【原方原量】大黄牡丹汤方

大黄四两，牡丹一两，桃仁五十个，瓜子半升，芒硝三合。

上五味，以水六升，煮取一升，去滓，内芒硝，再煎沸，顿服之，有脓当下；如无脓，当下血。

【常用剂量】大黄 20g，牡丹 10g，桃仁 10g，瓜子 10g，芒硝 10g。两次治疗量。

【方歌】

少腹肿痞按之痛，其脉弦紧脓未成；

丹皮瓜桃各十克，十硝甘黄可建功。

【医案选录】尝记癸丑十一月，若华之母病此，腰腹俱肿，有时发热自汗，有时不甚发热，痛不可忍，按之稍定，于冬至前二日，服大黄五钱，丹皮一钱，桃仁五十粒，冬瓜子八十粒，芒硝三钱。服后腹中大痛，午后下血半净桶，而腹平痛止，不啻平人矣。辛未四月，强鸿培嗣子福全病此，既就宝隆医院矣。西医指为盲肠炎，并言三日后开大刀。福全不解，私问看护，以破腹告，福全惧，弃其衣物而遁，翌日，抵予小西门寓所，以腹中剧痛求诊。按其脉紧而数，发热有汗，但不恶寒，予即疏方与之，明日复诊，尽下经三次而腹痛止矣。又壬申年，治大自鸣钟慎大衣庄裘姓少年亦如之。癸酉年，治陆姓少女腹右旁痛，痛经四月，身体瘦弱。西医不敢开刀，由同乡高长佑推荐，予以此方减轻授之，当夕下泥黑粪，痛未止，稍稍加重，遂大下黑粪，如河泥，其痛乃定。调理一月，方能出险，盖亦危矣。乙亥八月，四明史惠甫病此，已由姜佐景用前方下过，未能拔除病根，予用生大黄五钱，冬瓜仁一两，桃仁八十粒，丹皮一两，芒硝三钱，外加当归、赤豆，二诊加赤芍五钱，败酱草五钱，所下黑粪并如污泥状，病乃出险，并附记之。

医案选自：曹颖甫《金匮发微》。

【原文】5. 问曰：寸口脉浮微而涩，法当亡血，若汗出，设不汗者云何？答曰：若身有疮，被刀斧所伤，亡血故也。

【浅释】寸口脉浮微即脉浮无力，主阳虚，脉涩主阴血不足；阴阳气血俱不足，多见于亡血汗出之人，若其人无汗出亡血，则多为金创。金创亦可亡血，故亦可出现上述脉象。

【原文】6. 病金疮，王不留行散主之。

【浅释】金疮，即刀斧金刃所伤而成疮者，血脉瘀阻者，可治以王不留行散。方内"蒴藋"即"接骨木""落得打"，"桑东南根白皮"即"桑白皮"。

【原方原量】王不留行散方

王不留行十分（八月八日采），蒴藋细叶十分（七月七日采），桑东南根白皮（十分，三月三日采），甘草十八分，川椒三分（除目及闭口者，去汗），黄芩二分，干姜二分，芍药、厚朴各二分。

上九味，桑根皮以上三味，烧灰存性，勿令灰过，各别杵筛，合治之为散，服方寸匕，小疮即粉之，大疮但服之。产后亦可服。如风寒，桑东根勿取之。前三物，皆阴干百日。

【医案选录】一老人，平素受伤后伤口容易发炎肿痛，感到很麻烦。一日受到较大的刀刃伤，遂立即服用王不留行散，并撒敷于伤口上。二三日后即痊愈，这次免于伤口化脓，很庆幸。

一女子，缝纫机针折断没于手指内中，因针扎入肉中，周围的人也拔不出来，很无奈。忽然想起王不留行散，便散敷于伤口处，缠上绷带，同时内服一次1.0g。创口处疼痛很快消失，扎入肉中的断针亦于第二天露头于皮外，很容易便拔出，即愈。

再次重申，王不留行散诚乃金疮之神方也。

医案选自：大塚敬节《金匮要略研究》。

【原文】排脓散方

枳实十六枚，芍药六分，桔梗二分。

上三味，杵为散，取鸡子黄一枚，以药散与鸡黄相等，揉和令相得，饮和服之，日一服。

排脓汤方

甘草二两，桔梗三两，生姜一两，大枣十枚。

上四味，以水三升，煮取一升，温服五合，日再服。

【浅释】以上二方，虽未列主治与证，但从方剂命名来看，均为排脓而设。排脓散以治肠痈、胃痈为主，排脓汤以治肺痈为主。

【原文】7. 浸淫疮，从口流向四肢者，可治；从四肢流来入口者，不可治。

【浅释】湿热浸渍皮肤，黄水淋沥，蔓延成片，甚则遍及全身，谓之"浸淫疮"。浸淫疮从口流向四肢者，病邪由内出外，由阴出阳，故可治；由四肢流向口者，病邪由外入内，由阳入阴，故病重难治。

【原文】8. 浸淫疮，黄连粉主之。（方未见）

【浅释】《医宗金鉴》：此承上条，以明其治。黄连粉方脱简。

尤在泾《金匮要略心典》："黄连粉方未见，大意以此为湿热浸淫之病，故取黄连一味为粉粉之。苦以燥湿，寒以除热也。"

趺蹶手指臂肿转筋阴狐疝蛔虫病脉证治第十九

【原文】1. 师曰：病趺蹶，其人但能前，不能却，刺腨入二寸，此太阳经伤也。

【浅释】趺蹶：一种病名，为足背强直，行动不便，只能前行，不能后退的一种足部疾病。

"此太阳经伤也"一句当在"不能却"之后。

趺蹶治宜针刺，穴选合阳、承山等。

曹颖甫《金匮发微》："惟近世内科能用针者少，予尝患右臂酸痛，自肩至于尺泽。长女昭华用毛姜四两、川乌三两、草乌五两、红花二两、良姜一两，每夜浓煎熏洗，月余竟愈，则寒湿伤经，似亦不妨用之也。"

【原文】2. 病人常以手指臂肿动，此人身体瞤瞤者，藜芦甘草汤主之（方缺）。

【浅释】风胜则动，湿胜则肿，此风邪湿痰所致也，治用藜芦甘草汤涌吐风痰。

曹颖甫《金匮发微》：按子和《儒门事亲》云"一妇病风痫，其始一二年发，后渐日发，甚至一日数发，求死不得。值凶岁，采野草充粮，见草若葱状，采蒸饱食，胸膈间胀闷，顷之，涌吐胶痰，数日，约一二斗，甚昏困，后遂轻健如平人。以所食葱访人，即藜芦也"。

【原文】3. 转筋之为病，其人臂脚直，脉上下行，微弦。转筋入腹者，鸡屎白散主之。

【浅释】转筋之源于湿热伤阴，筋脉失养所致者，治宜清利湿热，舒缓筋脉，用鸡屎白散。若下肢转筋，大腿两侧牵引小腹作痛者，称为转筋入腹。

大塚敬节《金匮要略研究》："宇津木益夫著《古训医传》记载，出现腹水、可见腹部青筋的病人，多方治疗无效，给予鸡屎白而治愈。"

【原方原量】鸡屎白

上一味，为散，取方寸匕，以水六合和温服。

【原文】4. 阴狐疝气者，偏有小大，时时上下，蜘蛛散主之。

【浅释】狐疝，即阴囊偏大偏小、时上时下的病证。为寒气凝结于厥阴肝经所致，治宜温经散寒，破结通利，用蜘蛛散。

【原方原量】蜘蛛散方

蜘蛛十四枚（熬焦），桂枝半两。

上二味为散，取八分一匕，饮和服，日再服。蜜丸亦可。

【医案选录】乙亥重九日，有倪姓来诊，其证时发时止，今以遇寒而发，偏坠微痛，夜有寒热，睡醒汗出，两脉迟滑。方用大蜘蛛一枚，炙过，川桂枝四钱，一剂而愈。

医案选自：曹颖甫《金匮发微》。

【原文】5. 问曰：病腹痛有虫，其脉何以别之？师曰：腹中痛，其脉当沉，若弦，反洪大，故有蛔虫。

【浅释】《医宗金鉴》："腹痛有虫，以洪大脉别之，未详，必有缺文，不释。"

【原文】6. 蛔虫之为病，令人吐涎，心痛，发作有时，毒药不止，甘草粉蜜汤主之。

【浅释】《灵枢·口问》："虫动则胃缓，胃缓则廉泉开，故涎下。"蛔虫入膈，故吐涎心痛，虫动则痛作，虫静则痛止，已经服用过杀虫药，但疼痛不止者，可与甘草粉蜜汤，以安蛔缓痛。方内之"粉"，若欲安蛔止痛，当用米粉；若欲杀虫，可用铅粉，但铅粉有毒，用时宜慎。

【原方原量】甘草粉蜜汤方

甘草二两，粉一两，蜜四两。

上三味，以水三升，先煮甘草，取二升，去滓，内粉、蜜，搅令和，煎如薄粥，温服一升，差即止。

【医案选录】先母侍婢曾患此，始病吐蛔，一二日后，暴厥若死，治以乌梅丸，入口即吐。予用甘草五钱，先煎去渣，以铅粉二钱，白蜜一两调饮之，半日许，下蛔虫如拇指大者九条，其病乃愈。

【原文】7. 蛔厥者，当吐蛔，令病者静而复时烦，此为脏寒。蛔上入膈，故烦。须臾复止，得食而呕。又烦者，蛔闻食臭出，其人当自吐蛔。

8. 蛔厥者，乌梅丸主之。

【浅释】此两条详见《伤寒论》第338条。

【医案选录】1. 曾记无锡强福全未病肠痈时，先病腹痛，痛无定时，忽作忽止，知为虫，已服丸半斤矣，痛如故，后即改丸为汤，二剂而差。

医案选自：曹颖甫《金匮发微》。

2. 王某，48岁，1994年8月5日初诊。患者于1天前开始右上腹疼痛，状似钻顶，宛如刀绞，疼痛时发时止，伴有恶心，呕吐黄水，吐蛔1条，胃中灼热，嘈杂，呻吟不已。刻诊：面色青黄，右上腹部疼痛拒按，手足厥冷，不欲饮，口臭，舌质紫暗，苔腻，脉沉弦而紧。证属厥阴脏寒，肝胆气机不调，腹中蛔虫上扰，而致阴阳不相顺接之蛔厥证。遵仲景法，以乌梅丸治之，处方：附子10g，干姜7g，肉桂7g，当归15g，党参15g，黄连17g，黄柏15g，蜀椒17g，细辛4g，乌梅20g。药进2剂，疼痛稍减，能忍受；服药3剂，疼痛呕吐均止，手足已温，能安然入睡，唯胃中不适，嘈杂，纳谷不香，舌苔白腻稍退。守方加槟榔片20g，苦楝根片15g。继服2剂，便蛔虫20余条，诸证悉除，随访2年未发。

医案选自：《金匮要略讲义》第2版｛韩玉香，郝会萍．乌梅丸临床应用体会［J］．内蒙古中医药，2000（3）：38｝

妇人妊娠病脉证并治第二十

【原文】1. 师曰：妇人得平脉，阴脉小弱，其人渴，不能食，无寒热，名妊娠，桂枝汤主之（方见利中）。于法六十日当有此证，设有医治逆者，却一月，加吐下者，则绝之。

【浅释】尤在泾《金匮要略心典》"其人渴"作"其人呕"。

妇女经断后，在妊娠初期，胎元未盛，故得平脉，尺脉较关脉小弱。冲气上逆于胃，则胃气上逆，故呕而不能食，因无外感，故无寒热，此属妊娠恶阻的轻证，故治宜桂枝汤，调和阴阳，温胃降逆，则恶阻可愈。

妊娠恶阻属生理反应，反应轻微者，不须用药治疗；若反应较重者，经适当地治疗，恶阻也会很快地缓解；若病者、医者不知是孕，妄治其逆，则正气受损，病气反增，吐泻有加，故应绝其药治。临证时，对于育龄期妇女出现恶心、呕吐等症状时，应询问经期，故陈修园《十问歌》中有"妇人尤必问经期"一问。

曹颖甫《金匮发微》："妊娠之脉，关后有余，尺跳动，右甚为女，左甚为男，此历试不爽者也。"

【原文】2. 妇人宿有癥病，经断未及三月，而得漏下不止，胎动在脐上者，为癥痼害。妊娠六月动者，前三月经水利时，胎也。下血者，后断三月衃也。所以血不止者，其癥不去故也。当下其癥，桂枝茯苓丸主之。

【浅释】癥病：腹内有瘀阻积块类疾病。

衃：色紫而黯的瘀血。

妇人腹内素有肿块，停经还没有三个月，却出现漏下不止的症状，在脐上似有胎动的感觉，此非妊娠，乃癥疾也。因妊娠一般在四个月左右始觉有胎动，且胎动在脐下。

经停6个月，觉有胎动，且停经前三个月月经正常，停经后，胞宫按月份逐渐增大，此为妊娠。若停经前三个月，月经失常，后三个月又停经，胞宫亦未按月份增大，又见漏下不止，此为癥病。下血不止，是瘀血之故，治宜化瘀消癥，方用桂枝茯苓丸。

【原方原量】桂枝茯苓丸方

桂枝，茯苓，牡丹（去心），桃仁（去皮尖，熬），芍药各等分。

上五味，末之，炼蜜和丸，如兔屎大，每日食前服一丸。不知，加至三丸。

【常用剂量】做汤剂

桂枝15g，茯苓15g，牡丹15g，桃仁15g，赤芍15g。两次治疗量。

【方歌】

妇人癥病桂苓丸，桂枝茯苓芍桃丹；

五般药物等同量，丸剂缓消久服安。

【医案选录】《续建殊录》："一妇人，身体羸瘦，腹中挛急，经水少而不绝，上逆目眩，饮食如故，大便秘结，唇干口燥，乃用桂枝茯苓汤。兼用䗪虫丸，经日而诸证愈。"（《金匮今释》引）

医案选自：谭日强《金匮要略浅述》。

【原文】 3. 妇人怀娠六七月，脉弦发热，其胎愈胀，腹痛恶寒者，少腹如扇，所以然者，子脏开故也，当以附子汤温其脏。（方未见）

【浅释】 妊娠六七个月，脉弦，弦主寒主痛，腹胀、腹痛、恶寒，少腹有如冷风扇袭之感，其恶风可知。此子脏开，风寒上袭，阳虚寒盛之故；阴寒内盛，故腹痛腹胀，格阳于外，故发热。治宜温阳散寒，暖宫安胎，用附子汤。附子汤原方未载，后世医家多主张用《伤寒论》之附子汤。

【原文】 4. 师曰：妇人有漏下者，有半产后因续下血都不绝者，有妊娠下血者，假令妊娠腹中痛，为胞阻，胶艾汤主之。

【浅释】 漏下分三种情况，妇人非妊非产而漏血不止者，妇人半产后漏血不止者，妇人妊娠胞阻而漏血不止者。此三种情况均为冲任不固所致，故均治以胶艾汤，以调补冲任，养血固经。妊娠腹中痛者，血虚不养故也。

【原方原量】 芎归胶艾汤方（一方加干姜一两，胡洽治妇人胞动无干姜）

芎劳二两，阿胶二两，甘草二两，艾叶三两，当归三两，芍药四两，干地黄四两。

【常用剂量】 川芎20g，阿胶20g，甘草20g，艾叶30g，当归30g，芍药40g，干地黄60g。两次治疗量。

【方歌】

二十川芎阿胶草，三十归艾四十芍；

地黄用量六十克，半产漏下胞阻熬。

【医案选录】 尝记丁巳年治潘姓漏下证，用仲师方治，改两为钱，服后腹中胀甚，二日而漏下止，二十日后生一男，今十七岁矣。

医案选自：曹颖甫《金匮发微》。

【原文】 5. 妇人怀娠，腹中疙痛，当归芍药散主之。

【浅释】 妇人妊娠后，赖气血以养胎，肝主藏血，脾为气血生化之源。肝血不足，则血行迟滞，脾气不足则湿邪内生，肝脾不和，血瘀湿郁，故腹中急痛，治宜养血调肝，健脾利湿，方用当归芍药散。

【原方原量】当归芍药散方

当归三两，芍药一斤，茯苓四两，白术四两，泽泻半斤，芎䓖半斤（一作三两）。

上六味，杵为散，取方寸匕，酒和，日三服。

【常用剂量】做汤剂：当归6g，芍药40g，茯苓10g，白术10g，泽泻20g，川芎20g。两次治疗量。

【方歌】

十克茯术廿泽芎，四十芍药量最雄；

六克当归一同煮，易散为汤疗腹痛。

【医案选录】王某某，女，45岁，工人，1995年11月2日初诊。患者近半年每经前周身浮肿，症见胸胁胀满，头晕乏力，舌淡苔白，边有齿痕，脉弦缓。诊为经行浮肿，证属肝郁脾虚，水湿内停，气滞血阻，拟疏肝健脾，理气活血，利水通经。方用当归芍药散加味：当归18g，赤芍12g，川芎10g，茯苓15g，白术12g，泽泻15g，天仙藤15g，益母草15g，泽兰叶12g，川牛膝15g。3剂，水煎服，日1剂。二诊：患者述服上方第2剂后，月经来潮，诸症减轻。效不更方，继服3剂，嘱其每次月经前服上方3~6剂，连服3个周期。半年后随访，诸症消失，未见复发。

医案选自：《金匮要略讲义》第2版［姜云天，龚长根，等．当归芍药散临床新用．中医药研究，1998，14（3）：42］

【原文】6. 妊娠呕吐不止，干姜人参半夏丸主之。

【浅释】妊娠恶阻，呕吐症状较重，审其证为胃寒挟饮上逆者，可治以干姜人参半夏丸。

【原方原量】干姜人参半夏丸方

干姜一两，人参一两，半夏二两。

上三味，末之，以生姜汁糊为丸，如梧子大，饮服十丸，日三服。

【常用剂量】干姜人参半夏丸方

干姜15g，人参15g，半夏30g。

共为细末，炼蜜为丸，每丸重9g，一次一丸，一日三次，生姜水送服。

【方歌】

妊娠恶阻胃虚寒，干姜人参半夏丸；

一两参姜二两夏，妙用生姜服之安。

【医案选录】《橘窗书影》:"一妇人,年二十余,产后胃中不和,时时吐饮食,羸瘦极,遂发大呕吐,药食不能入口。脉微细,四肢微冷,口干燥,欲冷水。余诊之,作半夏干姜人参丸料,煎为冷液,令时时饮少许。又以冷水送下乌梅丸,药始下咽,呕吐止,经二三日,啜稀粥,胃气渐复。用前方月余,肌肉肥胖,遂得痊愈。"(《金匮今释》引)

医案选自:谭日强《金匮要略浅述》。

【原文】 7. 妊娠小便难,饮食如故,当归贝母苦参丸主之。

【浅释】 妊娠小便难,饮食如故,则病不在中焦,而在下焦。妊娠后,血以养胎则血虚,血虚有热,加之胎热胎胀,故小便难。总因膀胱湿热,气化不利所致,故治宜养血开郁,清热除湿,方用当归贝母苦参丸。

谭日强在《金匮要略浅述》记载:《金匮要略简释》:小便难而饮食照常的,用当归贝母苦参来治疗,很难理解;……金华沈介业中医师来信,指正"小便难"当作"大便难"。经他祖父五十年的经验和他自己试用,当归贝母苦参丸治疗孕妇习惯性便闭,效验非凡。其说亦可参考。

【原方原量】 当归贝母苦参丸方(男子加滑石半两)

当归,贝母,苦参各四两。

上三味,末之,炼蜜丸如小豆大,饮服三丸,加至十丸。

【常用剂量】 当归贝母苦参丸方(男子加滑石半两)

当归、贝母、苦参各60g。

共为细末,炼蜜为丸,每丸重9g,一次一丸,一日二次。

【方歌】

妊娠血热小便难,饮食如故气不宣;

膀胱湿热下焦病,治用归母苦参丸。

【医案选录】 唐××,女,38岁,患慢性肾盂肾炎急性发作。患者本人是医务工作者,据云:三年前曾患急性肾盂肾炎,经部队医院给服呋喃妥因、肌注庆大霉素等治愈。此次复发已一星期,再用上药疗效不显。其症腰疼胀痛,尿频尿急,排尿点滴,灼热刺痛,伴有低烧,身体疲乏,食欲减退,舌苔黄腻,脉象濡数。此湿热之邪流注下焦所致,宜清热利湿,解毒排脓为治。用当归贝母苦参丸改作汤剂:当归10g,浙贝10g,苦参10g,加黄芪15g、金银花10g、连翘6g、赤小豆15g、鱼腥草15g、车前子10g、地龙10g、草梢10g。连服二十多剂,诸症消失,尿常规正常,尿培养阴性。

医案选自:谭日强《金匮要略浅述》。

【原文】8. 妊娠有水气，身重，小便不利。洒淅恶寒，起则头眩，葵子茯苓散主之。

【浅释】妊娠有水气（即后世之子肿），故身体肿而沉重，膀胱不能气化则小便不利，卫阳被郁则恶寒，清气不升则头眩，治宜利水通阳，用葵子茯苓散。

曹颖甫《金匮发微》：葵子滑胎。

谭日强《金匮要略浅述》：又葵子滑利通窍，若系体质虚弱的妊妇，则当慎用，后世医家对此等证，每用五皮饮加紫苏治疗，效果良好，可备临床参考。

【原方原量】葵子茯苓散方

葵子一斤，茯苓三两。

上二味，杵为散，饮服方寸匕，日三服，小便利则愈。

【常用剂量】葵子茯苓散方

葵子140g，茯苓45g。

上二味，杵为散，饮服6g，日三服，小便利则愈。

【方歌】

妊娠水气名子肿，身肿沉重尿不通；

葵子茯苓共为末，用量比例遵仲景。

【医案选录】立斋治一妇子肿，用紫苏饮，三服而愈。

医案选自：魏之琇《续名医类案》。

【原文】9. 妇人妊娠，宜常服当归散主之。

【浅释】《医宗金鉴》："妊娠无病不须服药，若其人瘦而有热，恐耗血伤胎，宜常服此以安之。"

妇人妊娠，若血虚有湿热者，可服当归散。

【原方原量】当归散方

当归、黄芩、芍药、芎䓖各一斤，白术半斤。

上五味，杵为散，酒饮服方寸匕，日再服。妊娠常服即易产，胎无苦疾，产后百病悉主之。

【常用剂量】做汤剂：当归12g，黄芩12g，芍药12g，川芎12g，白术6g，两次治疗量。

【方歌】

妊娠宜服当归散，归芍芎芩倍术全；

作散作汤审缓急，清热养血胎自安。

【医案选录】丹溪治一妇，有胎至三个月左右即堕，其脉左大无力，重取则涩，乃血少也。以其妙年只补中气，使血自荣，时正初夏，浓煎白术汤，调黄芩末一钱，服之至三四两，得保全而生。

一妇年三十余，或经住，或成形未具，其胎必堕。察其性急多怒，色黑气实，此相火太盛，不能生气化胎，反食气伤精故也。因令住经第二月，用黄芩、白术、当归、甘草。服至三月尽，止药，后生一子。

医案选自：俞震《古今医案按》。

【原文】10. 妊娠养胎，白术散主之。

【浅释】《医宗金鉴》："妊娠妇人，肥白有寒，恐其伤胎，宜常服此。"

妊娠后，脾虚寒湿者可服白术散。

【原方原量】白术散方（见《外台》）

白术、芎䓖、蜀椒各三分（去汗），牡蛎二分。

上四味，杵为散，酒服一钱匕，日三服，夜一服。但苦痛，加芍药；心下毒痛，倍加芎䓖；心烦吐痛，不能食饮，加细辛一两，半夏大者二十枚，服之后更以醋浆水服之。若呕，以醋浆水服之；复不解者，小麦汁服之；已后渴者，大麦粥服之。病虽愈，服之勿置。

【医案选录】徐忠可："予治迪可弟妇，未孕即痰嗽见血，既孕而不减人瘦，予以此方（白术散）治之。因其腹痛，加芍药两大剂，而痰少嗽止，人爽胎安。"

医案选自：谭日强《金匮要略浅述》。

【原文】11. 妇人伤胎，怀身腹满，不得小便，从腰以下重，如有水气状，怀身七月，太阴当养不养，此心气实，当刺泻劳宫及关元，小便微利则愈。（见《玉函》）

【浅释】《医宗金鉴》："文义未详，此穴刺之落胎，必是错简，不释。"

妇人产后病脉证治第二十一

【原文】1. 问曰：新产妇人有三病，一者病痉，二者病郁冒，三者大便难，何谓也？师曰：新产血虚，多出汗，喜中风，故令病痉；亡血复汗，寒多，故令郁冒；亡津液，胃燥，故大便难。

【浅释】产后三病，一为病痉，此为新产后气血两虚，血虚则不荣筋脉，气虚则卫外不固，多汗而易感风邪；二为病郁冒，郁冒指郁闷昏冒，产后血虚复汗，阳虚感寒，气逆上冲所致；三为病大便难，为产后失血，津液不足所致。

以上三病，均与产后亡血伤津有关，故治疗当以养血生津为要。痉者可选瓜蒌桂枝汤、四物汤配葛根汤，或玉真散加减；郁冒者可选八珍汤配桂枝汤，或桂枝去芍药加龙骨牡蛎汤；大便难者可选麻仁丸，阳明腑实者可选承气类，血虚甚者可配合四物汤。

【医案选录】1. 许，产后阴虚，肝风动灼，喉干呛咳，晚则头晕。（阴虚风阳动）

阿胶，细生地，天冬，茯神，小麦，川斛

医案选自：叶天士《临证指南医案》。

2. 张，产后郁冒，汗出潮热，腹痛。

炒生地，炒山楂，丹参，茯神，浮小麦，黑，豆皮

医案选自：叶天士《临证指南医案》。

3. 张，产后十三朝，舌黄边赤，口渴脘中紧闷，不食不饥，不大便。此阴分已虚，热入营中，状如疟症。大忌表散清克，议滋清营热，救其津液为要。

细生地，天冬，生鳖甲，丹皮，丹参，茯神

医案选自：叶天士《临证指南医案》。

【原文】2. 产妇郁冒，其脉微弱，不能食，大便反坚，但头汗出。

所以然者，血虚而厥，厥而必冒，冒家欲解，必大汗出。以血虚下厥，孤阳上出，故头汗出。所以产妇喜汗出者，亡阴血虚，阳气独盛，故当汗出，阴阳乃复。

大便坚，呕不能食，小柴胡汤主之。

【浅释】本条分3段理解，第一段介绍了产后郁冒的症状，即脉微弱，不能食，大便坚，头汗出；第二段说明了郁冒的发病机制，产后阴血亏虚，阳气厥而上冒，阳盛欲与阴相和，故汗出而损阳也，故曰"以血虚下厥，孤阳上出，故头汗出"；第三段论述了郁冒的治疗，血虚肠燥故大便坚，气机上逆故呕不能食，治宜小柴胡汤，以表里双解，调和阴阳。

【医案选录】1. 唐，产后骤脱，参附急救，是挽阳固气方法，但损在阴分，其头痛汗出烦渴，乃阳气上冒。凡开泄则伤阳，辛热则伤阴，俱非新产郁冒之治道。尝读仲景书，明本草意，为是拟方于后，亦非杜撰也。（郁冒）

生左牡蛎（一钱），生地（二钱），上阿胶（二钱），炒黑楂肉（三钱），茺蔚子（一钱半）。

医案选自：叶天士《临证指南医案》。

2. 一产妇郁冒，脉微弱，不能食，大便反坚，但头汗出。所以然者，血虚而厥，厥而必冒，冒家欲解，必大汗出，以血虚下厥，孤阳上出，故头汗出。琇按：产后新感，从《伤寒论》辨别。所以产妇喜汗出者，亡阴血虚，阳气独盛，故当汗出，乃大便坚，呕不能食，小柴胡汤主之。郁冒即晕。

医案选自：江瓘《名医类案》。

【原文】3. 病解能食，七八日更发热者，此为胃实，大承气汤主之。

【浅释】郁冒病解，呕止能食，因虚可成实，转属阳明腑实者，可见发热，腹满腹痛拒按，大便秘结，舌红苔黄燥，脉沉滑有力等症。此当治以大承气汤，以通腑泄热。

【原文】4. 产后腹中㽲痛，当归生姜羊肉汤主之，并治腹中寒疝，虚劳不足。

【浅释】产后血虚里寒，故腹中疼痛，治宜补虚养血，散寒止痛，用当归生姜羊肉汤，异病同治。本方尚可用于寒疝及虚劳。

曹颖甫《金匮发微》记载，若治寒疝虚劳不足者，可于当归生姜羊肉汤内加附子，非惟去病，兼能令人有子。

【医案选录】1. 一妇人寒月中，产后腹大痛，觉有块，百方不治。一人教以羊肉四两、熟地黄二两、生姜一两，水煎服之，二三次愈。

医案选自：俞震《古今医案按》。

2. 一妇产当冬寒月，寒气入产门，脐下胀满，手不得犯。此寒疝也，医欲治以抵当汤，谓其有瘀血。尝教之曰：非其治也，可服仲景羊肉汤，少减水服。遂愈。（《本草》）

医案选自：江瓘《名医类案》。

【原文】5. 产后腹痛，烦满不得卧，枳实芍药散主之。

【浅释】产后腹痛，属气滞血凝者，可治以枳实芍药散。气血瘀滞成热，属里实，故烦满不得卧。

【原方原量】枳实芍药散方

枳实（烧令黑，勿太过），芍药等分。

上二味，杵为散，服方寸匕，日三服，并主痈脓，以麦粥下之。

【常用剂量】枳实芍药散方

枳实（烧令黑，勿太过）、芍药等分，共为细末，每服6g，日三服。

【方歌】
产后腹痛气血郁，烦满不卧枳芍取；
二药等分同为末，亦主痈脓审病机。

【医案选录】徐（四十），疹发五六年，形体畏寒，病发身不大热，每大便，腹痛里急，此皆气血凝滞，当以郁病推求。

当归，酒制大黄，枳实，桂枝，炙草，白芍。

医案选自：叶天士《临证指南医案》。

【原文】6. 师曰：产妇腹痛，法当以枳实芍药散，假令不愈者，此为腹中有干血着脐下，宜下瘀血汤主之。亦主经水不利。

【浅释】产后腹痛，治以枳实芍药散，不愈，究其原因，血虚内热，热灼血干，着于脐下，病重药轻，故不愈，治宜破血逐瘀，用下瘀血汤。亦主经水不通，亦因热灼血干之故。

【原方原量】下瘀血汤方

大黄二两，桃仁二十枚，䗪虫二十枚（熬去足）

上三味，末之，炼蜜和为四丸，以酒一升，煎一丸，取八合顿服之。新血下如豚肝。

【常用剂量】大黄15g，桃仁3g，䗪虫5g。两次治疗量。

【方歌】
产后腹痛干血留，经水不利此方求；
三桃五虫十五黄，做丸煎煮须用酒。

【医案选录】《成绩录》："一妇人，月经过度，或月再见，肩背强，腹中挛急，或鞕满，饮食能进，大便秘结，阴门时痒，患之数年，未得治效。先生与当归芍药散，兼用下瘀血丸，宿疴遂全治。"（《金匮今释》引）。

医案选自：谭日强《金匮要略浅述》。

【原文】7. 产后七八日，无太阳证，少腹坚痛，此恶露不尽，不大便，烦躁发热，切脉微实，再倍发热。日晡时烦躁者，不食，食则谵语，至夜即愈，宜大承气汤主之。热在里，结在膀胱也。

【浅释】《医宗金鉴》："热在里，结在膀胱也"之八字，当在本条上文"恶露不尽"之下，未有大承气汤下膀胱血之理，必是传写之讹。"再倍"二字，当是衍文。

产后七八日，无太阳证，即无发热、恶寒、头痛之表证，少腹坚痛，恶露不下。此为瘀热在里，结在脐下膀胱之故，本当攻下瘀血，用上条之下瘀血汤，但其尚有不大便、脉实、发热、日晡烦躁、不食、食则谵语等阳明腑实之证，此当给予大承气汤，以攻阳明而下瘀热。

【医案选录】曾记戊辰年高长顺女病此二十余日，已更数医矣。其证能食，日晡所必发壮热，脉大而实。予用生大黄四钱、厚朴二钱、枳实四钱、芒硝三钱，一剂热除，即系此证。

医案选自：曹颖甫《金匮发微》。

【原文】8. 产后风，续之数十日不解，头微痛，恶寒，时时有热，心下闷，干呕汗出。虽久，阳旦证续在耳，可与阳旦汤。（即桂枝汤方，见下利中）

【浅释】产后患太阳中风证，或失治或误治，病经数十日后，仍头痛、恶寒，时时有热，汗出，心下闷，干呕，此为太阳中风证（即桂枝汤证）仍在，有是证用是方，不必拘于时日也。

尤在泾《金匮要略心典》："夫审证用药，不拘日数，表里既分，汗下斯判，上条里热成实，虽产后七八日，与大承气而不伤于峻。此条表邪不解，虽数十日之久，与阳旦汤而不虑其散，非通于权变者，未足以语此也。"

关于阳旦汤，《医宗金鉴》载，阳旦汤方即桂枝汤内加黄芩。林亿认为是桂枝汤，喻嘉言认为是桂枝汤加黄芩，魏荔彤认为是桂枝汤加附子，陈修园认为是桂枝汤增桂加附子，何志雄谓桂枝汤加芍药、黄芩，应用时应据证以立方，方为上策。

【医案选录】陈（二八），寒热时作，经岁不痊，且产后病起，阳维为病明矣。（阳维病寒热），归桂枝汤。

医案选自：叶天士《临证指南医案》。

【原文】9. 产后中风，发热，面正赤，喘而头痛，竹叶汤主之。

【浅释】产后血虚，汗多，表虚不固，易患中风，发热、头痛为太阳中风之症，面赤、喘为虚阳上浮、肺气不降之象，治宜扶正祛邪，表里同治，用竹叶汤。

《医宗金鉴》："产后中风"之下，当有"病痉者"之三字，始与方合。若无此三字，则人参、附子施之于中风发热可乎？而又以竹叶命名者，何所谓也？且方内有"颈项强用大附子"之文。本篇有证无方，则可知必有脱简。

【原方原量】竹叶汤方

竹叶一把，葛根三两，防风、桔梗、桂枝、人参、甘草各一两，附子一枚

(炮),大枣十五枚,生姜五两。

上十味,以水一斗,煮取二升半,分温三服,温覆使汗出。颈项强,用大附子一枚,破之如豆大,煎药扬去沫。呕者,加半夏半升,洗。

【常用剂量】竹叶汤方

竹叶 6g,葛根 30g,防风、桔梗、桂枝、人参、甘草各 10g,附子 10(炮),大枣 10 枚,生姜 50g。两次治疗量。

【方歌】

产后中风又病痉,发热面赤喘头痛;

扶正祛邪竹叶汤,表里同治可建功。

【医案选录】宁××,女,26 岁。产后十余日,恶露已净。因洗澡受凉,致发热恶寒,头痛项强,身疼无汗,舌质淡、苔薄白,脉象浮紧无力。此正气内虚,风寒外束,宜解肌祛邪、益气扶正。用《金匮》竹叶汤:竹叶 6g、党参 15g、附片 5g、葛根 10g、防风 10g、桂枝 6g、桔梗 6g、甘草 3g、生姜 3 片、大枣 3 枚。服二剂,汗出热退,头身痛止。

医案选自:谭日强《金匮要略浅述》。

【原文】10. 妇人乳中虚,烦乱呕逆,安中益气,竹皮大丸主之。

【浅释】《医宗金鉴》:"此条文义,证药未详。"

【原方原量】竹皮大丸方

生竹茹二分,石膏二分,桂枝一分,甘草七分,白薇一分。

上五味,末之,枣肉和丸弹子大,以饮服一丸,日三夜一服。有热者,倍白薇,烦喘者加柏实一分。

《医宗金鉴》载:《济阴纲目》云,中虚不可用石膏,烦乱不可用桂枝。此方以甘草七分,配众药六分,又以枣肉为丸;仍以一丸饮下,可想其立方之微,用药之难,审虚实之不易也。仍饮服者,尤虑夫虚虚之祸耳!用是方者,亦当深省。

【原文】11. 产后下利虚极,白头翁加甘草阿胶汤主之。

【浅释】产后血虚,又患热利下重,故仍治以白头翁汤,加甘草阿胶者,以产后血虚故也。

【原方原量】白头翁加甘草阿胶汤方

白头翁、甘草、阿胶各二两,秦皮、黄连、柏皮各三两。

上六味,以水七升,煮取二升半,内胶令消尽,分温三服。

【常用剂量】 白头翁加甘草阿胶汤方

白头翁、甘草、阿胶各20g，秦皮、黄连、柏皮30g。两次治疗量。

【方歌】

产后血虚热利重，白头翁汤功效宏；

因虑其虚加胶草，各药比例原方宗。

【医案选录】 黄仲权："阎氏妇，年二十四岁。夏月感受暑湿，至秋分娩时，恶露太多，膜原伏暑，又从下泄而变痢。痢下红白，里急后重，日夜四十余次，腹痛，甚则发厥，口极苦而喜饮，按其胸腹灼手。脉象细数，细为阴虚，数则为热，此张仲景所谓热利下重者，白头翁汤主之是也。然此症在产后，本妇又每日厥十余次，症已棘手。然诊右脉尚有神，或可挽救。姑仿仲景经方以消息之，亟命脱去重棉，用湿布敷脚心，干则易之。方用大剂白头翁汤加味，苦寒坚阴以清热为君，甘寒增液以润燥为臣，佐以酸苦泄肝，使以清芬透暑，力图挽回于万一。白头翁四钱，北秦皮二钱，炒黄柏二钱，金银花六钱，川雅连一钱（盐炒），生炒杭芍各三钱，益元散三钱，陈阿胶一钱（烊冲），淡条芩二钱，鲜荷叶一张。次日复诊，痛厥已除，痢亦轻减，遂以甘凉濡润，如鲜石斛、鲜生地、鲜藕肉、鲜莲子、甘蔗等味，连服五剂，幸收全功。"（录自《全国名医验案汇编》）

医案选自：谭日强《金匮要略浅述》。

【原文】 附方

《千金》三物黄芩汤，治妇人在草蓐，自发露得风。四肢苦烦热，头痛者，与小柴胡汤。头不痛但烦者，此汤主之。

黄芩一两，苦参二两，干地黄四两。

上三味，以水八升，煮取二升，温服一升，多吐下虫。

【原文】《千金》内补当归建中汤，治妇人产后虚羸不足，腹中刺痛不止，吸吸少气，或苦少腹中急摩痛，引腰背，不能食饮。产后一月，日得服四五剂为善，令人强壮，宜。

当归四两，桂枝三两，芍药六两，生姜三两，甘草二两，大枣十二枚。

上六味，以水一斗，煮取三升，分温三服，一日令尽。若大虚，加饴糖六两，汤成内之，于火上暖令饴消。若去血过多，崩伤内衄不止，加地黄六两、阿胶二两，合八味，汤成内阿胶。若无当归，以芎䓖代之；若无生姜，以干姜代之。

【医案选录】郑××，女，35岁，患经后腹痛。月经周期35天，量少色淡，三天即净，净后少腹疼痛，需用热水袋温按，痛可稍减。患者纳食较差，面色不华，色淡苔薄，脉象沉细而弦。此中焦营气虚寒，肝脉失其温养所致，拟温肝逐寒，补虚建中。用当归建中汤：当归12g、桂枝10g、白芍20g、甘草3g、生姜5片、大枣5枚、饴糖90g蒸兑，加吴萸3g。嘱温服五剂，并于下月经净再服五剂，尔后月经正常，腹痛未发，身体亦较前健壮。

医案选自：谭日强《金匮要略浅述》。

妇人杂病脉证并治第二十二

【原文】1. 妇人中风，七八日续来寒热，发作有时，经水适断，此为热入血室。其血必结，故使如疟状，发作有时，小柴胡汤主之。（方见呕吐中）

【浅释】本条亦见于《伤寒论》。

妇人中风，寒热，恰值经期，血室空虚，外邪乘虚与血相结，则经水中断。此为热入血室，病机为正虚邪结，枢机不利，当以小柴胡汤治之。

【医案选录】一妇热入血室后，发斑点，以小柴胡汤加生地、丹皮获愈。

医案选自：俞震《古今医案按》。

【原文】2. 妇人伤寒发热，经水适来，昼日明了，暮则谵语，如见鬼状者，此为热入血室，治之无犯胃气及上二焦，必自愈。

3. 妇人中风，发热恶寒，经水适来，得七八日，热除脉迟，身凉和，胸胁满如结胸状，谵语者，此为热入血室也，当刺期门，随其实而取之。

4. 阳明病，下血谵语者，此为热入血室，但头汗出，当刺期门，随其实而泻之，濈然汗出者，愈。

【浅释】以上三条，详见《伤寒论》。

【医案选录】一妇人患热入血室证，医者不识，用补血调气药。延滞数日，遂成血结胸，或劝用小柴胡汤，许曰：小柴胡已迟，不可行也，惟刺期门穴，斯可矣。予不能针，请善针者治之，如言而愈。

医案选自：俞震《古今医案按》。

【原文】5. 妇人咽中如有炙脔，半夏厚朴汤主之。

【浅释】此即"梅核气"，咽中如有物，饮食无碍。此物吐之不出，咽之不下，多由痰气郁滞所致，治宜开结化痰，顺气降逆，用半夏厚朴汤。

【原方原量】 半夏厚朴汤方（《千金》作胸满，心下坚，咽中帖帖，如有炙肉，吐之不出，吞之不下）

半夏一升，厚朴三两，茯苓四两，生姜五两，干苏叶二两。

上五味，以水七升，煮取四升，分温四服，日三夜一服。

【常用剂量】 半夏20g，厚朴12g，茯苓15g，生姜18g，干苏叶9g。两次治疗量。

【方歌】

二十半夏十二朴，生姜十八苓十五；

同煎九克干苏叶，气顺痰消咽中舒。

【医案选录】 文某，女，27岁，1978年1月14日初诊。数年来，因家事不睦，患者多愁善郁。近年来觉胸脘满闷，气急痰多，叹息不止。八日前，偶谈起邻村某妇被扼死事，患者颇为痛怜。是夜如神鬼所凭大作，始则神情忿郁而迷惘。自称"扼死妇"，仿其语，泣诉其被害经过，继之，做被扼死状而面目青突，伸颈吐舌，喘促声粗，痰声辘辘，顷刻，憋闷昏厥。呼苏后，大叫胸闷喉紧。以指探喉，吐出痰涎盏许方安。不发则一如常人，惟胸闷气急痰多而已。如是，入暮骤作，曾诊为脏躁，服甘麦大枣汤罔效。诊之，肤胖，面滑多垢，目光呆滞而惶惑，舌质红，苔白浊腻，脉沉滑，诊为气郁痰阻。予半夏厚朴汤加郁金20g，石菖蒲、远志各15g，琥珀6g，并做劝解工作。服3剂，如神鬼所凭之发作得止；继服12剂，愁闷痰多等症亦释。后又予六君子汤以巩固之。随访至1990年10月31日，未再发作，精神状态良好。

医案选自：《金匮要略讲义》第2版（陈明．金匮要略验案精选·丁德正医案［M］．北京：学苑出版社，2000：582）

【原文】 6. 妇人脏躁，喜悲伤欲哭，象如神灵所作，数欠伸，甘麦大枣汤主之。

【浅释】 本条论述了脏躁的证治。

脏躁的主要表现为不由自主地悲伤欲哭，频作欠伸，多因五脏阴气不足所致，治宜补益心脾，用甘麦大枣汤。

《医宗金鉴》："脏，心脏也，心静则神藏。若为七情所伤，则心不得静，而神躁扰不宁也。故喜悲伤欲哭，是神不能主情也。象如神灵所凭，是心不能神明也，即今之失志癫狂病也。"

曹颖甫《金匮发微》："肺主悲，亦主哭，悲伤欲哭，病当在肺。"

陈修园《金匮要略浅注》："脏属阴，阴虚而火乘之，则为燥，不必拘于何脏，而既已成燥，则病证皆同"。

【原方原量】甘草小麦大枣汤方

甘草三两，小麦一升，大枣十枚。

上三味，以水六升，煮取三升，温分三服。亦补脾气。

【常用剂量】甘草30g，小麦100g，大枣6枚。两次治疗量。

【方歌】

妇人脏躁欲悲哭，频频欠伸不自主；

百克小麦六枚枣，三十甘草一并熬。

【医案选录】一妇无故悲泣不止，或谓之有祟，祈禳请祷不应。许学士曰：《金匮》云：妇人脏躁，喜悲伤欲哭，象如神灵所作，数欠伸者，甘麦大枣汤主之，用其方十四帖而愈。

医案选自：俞震《古今医案按》。

【原文】7. 妇人吐涎沫，医反下之，心下即痞，当先治其吐涎沫，小青龙汤主之。涎沫止，乃治痞，泻心汤主之。

【浅释】上焦有寒饮，故吐涎沫；若误用下法，伤其中阳，可致寒饮内陷而成心下痞证。此虽经误下，仍当以小青龙汤，先治其上焦寒饮，寒饮除，涎沫止，乃可治痞，治痞宜泻心汤。

尤在泾《金匮要略心典》："吐涎沫，上焦有寒饮也，不与温散而反下之，则寒内入而成痞。然虽痞而犹吐涎沫，是寒饮未已，不可治痞，当先治饮，而后治痞，亦如伤寒例，表解乃可攻痞也。"

【原文】8. 妇人之病，因虚、积冷、结气，为诸经水断绝。至有历年，血寒积结胞门，寒伤经络，凝坚在上，呕吐涎唾，久成肺痈，形体损分。在中盘结，绕脐寒疝，或两胁疼痛，与脏相连；或结热中，痛在关元，脉数无疮，肌若鱼鳞，时着男子，非止女身。在下未多，经候不匀，令阴掣痛，少腹恶寒，或引腰脊，下根气街，气冲急痛，膝胫疼烦，奄忽眩冒，状如厥癫；或有忧惨，悲伤多嗔，此皆带下，非有鬼神。久则羸瘦，脉虚多寒。三十六病，千变万端，审脉阴阳，虚实紧弦；行其针药，治危得安。其虽同病，脉各异源。子当辨记，勿谓不然。

【浅释】曹颖甫《金匮发微》："久成肺痈"作"久成肺痿"。

本条为妇人杂病的辨治总纲，论述了妇人杂病的病因病机和论治原则。

妇人之病的病因，概况为虚、积冷、结气三方面的病因。"虚"指的是气虚血少，气血两虚则冲任失养，经久而变生诸病；"积冷"指的是阳气虚弱，寒邪凝结，经久而变生诸病；"结气"多为情志所伤，气机瘀滞，经久而变生诸病。

此三病因，经年日久，可影响上、中、下三焦。在上焦可影响肺胃，肺胃阳虚，寒饮内盛，故呕吐涎唾而成肺痿，久久不愈，正气受损则形体消瘦。在中焦则影响肝脾，气郁血滞则两胁疼痛。若素体阳虚则邪从阴化寒，出现寒疝绕脐痛；若素体阳旺则邪从阳化热，血热相结则痛在脐下关元，脉虽数而身无疮。气滞血瘀，肌肤失养，故肌若鱼鳞。以上诸症，男女均可出现，故曰"时着男子，非止女身"。虚、积冷、结气影响下焦者居多，可出现月经不调，阴部掣痛，少腹恶寒，甚或冷痛牵引腰背，下连气街，气冲急痛，膝胫疼烦；或忽然眩冒，其状如厥；或影响情志而忧郁、悲伤、恼怒等。此等诸症，皆属带脉以下疾病，非关鬼神，久而不愈，身体羸瘦，脉象虚而无力，多出现寒象。妇人三十六种病，千变万化，临证须查脉之属阴属阳。证之寒热虚实，或治以针灸，或治以汤药，务使转危为安，病同脉异，临证宜详加辨析，脉症合参。

对于本条所述"奄忽眩冒"之症，曹颖甫在《金匮发微》一书中，主张用"世传防眩汤"，方见"血痹虚劳"篇第八条下。

【医案选录】 癸酉正月，予于四明陈姓少年见之，其证肌肤甲错，腹部外皮焦黑，按之刺手，渴饮，彻夜不寐，大便累日不行。予因其内有干血也，用百合地黄合桃核承气轻剂，当晚下黑血算下后觉恶寒甚，天明肢厥脉伏，病家大惊，乃就近延四明某医士，投以炮姜、附子，脉出身和，后予以附子理中继之，已得安睡，并能食。病家以为无患矣，后闻于六七日后，病者一寐未醒。盖干血虽去，而正气不支矣。然后叹"时着男子，非止女身"之说，信而有征也。

医案选自：曹颖甫《金匮发微》。

【原文】 9. 问曰：妇人年五十，所病下利，数十日不止，暮即发热，少腹里急，腹满，手掌烦热，唇口干燥，何也？师曰：此病属带下，何以故？曾经半产，瘀血在少腹不去，何以知之？其症唇口干燥，故知之。当以温经汤主之。

【浅释】《医宗金鉴》："所病下利"之"利"字，当是"血"字，文义相属。必是传写之讹。

妇人年五十，七七之期已过，天癸当竭。今下血数十日不止，此属崩漏，曾经半产，少腹有瘀血留滞。瘀血不去则新血不生，加之崩漏数十日，阴血虚损，不济其阳，故暮即发热，手掌烦热；瘀血在少腹，故少腹里急；气随血脱，冲任虚寒，故腹满；血不濡润，故唇口干燥。此为带脉以下之病，证属冲任虚寒夹瘀，治宜温经散寒，调补冲任，养血行瘀，用温经汤。

【原方原量】温经汤方

吴茱萸三两，当归二两，芎䓖二两，芍药二两，人参二两，桂枝二两，阿胶二两，生姜二两，牡丹皮二两（去心），甘草二两，半夏半升，麦门冬一升（去心）。

上十二味，以水一斗，煮取三升，分温三服。亦主妇人少腹寒，久不受胎，兼取崩中去血，或月水来过多，及至期不来。

【常用剂量】吴茱萸9g，当归6g，川芎6g，芍药6g，党参6g，桂枝6g，阿胶6g，牡丹6g，生姜6g，甘草6g，半夏9g，麦门冬15g。两次治疗量。

【方歌】

归芎参芍桂枝胶，各用六克丹姜草；

麦冬称取十五克，九克夏萸同煎熬。

【医案选录】1. 郭××，女，45岁。近年以来，月经愆期，两三个月一次，色黑量多，旬日不净，小腹隐痛，白带清稀，甚以为苦。经某医院妇科检查，诊断为慢性盆腔炎，由友人介绍来我处就诊。患者面色不华，自觉下腹如扇冷风，饮食二便尚可，舌苔薄白，脉象沉细尺弱。此子脏虚寒所致，治以温经摄血为法，用温经汤：西党15g，当归10g，川芎3g，丹皮6g，法夏10g，麦冬10g，阿胶10g、生姜3片、甘草3g。连服二十余剂，月经基本正常，惟白带未净；继用六君子加鹿角霜、煅牡蛎、乌贼骨、炒白芷等味，健脾止带以善其后。

医案选自：谭日强《金匮要略浅述》。

2. 曾记寓华庆坊时，治浦东十余年不孕之妇，服此得子者六七家。江阴街四明范姓妇亦然，此其成效也。

医案选自：曹颖甫《金匮发微》。

【原文】10. 带下，经水不利，少腹满痛，经一月再见者，土瓜根散主之。

【浅释】瘀血阻滞胞宫，故经水不利，血瘀气滞则少腹满痛；瘀血内阻，血海蓄溢失常，故月经可一月两见，治宜行气化瘀，用土瓜根散。

《医宗金鉴》："再"字当是"不"字，若是"再"字，一月两来，与上文不利不合，是传写之讹。

【原方原量】土瓜根散方（阴㿗肿亦主之）

土瓜根、芍药、桂枝、䗪虫各三分。

上四味，杵为散，酒服方寸匕，日三服。

【常用剂量】土瓜根散方

土瓜根、芍药、桂枝、䗪虫各12g。

上四味，杵为散，酒服6g，日三服。

【方歌】

经水不利少腹满，一月两见土瓜散；

瓜虫桂芍各等分，活血通经酒服痊。

【原文】11. 寸口脉弦而大，弦则为减，大则为芤，减则为寒，芤则为虚，寒虚相搏，此名曰革，妇人则半产漏下，旋覆花汤主之。

【浅释】《医宗金鉴》："此条详在《伤寒论·辨脉法篇》，错简在此。'旋覆花汤主之'一句，亦必是错简。半产漏下，则气已下陷，焉有再用旋覆下气之理。"

【原文】12. 妇人陷经漏下，黑不解，胶姜汤主之。（臣亿等校诸本无胶姜汤方，想是前妊娠中胶艾汤）

【浅释】陷经：经气下陷，下血不止。

冲任虚寒，经血不固，故漏下不止。治宜温经散寒，调补冲任，养血止血，方用胶姜汤。

《医宗金鉴》："陷经者，谓经血下陷，即今之漏下崩中病也。黑不解不成文，胶姜汤方亦缺。"

尤在泾《金匮要略心典》："陷经，下而不止之谓。黑则因寒而色瘀也，胶姜汤方未见，然补虚温里止漏，阿胶、干姜二物已足。林亿云，恐是胶艾汤。按千金胶艾汤有干姜，似可取用。"

【医案选录】陈修园："宋妇，产后三月余，夜半腹痛发热，经血暴下鲜红，次下黑块，继有血水，崩下不止，约有三四盆许。不省人事，牙关紧闭，挽余诊之，时将五鼓矣。其脉似有似无，身冷面青，气微肢厥。予曰：血脱当益阳气，用四逆汤及胶艾汤加干姜，均不差。沉思良久，方悟前方用干姜，守而不走，不能导血归经也；乃用生姜一两，阿胶五钱，大枣四枚。服半时许，腹微响，四肢头面有微汗，身渐温，须臾苏醒，自道身中疼痛，乃与米汤一杯。又进前方，血崩立止，脉复厥回。大约胶姜汤，则生姜、阿胶二味也。"

医案选自：谭日强《金匮要略浅述》。

【原文】13. 妇人少腹满如敦状，小便微难而不渴，生后者，此为水与血并结在血室也，大黄甘遂汤主之。

【浅释】妇人产后，水血互结在血室，故少腹满，高如敦状。下焦水结，故小便微难，口当渴。今血亦结，故小便微难而不渴，治宜破血逐水，用大黄甘遂汤。方内大黄、甘遂药性峻猛，易伤正气，用之当注意用量，应中病即止。

【原方原量】大黄甘遂汤方

大黄四两，甘遂二两，阿胶二两。

上三味，以水三升，煮取一升，顿服之，其血当下。

【医案选录】《成绩录》："一妇人，产后烦闷，二便秘闭，少腹鞕满，不可近手，两足洪肿，不可屈伸，干呕短气，命迫旦夕。先生诊之，投桃仁承气汤，兼以大黄甘遂汤。二便快利，小便昼夜六七行，恶露续下，少腹满去，按之不痛，经日足肿未除，更用木防己加茯苓汤，诸证全愈。"（《金匮今释》引）

医案选自：谭日强《金匮要略浅述》。

【原文】14. 妇人经水不利下，抵当汤主之。（亦治男子膀胱满急，有瘀血者。）

【浅释】瘀热内结，故使经闭。

《医宗金鉴》："妇人经水不利下，言经行不通利快畅下也。乃妇人恒有之病，不过活瘀导气，调和冲任，足以愈之。今曰抵当汤主之，夫抵当重剂，文内并无少腹结痛，大便黑，小便利，发狂善忘，寒热等症，恐药重病轻，必有残缺错简，读者审之。"

【医案选录】按此证少腹必结痛，大便必黑，要以小便利为不易之标准，使但用寻常通经之药，岂有济乎。予昔在同仁辅元堂治周姓十七岁少女，时经停五月矣。以善堂忌用猛药，每日令服大黄䗪虫丸，不应，送诊期后，病者至江阴街寓所求诊，月事不行，已抵七月。予用䗪虫、水蛭各一钱，大黄五钱，桃仁五十粒下之，下后以四物加参、芪善后。凡二剂，十年来，于江阴街遇之，始知其嫁于小西门朱姓，已生有二子矣。

医案选自：曹颖甫《金匮发微》。

【原文】15. 妇人经水闭不利，藏坚癖不止，中有干血，下白物，矾石丸主之。

【浅释】谭日强《金匮要略浅述》："妇人经水闭不利，藏坚癖不止，中有干血"三句，当是上条抵挡汤的主疗。

湿热白带，治以矾石丸外用。

大塚敬节《金匮要略研究》："烧矾石，即烧明矾，用矾石、杏仁、蜂蜜制作起来很困难。我的做法是，用丝绸做成比拇指略长的袋，将药物塞在里面，连上袋子并扎住。尽量往深处放置，取出时牵拉袋子即可。"

【原方原量】 矾石丸方

矾石三分（烧），杏仁一分。

上二味，末之，炼蜜和丸枣核大，内藏中，剧者再内之。

【原文】 16. 妇人六十二种风，及腹中血气刺痛，红蓝花酒主之。

【浅释】 风疾及瘀血腹痛，可予红蓝花酒。风疾用活血药者，治风先治血，血行风自灭也。

【原方原量】 红蓝花酒方（疑非仲景方）

红蓝花一两。

上一味，以酒一大升，煎减半，顿服一半，未止再取。

【原文】 17. 妇人腹中诸疾痛，当归芍药散主之。

【浅释】 妇人肝脾不和，肝主血，脾主湿，血瘀湿郁，故腹中疾痛，当治以当归芍药散。

《医宗金鉴》："诸疾腹痛，谓妇人腹中诸种疾痛也。既曰诸疾痛，则寒、热、虚、实、气、食等邪，皆令腹痛，岂能以此一方概治诸疾痛耶？当归芍药散主之，必是错简。"

【医案选录】《续建殊录》："一妇人，足指疼痛，不得步行。一日，腹中挛急，上冲心，绝倒不省人事，手足温，脉数，两便不通，则与当归芍药散，尔后小便快利，色如血，诸证顿除。"（《金匮今释》引）

医案选自：谭日强《金匮要略浅述》。

【原文】 18. 妇人腹中痛，小建中汤主之。

【浅释】 中焦虚寒，里急腹痛者，可治以小建中汤。

《伤寒论》："阳脉涩，阴脉弦，法当腹中急痛，宜小建中汤主之，不瘥，更与小柴胡汤。"

【原文】 19. 问曰：妇人病，饮食如故，烦热不得卧，而反倚息者，何也？师曰：此名转胞，不得溺也，以胞系了戾，故致此病，但利小便则愈，宜肾气丸主之。

【浅释】 转胞：病证名，胞同"脬"，即膀胱。以小便不通，脐下急痛为主症。（引《金匮要略讲义》第2版）

胞系了戾：了通"缭"，戾指扭曲，了戾即纠缠扭曲。胞系了戾即膀胱之系缭绕不顺。（引《金匮要略讲义》第2版）

肾阳不足，膀胱气化不利，故小便不通，脐下急迫，此名转胞。因病在下焦，故饮食如故；虚热上浮故烦热不得卧；水气上逆，故倚息。治宜温肾化气，用肾气丸。

【医案选录】萧琢如："周姓妇，年三十余，产后已逾两月，忽心中烦热，气短，不能安枕，欲小便不得，腹胀满，杂治半月，益剧。幸饮食如常，脉之弦缓。一医欲与五苓散，余曰：当用肾气丸。《金匮》云：妇人烦热不得卧，反倚息，此名转胞，不得溺也，肾气丸主之。主人正检前方中有五苓散，即疏肾气丸与之，一服知，二服愈。"（录自《遁园医案》）

医案选自：谭日强《金匮要略浅述》。

【原文】20. 妇人阴寒，温阴中坐药，蛇床子散主之。

蛇床子仁。

上一味，末之，以白粉少许，和令相得，如枣大，绵裹内之，自然温。

【浅释】妇人寒湿下注，则为白带，湿郁则生虫，虫动则痒，治宜暖宫除湿，杀虫止痒，用蛇床子散。方内之白粉，一说为铅粉，一说为米粉，铅粉可燥湿杀虫，米粉则为赋形剂。

【医案选录】昔年予治一妇人历节风，愈后自言阴痒不可忍，自用明矾泡水洗之，洗时稍定，稍顷痒如故，予以此方授之，二日而瘥。

医案选自：曹颖甫《金匮发微》。

【原文】21. 少阴脉滑而数者，阴中即生疮，阴中蚀疮烂者，狼牙汤洗之。

狼牙汤方

狼牙三两。

上一味，以水四升，煮取半升，以绵缠筯如茧，浸汤沥阴中，日四遍。

【浅释】少阴脉候肾，少阴滑数，滑为湿，数为热，湿热下注，故使阴中生疮，久则湿热腐蚀而糜烂，出现前阴痒痛，浊带淋沥，治宜清热燥湿杀虫，用狼牙汤外洗。

曹颖甫《金匮发微》："狼牙草近今所无，陈修园以为可用狼毒代之，未知验否，但此证有虫与毒，即世俗所谓杨梅疮，似不如虾蟆散为宜。方用硫黄三钱、胡椒二钱，研末，纳虾蟆口中，用线扎住，外有黄泥和水厚涂，入炭火烧之，俟泥团红透取出，候冷去泥细研，忌用铁器。用时以小磨麻油调，以鸡毛蘸涂患处，去其毒水，数日毒尽，虽肉烂尽亦愈，此葛仙肘后方也。"

【原文】22. 胃气下泄，阴吹而正喧，此谷气之实也。膏发煎导之。

【浅释】胃气下泄，其气本应从肛门转"矢气"而出，但因其"谷气实"，腑气不通，故其气别走间道。从前阴而出，此谓之"阴吹"，"正喧"谓前阴出气频繁而有声，治宜化瘀润肠通便，用膏发煎。

阴吹，若因中气下陷者，可以补中益气汤加减；若因痰饮者，可以《温病条辨》橘半桂苓枳姜汤加减；若胃肠燥结兼瘀者，可与膏发煎。

【医案选录】1. 余无言："二十八年，夏四月，有李君之夫人，年二十三岁，已有一子，有阴吹之疾，不肯求医。适李君患温病，延余往治，不旬日而安。李君因令其妻亦就余治，余即告以膏发煎方，令其如法服之，数服而瘥。阴吹以膏发煎润肠而即愈，则因谷气之实而发生，确然有可信之道矣。"（录自《金匮要略新义》）

医案选自：谭日强《金匮要略浅述》。

2. 又按门人吴炳南之妻每患肠燥，纳谷不多，予授以大半夏汤，服之甚效，间一二日不服，燥结如故。吴私念此胃实肠燥之证，乃自制猪膏发煎服之，一剂而瘥。乃知仲师"谷气之实"四字，早有明示人以通治他证之路，不专为阴吹设也。

医案选自：曹颖甫《金匮发微》。

第三部分

临证之门

1. 芍药甘草汤加味方

姜某，男，47 岁，农民，2018 年 1 月 5 日就诊。患者素有腰椎间盘突出症旧疾，此次因用力不当而致左下肢放射性憋胀疼痛，部位位于左臀部至足踝部，因腿痛而影响睡眠，脉弦迟。此属络脉为病，处方：蜈蚣 2 条，全蝎 3g，白芍 30g，炙甘草 10g，七叶莲 30g。2 剂，水煎服，服一剂即痛减而能入眠。

1 月 7 日二诊，处方如下：蜈蚣 2 条，全蝎 3g，白芍 30g，炙甘草 10g，七叶莲 30g，淫羊藿 20g，细辛 5g，川牛膝 30g，鸡血藤 30g，青风藤 15g，海风藤 15g，当归 15g。2 剂，以巩固疗效。

2. 黄芪桂枝五物汤加味方

李某，男，55 岁，教师，2017 年 12 月 31 日就诊。患者素有颈椎病病史，自诉怕风。一月前出现左上肢麻木，服药不效，前来就诊，脉虚弱无力。此属血痹，处方：炙黄芪 40g，桂枝 15g，白芍 15g，生姜 10g，大枣 5 枚，伸筋草 20g，鸡血藤 30g，当归 15g，川芎 10g，防风 10g，桑枝 20g。七剂，水煎服，尽剂而病愈强半。

3. 五苓散合平胃散加味方

谷某，女，51 岁，农民，2018 年 1 月 6 日就诊。患者诉水样泻三天，日十余次，胃脘部胀闷不舒，脉滑。此湿邪为患，处方：猪苓 10g，茯苓 15g，泽泻 15g，生白术 15g，桂枝 15g，苍术 15g，厚朴 10g，炙甘草 6g，陈皮 15g，干姜 20g，车前子 15g。三剂，水煎服，服一剂而诸症均减。

4. 柴胡桂枝干姜汤加味方

赵某，女，71 岁，2018 年 1 月 14 日初诊，右胁部憋胀疼痛不适月余，口干，大便不成形。按之右胁部则打嗝或矢气，偶感烧心，善太息，性急躁，B 超提示胆囊炎、胆结石，服中西药不效，故求诊，脉弦滑，舌苔白滑。此半表半里之阴证，气郁为标，水饮为本，宜柴胡桂枝干姜汤化裁，处方：柴胡 20g，桂枝 10g，干姜 10g，天花粉 10g，黄芩 20g，牡蛎 30g，炙甘草 10g，栀子 10g，郁金 15g，川楝子 10g，香附 10g，元胡 15g，槟榔 10g，白芍 30g。五剂，尽剂而症减过半，后以大柴胡汤、泽泻汤等加减调理月余而愈。

5. 麻黄汤加减方

焦某，男，42 岁，2018 年 1 月 28 日就诊。患者恶寒重，发热轻（37.5℃），头痛，略感咽痛。此本太阳病，且有寒郁化热之象，宜两解表里，处方：麻黄 10g，桂枝 10g，炙甘草 6g，石膏 40g，板蓝根 30g。水煎服，一剂而恶寒发热解，第二天仅感咽痛咽干，宜但清里热，兼护阴液，处方：石膏 50g，板蓝根 30g，玄参 15g，生甘草 6g，桔梗 10g。服一剂而愈。

6. 苓桂甘枣汤

乔某，男，64 岁，2018 年 1 月 30 日初诊。患者诉心下悸动，平时喜欢饮茶水，查心电图提示心动过速（103 次/分），余无异常发现，脉虚。此心阳虚而兼水气，处方：茯苓 20g，桂枝 10g，大枣 8 枚，炙甘草 6g。三剂，患者但煮头煎，一日而服两剂，次日即明显缓解。

《伤寒论》第 65 条："发汗后，其人脐下悸者，欲作奔豚，茯苓桂枝甘草大枣汤主之。"

7. 小建中汤加味方

丛某，女，72 岁，2018 年 5 月 19 日就诊。患者汗出则痒，恶风，心悸，食欲不佳，脉象虚弱无力。处方如下：桂枝 10g，白芍 20g，生姜 6g，炙甘草 6g，大枣 4 枚，饴糖 40g，荆芥 10g，薄荷 10g。七剂，水煎服，服五剂诸症均明显好转。

8. 甘草泻心汤加味方

张某，女，35 岁，2018 年 4 月 9 日就诊。患者主诉阴痒，曾在某医院诊断为"霉菌性阴道炎"，西医治疗效果欠佳。询问得知，患者曾备孕两年余，一直未能怀孕，自以为与阴道炎有关，故求中医治其霉菌性阴道炎。处方：生甘草 12g，黄芩 10g，黄连 10g，干姜 10g，半夏 10g，党参 10g，生姜 6g，大枣 4 枚，白头翁 10g，苦参 10g，地肤子 10g，蛇床子 10g，白鲜皮 10g，百部 15g。共服药 14 剂后未再服药。6 月 23 日，患者带 B 超单前来相告，病愈已孕。

9. 葛根汤

刘某，男，34 岁，2018 年 7 月 15 日就诊。患者落枕 2 天，后项部僵硬，拘急，疼痛，头不能左右转侧，不汗出，平脉。处方：麻黄 10g，桂枝 30g，白芍 20g，葛根 40g，炙甘草 20g，生姜 30g，大枣 4 枚。三剂，水煎服。患者当天服药一剂，微汗出后，即感后项部柔和，疼痛减轻，头可左右转侧。第二天即到工地参加工作。

10. 甘草干姜汤合缩泉丸方

韩某，女，58岁，2020年12月31日初诊。患者有中风病史，近一个月以来，夜尿较频，一夜小便四五次，兼症畏寒，咳唾涎沫如清水样，腰酸，脉沉细，舌淡，苔薄白。尝记《金匮要略》"肺痿肺痈咳嗽上气"篇第五条："肺痿，吐涎沫而不咳者，其人不渴，必遗尿，小便数，所以然者，以上虚不能制下故也。此为肺中冷，必眩，多涎唾，甘草干姜汤以温之。"遂处方：炙甘草30g，干姜15g，山药30g，乌药10g，益智仁15g。五剂，煎药机煎10袋，早一袋，晚一袋，一袋220ml。2021年1月1日，患者家属欣喜来报，患者昨晚服一袋药后，睡前小便一次，然后一觉睡到天亮，夜间未曾小便。

11. 大柴胡汤加味方

焦某，男，71岁，2018年6月20日就诊。患者胃脘部不适，饮食欠佳，欲呕，大便七八日未行，脉弦滑。处方：柴胡30g，黄芩12g，半夏15g，大黄10g（后下），白芍12g，生姜12g，大枣4枚，枳实20g，莱菔子30g，厚朴10g，代赭石20g。五剂，尽剂而愈。

12. 桂枝新加汤加味

滑某，女，39岁，2018年7月11日，因小产后周身憋胀，肘腕关节疼痛不适，怕冷、汗出而就诊，脉虚无力。新加汤证，处方：桂枝30g，白芍40g，党参20g，生姜40g，炙甘草20g，大枣4枚，苍术10g，羌活10g，独活10g，白芷15g。五剂。

7月24日二诊，服药后，诸症均减，尚怕冷，处方：桂枝30g，白芍40g，党参20g，生姜40g，炙甘草20g，大枣4枚，苍术10g，羌活10g，独活10g，白芷15g，附子6g（先煎），薏苡仁30g。七剂。

13. 厚朴生姜半夏甘草人参汤加味方

房某，女，45岁，2018年7月31日就诊。患者二十天前因吃冰糕后腹泻，经输液治疗后腹泻痊愈，继之出现上腹胀满，因腹胀而心烦、夜不能寐，喜热饮，在空调屋则不适，自感冷气自咽喉而下至胃脘部，时或打嗝，气上冲胸，断经，时感脸部烘热、汗出。曾服中药三剂，不轻反重，刻诊，症状如上已半月余,脉细。处方如下:厚朴40g,生姜40g,半夏15g,炙甘草10g,党参10g,干姜10g,桂枝15g,大枣4枚,苏梗10g,木香10g,枳壳15g,代赭石20g,莱菔子30g。五剂,水煎服。

8月1日晨,患者欣喜来告,服药一剂后即矢气一两次,腹胀随即而减,夜能熟睡。

14. 小柴胡加芒硝汤加味方

焦某,女,29岁,2018年5月28日就诊。患者口苦,时呕、眩、善太息,胸胁苦满,便秘,脉虚。处方:柴胡30g,黄芩12g,半夏15g,党参12g,炙甘草12g,生姜12g,大枣4枚,芒硝10g(冲服),白芷15g。七剂,水煎服,日一剂。

2018年8月3日,患者诉5月份服药后,诸症均愈。

15. 茯苓四逆汤

某,女,70余岁,2018年7月27日就诊,畏寒,欲寐,泄泻,舌胖大黑紫。王一贤老师曰,此乃阳微阴盛,少阴病也,处方:附子10g(先煎30分钟),干姜10g,党参15g,茯苓20g,炙甘草10g,七剂。患者服七剂诸症均减,此为王一贤老师所治病案。

16. 半夏厚朴汤加味方

高某,男,67岁,2020年2月3日初诊。患者既往有肺心病病史五年余,此次主诉,咽部如物堵塞,吐之不出,咽之不下。兼症,稍微劳作或活动则气喘,口苦,脉弦滑数,舌体胖大、淡,舌苔薄黄、水滑。处方:半夏20g,厚朴15g,苏叶10g,茯苓20g,生姜10g,干姜10g,炙甘草10g,细辛3g,五味子10g,杏仁10g,石膏15g,枳实10g,地龙15g。十剂,水煎服。2月20日二诊,服上药后,诸症均减十之七八,舌脉如上,双下肢略肿,大便较稀,日二三次。上方去石膏,加桑白皮、葶苈子,处方:半夏20g,厚朴15g,苏叶10g,茯苓20g,生姜10g,干姜10g,炙甘草10g,细辛5g,五味子10g,杏仁10g,枳实15g,地龙15g,桑白皮10g,葶苈子10g。十剂,水煎服。

17. 桂枝加芍药汤加味方

范某,女,64岁,2018年9月4日就诊。患者一周前腹泻,服用西药后腹泻止而增腹痛,至今腹痛已三天,时时欲呕,腹痛时汗出、头痛,服西药解痉药无效,脉虚。处方:桂枝15g,白芍30g,生姜15g,炙甘草10g,大枣8枚,半

15g，一剂，水煎服。患者约中午 12 点服药，下午 3 点左右来电话诉腹痛已缓解。

18. 旋覆代赭石汤加味方

崔某，女，57 岁，2018 年 3 月 24 日就诊。患者胃脘部胀闷不舒，呃逆连连，近一个月以来，体重减轻 5 千克，脉弦。处方：旋覆花 20g，代赭石 30g，半夏 15g，生姜 15g，党参 10g，炙甘草 6g，大枣 4 枚，枳实 15g，陈皮 20g，莱菔子 30g，厚朴 15g。七剂，水煎服。

9 月 7 日，该患者又介绍另一胃脘部不适患者前来就诊，始知该患者服药七剂而愈。

19. 小柴胡汤

张某，女，44 岁，2018 年 8 月 29 日就诊。患者三个月前患脑梗死，经治疗后好转，高血压病史十年余，刻诊：头蒙头昏，时时欲呕，不思饮食，傍晚双下肢略肿，血压 150/100mmHg，脉弦，舌苔略黄。处方：柴胡 30g，黄芩 12g，半夏 15g，党参 12g，生姜 12g，炙甘草 12g，大枣 8 枚。七剂，水煎服。

9 月 7 日二诊，诸症均减，唯下肢水肿，血压 130/90mmHg。前方加茯苓，处方：柴胡 30g，黄芩 12g，半夏 15g，党参 12g，生姜 12g，炙甘草 12g，大枣 8 枚，茯苓 15g。七剂。

9 月 16 日三诊，诸症均消失，自感身体沉重，善忘，脉弦，络脉瘀阻，处方：水蛭 24g，土元 10g，酒大黄 24g，桃仁 12g。共为细末，一日一次，一次 2g，吞服。

20. 桂枝去桂加茯苓白术汤

张某，女，55 岁，2018 年 9 月 5 日就诊。患者伤风感冒十余天，服药不见好转，刻见：流清涕，恶风，小便不利，无汗，脉弦。处方：白芍 30g，炙甘草 20g，生姜 30g，大枣 8 枚，生白术 30g，茯苓 30g，荆芥 10g，防风 10g，三剂，水煎服。三剂未服完即见效。

21. 炙甘草汤

乔某，男，60 岁，南街邻居，2018 年 9 月 26 日就诊。患者动则心悸、眩晕，恶风，怕冷，脉数，一息六至。处方：炙甘草 12g，生姜 9g，党参 6g，生地 30g，桂枝 9g，麦冬 24g，阿胶 6g，火麻仁 6g，大枣 6 枚，七剂，水煎服。患者服药一剂即感明显好转。

22. 真武汤加味方

王某，男，75 岁，南街邻居，2018 年 9 月 27 日就诊。患者肺心病病史十余年，一直服用抗心衰西药。病情时轻时重，平时恶寒、四肢发冷、心悸、气短、乏力，胃脘部胀闷不舒，时时打嗝，打嗝则胃脘部略感轻松，双下肢水肿，动则气喘，每年冬季病情加重，须住院数次，患者为病所苦，故求诊中医治疗，刻诊：症状如上，结脉，舌润，苔滑。此阳不化阴，处方：附子 6g（先煎半小时），茯苓 15g，白芍 15g，生白术 10g，生姜 15g，干姜 10g，细辛 3g，五味子 10g，五剂，水煎服，日一剂。另：蛤蚧 2 对，紫河车 50g，党参 50g，茯苓 50g。共为细末，每日一次，每次服 4g，吞服。

9 月 29 日，患者欣喜告之，诸症均有好转。

23. 麦门冬汤

李某，女，40 岁，2018 年 9 月 28 日就诊。患者咳唾血性黏液两月余，检查肺部未见异常，按咽炎治疗，服西药无效，故求诊中医。患者自感咽喉干燥，咳唾血性黏液，别无所苦，脉滑数，舌质红。处方：半夏 12g，麦门冬 100g，党参 6g，炙甘草 6g，大枣 4 枚，粳米 10g，侧柏叶 30g，艾叶 30g，干姜 10g，仙鹤草 30g，白芍 30g，五剂，水煎服。患者服一剂，微信上欣喜告知即见效，血性黏液明显减少。

2018 年 10 月 5 日二诊，患者诉口干舌燥减轻，但仍有出血，脉滑数，舌苔黄。处方：竹叶 10g，石膏 50g，半夏 10g，党参 10g，麦冬 15g，生甘草 6g，粳米 10g，天花粉 15g，白茅根 30g。五剂，水煎服。

2018 年 10 月 14 日三诊，出血止，半夜仍感觉口干舌燥，须起床饮一杯水，脉滑数，舌苔黄，略厚。处方：百合 30g，生地 15g，麦冬 30g，沙参 15g，天花粉 30g，葛根 15g，白茅根 15g，白芍 15g，半夏 10g，知母 10g，玄参 10g，生甘草 6g。五剂，水煎服。

24. 泽泻汤

吕某，女，62 岁，2017 年 10 月 3 日就诊。患者半月前患脑梗死住院治疗，病情稳定后出院，但患者自得脑梗死后，一直头晕，服用西药无效，故求诊中医。刻诊：眩晕如坐舟车，脉滑。处方：泽泻 75g，白术 30g，五剂，水煎服。服药五剂后即愈。

25. 麻黄桂枝各半汤加味方

毛某，女，45 岁，2018 年 9 月 26 日初诊，荨麻疹下午及晚上较甚，此起彼伏，无汗，恶寒。处方：桂枝 18g，麻黄 10g，白芍 10g，生姜 10g，大枣 2 枚，杏仁 10g，荆芥 15g，防风 15g，蝉蜕 10g，葛根 20g，升麻 10g。七剂，水煎服。

10 月 22 日二诊，诉服药后病愈十之七八，近两三天来，荨麻疹有所发作。处方：桂枝 18g，麻黄 12g，白芍 12g，生姜 10g，大枣 2 枚，杏仁 10g，荆芥 15g，防风 15g，蝉蜕 10g，葛根 20g，升麻 10g，薄荷 10g（后下）。七剂，水煎服。

26. 抵挡汤

杨某，女，64 岁，2018 年 9 月 26 日就诊。患者曾得过三次脑梗死，第三次发病后遗语言不利，脉滑。处方：水蛭 24g，土元 20g，酒大黄 24g，桃仁 12g。共为细末，分三十份，每日一份，吞服。

2018 年 12 月 3 日，患者来测血压，语言不利明显好转。

27. 当归四逆汤加味方

杨某，男，60 岁，2019 年 1 月 6 日就诊。患者数年前患腰椎间盘突出症，经治疗腰痛消失，近十余天来右下肢疼痛、憋胀不适，怕冷，脉虚，舌润，属阳虚、血虚。处方：当归 30g，桂枝 10g，细辛 3g，白芍 30g，大枣 4 枚，炙甘草 15g，川牛膝 10g，薏苡仁 30g，制附子 6g（先煎）。七剂，水煎服。

2019 年 1 月 13 日二诊，病愈强半，原方附子加至 10g，续进 7 剂。

28. 济生肾气丸去丹皮加白术通草补骨脂菟丝子方

王某，男，75 岁，2019 年 1 月 6 日就诊。患者患肺心病数年，每年冬季咳喘，咳白痰，今冬新增面部烘热之症。此乃虚阳外越之证，甚为要紧，兼症如下：小便不利，下肢水肿，身体羸弱。处方：熟地 24g，山药 12g，山茱萸 12g，茯苓 9g，泽泻 9g，白术 12g，肉桂 6g，制附子 6g（先煎），车前子 10g，川牛膝 10g，通草 6g，补骨脂 10g，菟丝子 10g。四剂，水煎服。

1 月 8 日，电话随访，服药后诸症均有所好转，面部烘热之症消失。

29. 大柴胡汤加味方

刘某，女，39 岁，十余岁患胆囊炎、皱褶胆囊，时或胁痛，经服药后缓解，此次复发，疼痛难忍，2019 年 4 月 9 日就诊，B 超示：胆囊炎、胆结石。处方：

柴胡 30g，黄芩 15g，半夏 10g，白芍 30g，生姜 6g，大枣 4 枚，枳实 20g，大黄 10g（后下），川楝子 10g，元胡 15g，蒲公英 30g，金钱草 30g，薄荷 15g，麦芽 10g，鸡内金 10g，五剂。服药一剂后，疼痛缓解，五剂后腹痛消失。后于 4 月 20 日行腹腔镜胆囊切除术，切除之胆囊内充满沙粒样结石。

30. 苓桂术甘汤

富某，女，60 岁，2019 年 7 月 13 日就诊。患者有梅尼埃病病史数年，每年发作数次至十余次不等，每次发作经输液而治愈。此次发作，头眩，卧而闭目，心悸，经输液治疗后，症减而头眩不除，至就诊时已半月余，刻下所见：起卧则眩，时或心悸，夜寐欠佳，夜尿次数多而尿量短少，眼睑虚浮，脉弦，舌淡苔润。处方：茯苓 40g，桂枝 30g，白术 20g，炙甘草 20g。一剂，水煎服。

7 月 14 日，患者服一剂后，夜寐好转，夜尿 0 次，头眩略减。处方：茯苓 40g，桂枝 30g，白术 20g，炙甘草 20g，泽泻 15g。一剂，水煎服。

7 月 15 日，患者服药后，头眩消失。

31. 猪苓汤加味方

张某，女，69 岁，2019 年 5 月 23 日就诊。患者双下肢水肿，小便不利，自感两脚发热。处方：猪苓 10g，茯苓 15g，泽泻 15g，阿胶 10g，滑石 30g，益母草 20g，怀牛膝 10g。七剂，水煎服，日一剂。

9 月 23 日，患者反馈，服四日肿消，七剂愈。

32. 葛根汤

郝某，女，24 岁，感冒六七天，服西药无效，于 2019 年 10 月 29 日就诊。刻见：头项痛，恶寒，无汗，流眼泪，脉稍浮，体温 37.5℃；处方：麻黄 10g，桂枝 15g，白芍 15g，生姜 10g，大枣 4 枚，炙甘草 6g，葛根 30g，白芷 10g，羌活 6g，荆芥 6g，防风 6g。四剂，服 2 剂汗出而愈。

33. 黄连汤合痛泻要方加味方

王某，男，51 岁，2021 年 3 月 21 日初诊。患者诉患慢性结肠炎三年余，大便次数多，便稀，大便前每腹痛，便后痛失，胃脘部怕凉喜暖，不能食冷食，口干，口腔溃疡反复发作，服西药及中成药无效，脉沉涩，舌质红，苔黄。此上热下寒之证，当用黄连汤清上温下，即《伤寒论》第 173 条："伤寒，胸中有热，胃中有邪气，腹中痛，欲呕吐者，黄连汤主之。"遂处方：黄连 10g，炙甘草 6g，干姜 10g，桂枝 10g，党参 10g，半夏 10g，大枣 4 枚，白术 10g，白芍 20g，陈皮 10g，防风 10g，羌活 6g，独活 6g，七剂，水煎服。4 月 12 日二诊，诸症失，未再服药。

34. 苓甘五味姜辛夏杏大黄汤

赵某，女，62 岁，2019 年 11 月 12 日就诊。患者每年冬季咳嗽 3 月余，服西药效微，兼症怕冷，便秘，脉沉，舌淡。处方：茯苓 15g，干姜 10g，炙甘草 10g，细辛 6g，五味子 10g，半夏 10g，杏仁 10g，大黄 6g（后下）。七剂，水煎服。

11 月 28 日，电话随访有效。

35. 猪苓汤加味方

王某，男，76 岁，2020 年 1 月 2 日就诊。患者患肺心病心衰数年，双下肢水肿，常年服用利尿剂，刻下所见：小便点滴难下，大便四五日未通，自感体内燥热，在室内须脱衣掀被，四肢温，脉沉细，舌光红无苔，此猪苓汤证，宜上下同治，育阴利水治其下，提壶揭盖治其上。处方：猪苓 15g，茯苓 15g，泽泻 15g，滑石 30g，阿胶 10g（烊化），苏叶 10g，杏仁 10g，枇杷叶 10g。二剂，水煎服。

1 月 4 日，电话随访服两剂后，小大便俱通，燥热及咳喘大减。

36. 半夏泻心汤证

王某，男，56 岁，2020 年 1 月 4 日就诊。患者心下部位痞闷不舒半月余，时或欲呕，舌脉平。处方：半夏 15g，黄芩 30g，黄连 10g，党参 30g，炙甘草 30g，干姜 30g，大枣 8 枚，焦三仙各 6g。五剂，水煎服。

1 月 8 日，电话随访，愈。

37. 炙甘草汤

我患心悸数年，时常发作，有时候发生房颤，今年年后，连续发作四五天，每天发作一两次，每次发作一两秒，或三四秒，心中悸动之感特别明显。尝忆旧日一邻居乔某，患心悸，我曾治之以炙甘草汤获效，受此启发，我于 2020 年 3 月 24 日始服炙甘草汤，三剂获效（炙甘草汤药量较原方有所减损）。《伤寒论》第 177 条："伤寒脉结代、心动悸，炙甘草汤主之。"由是，愈加信服，古人诚不我欺也！

处方：炙甘草 12g，生姜 9g，党参 6g，生地 30g，桂枝 9g，麦冬 24g，阿胶 6g，麻仁 6g，大枣 6 枚，米酒 40ml。

38. 麻黄汤加味方

焦某，男，74岁，2020年3月29日初诊。患者平素体质强健，身材魁梧，春日乍暖，洗冷水澡后，头痛体痛，无汗，体温36.8℃，大便七日未解，脉浮紧，舌淡苔白。此太阳伤寒证，依张仲景法，当先解表，处方：麻黄18g，桂枝12g，杏仁10g，炙甘草8g，薏苡仁30g。一剂，水煎服，并嘱患者，取汗后，止后服。

3月30日二诊，患者昨日下午约一点服药，盖被取汗，汗未出，自服姜汤一碗，约3点左右，汗透，遂痛如失。

39. 真武汤合五苓散方

吕某，男，64岁，2020年4月2日初诊。患者头晕月余，输液不见好转而求中医治疗。患者诉头晕时口干口渴，须喝水，头晕有时伴有呕吐，吐后头晕不减，小便次数多，有时小便不受控制而遗溺。双下肢凹陷性水肿，大便稀，一日一到两次。有时口角不由自主地流口水。走路没准，有倾倒之感。微恶寒，耳鸣，项强，腰疼，乏力，夜间恶梦纷纭，脉沉细，舌淡苔白。此为水气兼阳虚，真武汤合五苓散，处方：茯苓24g，生姜24g，白芍24g，白术20g，附子10g（先煎），猪苓10g，泽泻20g，肉桂6g。七剂，水煎服，日一剂，以观后效。

4月9日复诊，头晕未再发作，下肢水肿亦十去其八，4月2日方续进七剂，以固疗效。

4月17日三诊，愈，未再服汤药。

40. 桂枝加附子汤合当归四逆汤方

滑某，男，66岁，2020年4月11日初诊。患者曾在某医院诊断为腰椎间盘突出症，经过一段时间的治疗，效微。近症：左下肢发凉，憋胀疼痛不适，汗出，溺时有尿道疼痛感（排除泌尿系统感染），脉略滑，舌胖大，有齿痕，质淡苔白润。处方：桂枝20g，白芍20g，生姜20g，炙甘草12g，大枣8枚，制附子10g（先煎半小时），当归10g，细辛3g，通草10g。五剂。

4月21日二诊，诉服药后大效，诸症均减十之七八，原方细辛增至5g，继服七剂。

41. 柴胡桂枝汤证

邓某，男，28岁，2017年7月2日就诊，诉一阵冷一阵热，即寒热往来，头痛，时时自汗，口苦。近两日体温浮动在38℃上下，得知夏日吹空调贪凉，脉浮无力，舌苔薄白。《伤寒论》原文："伤寒六七日，发热，微恶寒，肢节烦痛，微呕，心下支结，外证未去者，柴胡桂枝汤主之。"外证当指脉浮、头痛、自汗云，此柴胡桂枝汤证也，处方：柴胡20g，黄芩15g，半夏6g，党参10g，炙甘草6g，生姜6g，大枣3枚，桂枝10g，白芍15g。三剂，水煎服。

三剂病已，未再服药。

42. 葛根芩连汤

李某，男，70岁，2017年9月18日因饮食不节，复伤风感冒，继之出现发热恶寒（体温38.5~39℃）、下利水样大便，处方：葛根25g，黄芩15g，黄连10g，炙甘草10g。服两剂汗出热退利止。

43. 薯蓣丸

和某，男，56岁，2017年9月6日初诊。患者患"再障"三十余年，曾到各大医院诊治，有所好转，刻见：心悸、乏力、头晕，脉细弱无力，当属气血两虚之证。处方：薯蓣丸改为胶囊，嘱其常服为佳。12月4日患者来诊，诉服用薯蓣胶囊后，心悸、乏力、头晕相继消失。至今仍在服用，未曾间断，自感体力较前为佳。

此患者随访至2020年4月20日，其间间断服用薯蓣胶囊，体质较前大有好转。

44. 苓桂术甘汤合玉屏风散方

郭某，女，69岁，2017年10月27日初诊。患者诉经常感冒，一个月少则三次，多则五次，平时咳唾白色黏痰，脉虚弱无力，舌淡。此内有伏饮，外则卫气虚，处方：炙黄芪30g，焦白术15g，防风10g，茯苓20g，桂枝10g，炙甘草6g。七剂，水煎服。

12月6日，其妹因他病前来求诊，诉其姊服药后，至今未曾感冒，咳痰之旧疾亦愈。

45. 小柴胡汤合小陷胸汤方

闫某，女，38岁，2017年12月1日初诊。患者因悲伤过度，继而出现胸痛，疼痛部位位于膻中穴至心下，按之亦痛，兼症口苦、咽干、头晕，脉略弦。处方：柴胡15g，黄芩10g，半夏10g，党参10g，炙甘草6g，生姜10g，大枣3

枚，瓜蒌15g，黄连6g。五剂，水煎服。

服药五剂即痛失症消，未再服药。

46．甘草泻心汤

焦某，男，74岁，2020年4月20日初诊。患者患舌边溃疡、疼痛半个月，喷敷散剂无效，五日未大便，脉弦滑。处方：生甘草20g，黄芩15g，黄连10g，干姜15g，半夏10g，党参15g，大枣4枚，大黄6g。二剂。

4月23日二诊，溃疡面已不痛，有愈合之势，大便已通，未再服药。

47．桂枝汤

高某，男，16岁，2020年4月18日初诊。患者洗头后，出现汗出、微恶风、头痛之症，体温36.2℃，服西药无效，故求诊中医，寸脉浮数，舌质略红，舌苔少。处方：桂枝20g，白芍20g，生姜20g，炙甘草12g，大枣4枚。四剂。并告知患者，若服药后未出汗，则间隔2小时服次煎；若服药后出汗，则间隔6小时服次煎。

4月20日二诊，诸症已愈，未再服药。

48．甘草泻心汤和理中汤方

焦某，女，33岁，2020年9月6日初诊。患者妊娠一个月，已泄泻三天，大便为水样，欲呕，乏力，动则心悸，脉虚，舌质红，苔薄黄。处方：炙甘草15g，黄芩10g，黄连6g，半夏10g，党参10g，干姜10g，大枣4枚，茯苓15g，白术10g。2剂。

9月7日，电话随访，服一剂而泄泻止，嘱其止后服。

49．茵陈五苓散加味方

宁某，男，63岁，2020年9月12日初诊。患者2019年曾患黄疸，经住院治愈，刻下所见：黄疸，小便黄，胃脘部怕凉，食欲欠佳，脉沉细而缓，舌淡苔白润；处方：茵陈30g，生白术15g，党参10g，干姜10g，炙甘草6g，猪苓10g，茯苓20g，泽泻15g，桂枝10g，附子8g（先煎半小时）。七剂，水煎服。

9月21日，二诊。患者诉小便清，黄疸减轻十之五六，食欲转佳，胃脘部仍自觉发凉，略感腹胀，舌脉如上，以上方加减治之半月，愈！

50. 桂枝加龙骨牡蛎汤

刘某，男，60岁，2020年11月14日初诊。患者以往醉酒以后，则夜不能寐，时感内热汗出，近一个月以来，失眠，一夜仅能浅睡约两个小时，自觉身热，晚上汗出，口渴，同时畏寒，面色黧黑而无光泽。患者服用中药及西药一个月，效差，故来求诊，脉略浮滑，沉取无力，舌淡苔白。

因思《金匮要略·血痹虚劳病脉证并治第六》第三条："夫男子平人，脉大为劳，极虚亦为劳。"第四条："男子面色薄者，主渴及亡血，卒喘悸，脉浮者，里虚也。"第八条："夫失精家少腹弦急，阴头寒，目眩（原注：一作目眶痛），发落，脉极虚芤迟，为清谷，亡血失精。脉得诸芤动微紧，男子失精，女子梦交，桂枝加龙骨牡蛎汤主之。"脉症综合分析，此患者为阴阳两虚，故有上述症状，面色黧黑为肾之本色外现。此不可以治"失眠"，当治"虚劳"，嘱患者戒酒，同时以桂枝加龙骨牡蛎汤加味治之。徐彬《金匮要略论注》："桂枝汤，外证得之，解肌和营卫；内证得之，化气调阴阳。"遂处方如下：桂枝15g，白芍15g，生姜10g，大枣4枚（掰开），炙甘草10g，龙骨30g，牡蛎30g，炒枣仁20g，山茱萸10g，天花粉15g。七剂，水煎服。

患者共服上方28剂，诸症悉除。

51. 小青龙加石膏汤证

此医案为王一贤老师医案。

患儿3岁，冬季发热起病，体温达39℃以上，伴咳嗽，住市某医院儿科治疗。入院当日胸片示支气管肺炎，给予青霉素静脉滴注（不详），次日冷凝集试验阳性，加用阿奇霉素滴注，连用四天不效，体温仍在39℃以上，服布洛芬出微汗，体温降至38℃上下，2~3小时后又升至39℃以上。咳嗽剧烈，夜间浅睡眠也咳声不断，精神欠佳，纳差，二便尚可。院方因不效与家长商议拟用激素，家长不同意电话与我联系（我熟人），想服中药，根据病情（未见舌象指纹）我遥处一方——小青龙加石膏汤，方如下：麻黄6g，桂枝10g，白芍10g，清半夏10g，干姜10g，细辛3g，五味子10g，炙甘草6g，石膏30g。二剂。

取一剂水煎分三次服，服时加糖调味，一日服完。

大约下午4时服第一次，服三分之一量，晚8时服第二次三分之一量。大约晚9时大汗出，通身汗出溅溅然，体温降至正常。是夜患儿安稳沉睡，咳嗽也减。次日7时许服第三次，第一剂药尽，体温未再升，咳嗽大减。再取第二剂用法同上，病愈。

后 记

我从小就热爱中医，从医20年来，当我看到许多病人经诊治恢复了健康后，十分高兴。当我接听许多病愈者打来的感谢电话时，内心十分激动，更坚定了要做一名好医生的决心，也坚定了总结临床经验，编著医学书籍的信心。三载废寝忘食，终于完成了医书《仲景之门》的编著。

中医的神奇和神效我有亲身的经历和验证。我在出生后约11个月的时候，不幸患上了脊髓灰质炎，落下了双下肢残疾的后遗症。父亲带我去北京治疗，一位老中医用针灸的方法使我的双下肢恢复了部分肌力，之后父亲对我说："你的爷爷是有名的中医，他留下了很多行医笔记，你要好好学习，钻进去，争取将来做一个好医生吧。"

我遵从父亲的教诲，选择了学医之路，从九岁便开始跟本家的一个爷爷学习中医。从那时起我就立下了志向，做一名妙手回春的中医师，做一名有爱心的中医师，我要让更多的病人解除疾病带来的痛苦。从那时起，我学习十分认真，从背诵《医学三字经》《药性赋》《汤头歌诀》开始，到读初中时，已熟读《伤寒论》《金匮要略》《神农本草经》《温热论》等医学书籍。初中毕业后，考入了邢台市卫生学校，学习西医专业。在此期间，我常在学校图书馆里选读中医书籍，卫校毕业后到内丘县人民医院实习。

回忆学医的岁月，我对帮助和指导我不断进步的老师时刻抱着感激之情。

在县医院实习期间，我跟随中医科的刘双柱、郭建华医师临证抄方，得到了两位老师的精心培养和指导。后在石国中医师的鼓励推荐下，我又到河北医科大学读中医学专业，并顺利通过了国家执业医师考试，完成了西医向中医的转型。从医10年后，有幸跟随王一贤医师学习至今。

吃水不忘掘井人，在此，谨向恩师刘双柱、郭建华、石国中、王一贤表示衷心的感谢！

李运发会长虽然不是医生，但他热爱中医，也曾编印了好几本食疗保健内容的读物。自古医食不分家，李会长在百忙之中为本书作序，在此表示衷心的感谢！

祖国传统医学是国粹，是瑰宝，取之不尽，用之不竭。在中医学这个大学校里，我永远都是一名小学生。

柯韵伯在《伤寒来苏集》的自序里有一句话："夫仲景之道，至平至易，仲景之门，人人可入。"故将本书取名为"仲景之门"。

在此特意说明，本书中所用的方药及剂量，仅供参考。读者应在医师辨证论治下服用，切不可盲目照搬。

这部书是我学医、从医道路上的心得体会，是临床诊治之总结。由于水平有限，时间仓促，书中或有漏误之处，敬请医家、学者、同仁赐教指正！

焦军营　刘芳
2021 年 3 月 12 日

参考书籍

柯韵伯《伤寒来苏集》

徐灵胎《伤寒论类方》

张琦、林昌松主编《伤寒论讲义》第 2 版

成无己《注解伤寒论》

张仲景《伤寒论》《金匮要略》

任越庵《伤寒法祖》

张锡纯《医学衷中参西录》

范中林《范中林六经辨证医案》

郝万山《郝万山伤寒论讲稿》

大塚敬节《临床应用伤寒论解说》

冯世纶、张长恩主编《经方传真——胡希恕经方理论与实践》

李宇铭《原剂量经方治验录》

曹颖甫《伤寒发微》《经方实验录》《金匮发微》

叶天士《临证指南医案》

江瓘《名医类案》

俞震《古今医案按》

陈修园《长沙方歌括》《金匮方歌括》

许叔微《伤寒九十论》

《内经》

《难经》

吴谦《医宗金鉴》

尤在泾《金匮要略心典》

丹波元简 《金匮玉函要略辑义》
吴鞠通 《吴鞠通医案》
张聿青 《张聿青医案》
丁甘仁 《丁甘仁医案》
陈修园 《金匮要略浅注》
高学山 《高注金匮要略》